令和**6**年版

保険薬局 Q&A

薬局・薬剤師業務のポイント

監修
日本薬剤師会

編集
じほう

じほう

序

　薬剤師を取り巻く環境は，この10年の間で大きく変化しました。地域医療提供体制を構築するうえで，医薬品の地域への適切な提供体制は不可欠な要素であり，それを担う薬剤師・薬局にはさまざまな分野から大きな期待が寄せられています。

　その一方，評価の裏腹で，薬剤師・薬局に向けられる指摘や批判も少なからず聞こえてきます。いわゆる分業元年と称される昭和49年から半世紀を経たいま，これまでの50年を振り返り，薬剤師・薬局の業務や社会的使命を再確認するとともに，薬剤師の多様性のある未来を目指すため，次の50年に向けた第一歩を踏み出す時だと強く感じています。

　このような節目の中，令和6年度診療報酬改定は，①物価高騰・賃金上昇等の影響を踏まえた対応，②全世代型社会保障の実現や新興感染症等への対応など医療を取り巻く課題への対応，③医療DX・イノベーションの推進等による質の高い医療の実現，④社会保障制度の安定性・持続可能性の確保や経済・財政との調和――という4つの柱に基づき行われ，6月1日から新たな点数表が施行されています。物価高騰・賃金上昇や医療DXの推進は，国民皆保険を維持・堅持しつつ保険薬局の経営基盤を支えていくうえで，最も重要な課題です。

　また，6月21日には「経済財政運営と改革の基本方針2024」が閣議決定されました。マイナ保険証を基本とする仕組みへと移行し，医療・介護DXを確実かつ着実に推進する中で，「調剤録等の薬局情報のDX・標準化の検討を進めること」が明記されました。薬局情報の標準化等への言及は，シームレスな医療・介護連携，多職種連携，薬局・薬剤師業務の質的向上に向けた大きな一歩であり，質の高い医療・介護サービスを実現するため，薬局も医療DXに遅れることなく適切に対応し，着実に取り組んでいかなければなりません。

　本書は，保険薬剤師が日々の業務の中で感じた疑問を，保険制度全般にわたる事項についてQ&A形式でわかりやすく解説したものです。保険調剤に従事する薬剤師の指針あるいはこれから調剤実務に就く薬剤師必携の書として活用していただければ幸いです。

　本書の刊行にあたり，企画，編集に携わった諸氏に改めて謝意を表します。

令和6年6月

公益社団法人日本薬剤師会

会長　山本　信夫

Contents

▶▶▶ 第 4 章　構造・設備，標示・掲示，申請・届出・更新

・構造・設備・　Q033～Q038

・標示・掲示・　Q039～Q044

▶▶ 第 5 章　保険調剤

•処方箋受付•　Q 059 ~ Q 073

• 疑義照会，残薬 • 　Q 074～Q 081

・訪問薬剤管理指導・　Q133～Q139

▶▶▶ 第 6 章　**指導・監査**

• 指導・監査 •　**Q 163～Q 174**

≫ 資料

第 1 章

総論／トピックス

保険薬局の新たな時代に向けて
―地域包括ケアシステムのスタートを目前に，人口高齢化ピークを迎える2040年を見据えて―

1. はじめに

　2024（令和6）年は，調剤に携わる薬剤師・薬局にとって記憶に残る年といえるでしょう。その理由を考えるために，少し歴史を遡ってみます。300年余の鎖国の時代が過ぎ，外国に向けて大きく門が開かれ，明治政府による急速な近代化・欧化政策の波が国中のあらゆる仕組みに押し寄せた時代，欧州に比べて幾分近代化の遅れたわが国では，欧州に倣って医療制度・薬事制度の導入を図りました。1869年のいわゆる「ミュルレルの建白」を受け，1874年にはわが国の医事・薬事制度を包括した「医制」が交付され，この法律の中で「医師の調合・販売」を禁止しました。薬剤師ならば誰もが一度は聞いたことがある，「医師たる者は自ら薬を鬻ぐことを禁ず，医師は処方書を病家に付与し，相当の診察料を受くべし」という医制第41条です（その後，薬局との兼業は禁止されましたが，10年ほどした1884年，薬剤師不足と薬剤師のお行儀の悪さを理由に兼業が解禁されます）。

　この法律はドイツの法律を参考にしたといわれていますが，さらに遡ると，1240年フリードリッヒⅡ世が自身の国をうまく治めるために示した法律，「行政の書」の中の医師や薬剤師に関わる部分に記載されているように，医師は薬室（薬局）を持ってはならず，薬局と経済的な契約をしてはならず，医薬品は公定価格で販売され，品質の管理とそれを実現できる技術の研鑽に努め，国中の薬局の配置や分布をも規制したことに由来するとされています。「医と薬」の明確な分離を国の法律として規定することは，国内に良質な医薬品を，過不足なく，安定的に，一定の価格で国民に提供できる体制確保の実現を目指したことにほかなりません。いわば，「地域への医薬品提供計画」と言ってもよいでしょう。

　そして，この欧州の制度を参考にした仕組みを，わが国では「医薬分業」と名付けました。しかし，実際には「社会へ医薬品を提供するためのシステム」

2

という視点ではなく，「処方箋に着目した仕組み」として今でも理解されており，厚生労働白書（令和5年版）の中でも「医薬分業とは，医師が患者に処方箋を交付し，薬局の薬剤師がその処方箋に基づき調剤を行い（以下，略）」と説明しています。

　さて，時間が800年ほど遡ってしまいましたが，当時，フリードリッヒⅡ世が定めた決まりごとは，21世紀のわが国でも十分に通用する規定であるといえるでしょう。日本では約630年後の1874年に「医と薬」とを分けることを法律に定めましたが，実現したのはさらにその100年後の1974（昭和49）年です。それから50年が経過した2024年，50年前にはほとんど「ゼロ」に等しかった院外処方箋も，80%近くの外来患者が町の薬局で調剤を受けるようになりました。この国が「医と薬の扱いについて役割分担」を決めてから150年目にあたる今年は，これまでの50年を振り返るだけでなく，「次の新たな時代に向けた一歩を踏み出す年」という視点で見ると，「薬剤師の記憶に残る年」になるという意味を理解いただけるのではないかと思います。

2. 最近の薬剤師を取り巻く環境と保険薬局

（1）画期的な視点の変更があった第8次医療計画と，それと対をなす2024年度調剤報酬改定

　2024年4月から，各都道府県において第8次医療計画が始まっています。わが国の高齢社会のスタートと考えられている，2025年の構築を目指す「地域包括ケアシステム」の実現に向けて，地域医療提供体制をいかに安定的に維持・運営するか，少子超高齢社会における地域医療提供体制はいかに在るべきか，といった喫緊の課題について，国民皆保険のもと，これまでさまざまな施策が講じられてきました。数年前から進められている全世代型社会保障改革もその1つの現れです。国民皆保険の維持と負担の公平性を図り，国民・患者・医療提供者等の納得を得つつ，医療の質を向上させるという難題に取り組んでいます。その一方で，急速に進行する人口の高齢化は，既に超高齢社会に突入したわが国にあって，少子化と相まってこれまで国民がその恩恵を享受してきた社会保障制度を根幹から揺るがす事態となってきました（図1）。

　こうした環境の中，第8次医療計画が各都道府県において実施に移されます。国の審議会等における議論を経て，そのとりまとめの内容に基づき策定された医療計画が各地域で実施され始めています。5疾病6事業および在宅医療

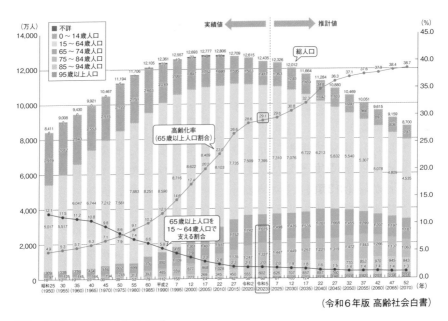

(令和6年版 高齢社会白書)

図1　高齢化の推移と将来推計

については，これまで以上に薬剤師・薬局への期待が各所に記載されているほか，今次の医療計画の大きな柱として次の4点が挙げられます。

①新興感染症発生・まん延時に向けた対策

新型コロナウイルス感染症パンデミックの教訓を踏まえ，予防計画ならびに医療措置協定を含む「新たな感染症対策」が6事業目として示され，新たな感染症発生時には，薬局も「第二種感染症指定医療機関」として機能することが求められています。

②医療従事者の確保

現下の薬剤師不足とりわけ深刻な病院薬剤師の確保に向けて，都道府県薬剤師会と都道府県行政当局（薬務主管課のみならず医務主管課も）が連携し，地域医療介護総合確保基金等を活用して人材確保を目指すとされています。

③高齢社会の実現に向けた対応

2025年さらには2040年の高齢者人口のピークを見据え，地域包括ケアシステムの効果的な運用と高齢の在宅療養患者の増加に対応できる在宅医療のさらなる充実を図るため，多職種連携をこれまで以上に進めることが示されています。

④医療提供体制・医薬品提供体制の構築

　急速に進行する地方から都市部への人口移動に伴うへき地等の医療提供体制・医薬品提供体制については，必要な医療関係職種の人材確保を図り，対面での対応を原則としつつも住民・患者の医療安全・医薬品適正使用の確保を最優先としたうえで，オンライン診療や服薬指導等の新たな技術の導入も選択肢とする方向が示されています。

　一方，診療報酬改定の動きに目を向けると，新型コロナウイルス感染症の感染症法上の分類が2類相当から5類へ変更され，国民の行動制限の緩和に伴う経済活動の活発化と，急速な為替相場の円安傾向が相まっての物価高騰・賃金上昇という流れが，公定価格のため容易に価格転嫁を行うことができない保険薬局の運営に大きな影響を与えています。これに加えて一部の後発医薬品メーカーの不祥事に端を発した医薬品供給不足の問題は，先発医薬品の供給体制にも影響が及んでおり，全国の保険医療機関・保険薬局が備蓄医薬品の確保に難渋するという状況が4年余り続いています。また，安定的な医薬品の備蓄にさらに追い打ちをかける「薬価改定の毎年実施」により，保険薬局の経営状態は極めて厳しくなっています。

　このような状況に鑑み，2024年度診療報酬の改定率については，国が進める各業種の賃上げ要請に対応できるようにすることを目指し，前回改定のほぼ倍近い規模のプラス改定となりました。これに伴い同改定では，こうした社会背景を受けて，40歳以下の若手の勤務薬剤師や薬局従事者への賃上げに資するため，調剤基本料のすべての区分の所定点数が一律3点引き上げられました。

　このほか，在宅医療の充実という観点から，診療報酬と介護報酬の間に生じていた不整合を可能な範囲で見直すとともに，これまで在宅患者へ提供されていた薬剤師サービスに対して，新たな評価も行われています。また，薬剤師の「かかりつけ機能」をより一層評価するための指導料の組み替えや，長期収載品と後発医薬品の価格差の一部を患者負担とする新たな仕組み（選定療養）が導入されるなど，超高齢化と少子化社会の到来を想定した，次世代型の地域医療提供体制における保険医療サービス・薬剤師サービスの在り方を模索したものといえるでしょう。

　一方，保険料・税で賄われる医療保険制度の公平性という観点から，かねてから多くの疑問や指摘がなされてきた，いわゆる「敷地内薬局」に対しては，

経済効率性等を考慮して所定点数が2点引き下げられるとともに，各種加算の算定に制限がかけられるなど厳しい対応がとられました。こうした対応は，敷地内薬局を有する処方箋発行医療機関にも向けられ，一定の条件のもと処方箋料の大幅な引き下げなどが行われています。

(2) 医薬品販売制度と薬機法改正に向けて

2008年，2013年，2020年と数次にわたる薬機法改正を経て，わが国で販売される医薬品については，それらの販売に従事する資格者または資質を有する専門家が，医薬品のリスク区分に応じて，購入希望者に応対して必要な情報を聞き取り，かつ，適切な指導を行うことにより，医薬品の安全と適正使用を確保する仕組みとなっています。

これは，「ひとたび使い方を誤れば社会全体に害を及ぼす」医薬品が，正しく使われないことで国民が被害に遭わないようにする，世界共通の知恵と仕組みと言っても過言ではないでしょう。しかしながら，あたかも規制のすきまを抜けるかのように利便性や価格にのみ着目したいわゆる「医療用医薬品の零売行為」の横行や，社会問題化しているOTC薬の大量服用による若年層の医薬品の濫用等が目立ち始めていたことを受け，厚生労働省に設置された検討会では，医薬品の適正使用を損なうおそれのある事象に対応すべく，これまでの販売方法や医薬品の分類の是非に関する議論が行われ，従来の医薬品のリスクによる区分を新たな分類とする一方，時代の要請に応えてオンラインシステムを活用した販売方法を導入することなどを整理した報告書がとりまとめられました。「医薬品の販売制度に関する検討会」（厚生労働省医薬局）の「とりまとめ」（令和6年1月12日）による，医薬品の分類と販売方法（改正案）の主な考え方は以下の通りです（表，図2）。

①医療用医薬品の明確化（法律上の定義付け）。

②要指導医薬品について，オンライン服薬指導による販売方法を可能とすること。また，医薬品の特性に応じて，一般用医薬品に移行しない（要指導医薬品にとどめる）ことを可能とする仕組みの導入。

③一般用医薬品の販売区分（第1類〜第3類）について，「薬剤師のみが販売できる一般用医薬品」と「薬剤師又は登録販売者が販売できる一般用医薬品」の2区分化（よりわかりやすく実効性のある販売区分への見直し）。同時に，濫用等のおそれのある医薬品の販売方法の明確化。

この報告書は，対面の原則を確保しつつ，地域住民による医薬品へのアクセ

表 医薬品の販売制度に関する検討会のとりまとめ 概要

背景等

新型コロナウイルス感染症の影響によりオンラインを通じた社会活動が増加するとともに，セルフケア・セルフメディケーションの推進が図られるなど国民と医薬品を取り巻く状況は変化しており，また，一般用医薬品の濫用等の安全性確保に関する課題が新たに生じている状況を踏まえ，令和5年2月から検討会を開催。計11回の議論を経て，令和6年1月にとりまとめを公表。

具体的な方策

①安全性が確保され実効性が高く，分かりやすい制度への見直し，②医薬品のアクセス向上等のためのデジタル技術の活用を基本的な考え方として，次のような見直しを行うことが必要。

1. 処方箋医薬品以外の医療用医薬品の販売

〇処方箋に基づく販売を基本とし，リスクの低い医療用医薬品（現行制度の処方箋医薬品以外の医療用医薬品）については，法令上，例外的に「やむを得ない場合」での販売を認める。

〇「やむを得ない場合」を明確化（処方され服用している薬が不測の事態で不足した場合等）し，薬局での販売は最小限度の数量とする等の要件を設ける。

2. 濫用等のおそれのある医薬品の販売

〇原則として小容量1個の販売とし，20歳未満の者に対しては複数個・大容量の製品は販売しない。

〇販売時の購入者の状況確認・情報提供を義務とする。原則として，購入者の状況の確認及び情報提供の方法は対面又はオンライン※とする。

〇20歳未満の者による購入や，複数・大容量製品の購入等の必要な場合は，氏名・年齢等を確認・記録し，記録を参照した上で販売する。

※映像・音声によるリアルタイムでの双方向通信

3. 要指導医薬品

〇薬剤師の判断に基づき，オンライン服薬指導により必要な情報提供等を行った上で，販売することを可能とする（ただし，医薬品の特性に応じ，例外的に対面での対応を求めることも可能とする）。

〇医薬品の特性に応じ，必要な場合に一般用医薬品に移行しないことを可能とする。

4. 一般用医薬品の販売区分及び販売方法

〇販売区分について，「薬剤師のみが販売できる一般用医薬品」と「薬剤師又は登録販売者が販売できる一般用医薬品」へと見直す。

〇人体に対する作用が緩和なものは，医薬部外品への移行を検討する。

〇専門家（薬剤師・登録販売者）の関与のあり方に加え，情報提供については関与の際に必要に応じて実施することを明確化する。

5. デジタル技術を活用した医薬品販売業のあり方

〇有資格者が常駐しない店舗において，当該店舗に紐付いた薬局等（管理店舗）の有資格者が，デジタル技術を活用して遠隔管理や販売対応を行うことにより，一定の要件の下，医薬品の受渡しを可能とする新たな業態を設ける。

（厚生労働省：医薬品の販売制度に関する検討会とりまとめ概要資料，令和6年1月12日）

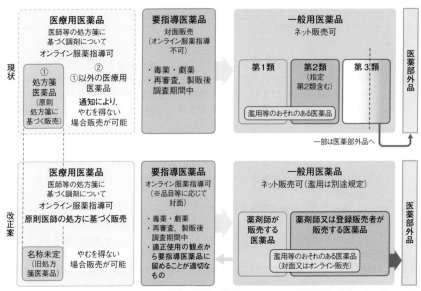

（厚生労働省：医薬品の販売制度に関する検討会とりまとめ概要資料,令和6年1月12日）

図2 医薬品の分類と販売方法（改正案）

スを極力損なうことのないよう配慮されたものと認識しています。医療用医薬品と一般用医薬品の区分けをより明確にし，資格または資質を有する専門家が適切に購入者と応対する機会を確保し，医薬品の適正使用を担保しようとする仕組みは，薬剤師・薬局が担う責務について原点に立ち返る考え方であると言えるのではないでしょうか。

　今後こうした議論の結果を踏まえ，次期薬機法改正に向けた議論が活発になっていくものと思いますが，その議論は「社会に医薬品を適切に，過不足なく，必要なところに提供する」責任を担う薬剤師と，その薬剤師が働く場としての薬局が，社会から期待される役割を発揮できるものでなければなりません。超高齢社会における地域医療提供体制として構築される「地域包括ケアシステム」の中にあって，2015年の「患者のための薬局ビジョン」に示された薬剤師・薬局の機能の充実と定着を目指した制度や法律の改正となる必要があると考えています。

（3）さらなる規制改革の圧力

　これまでいく度となく，薬事規制に対して緩和を求める要求が規制改革会議

から突き付けられてきました。医療の提供や医薬品の供給は，知識・技能を有する者が携わることとされており，然るべく国家試験を受けて免許を有する者，医師・歯科医師・薬剤師等がその任にあたることで，生命への直接的な負の影響を限りなく抑制し，適切な医療サービス，薬剤師サービスの提供が確保できるものと考えています。

　こうした視点で見た場合，最近の規制改革会議による主張には，専門家ならずとも「首を傾げたくなる要求ではないだろうか」と感じることが少なくありません。「患者の利便性の確保」という理由から，例えば，一般用医薬品の販売機を使用した販売方法をはじめ，調剤の一部を薬剤師以外の者に任せることや，在宅患者の夜間の急変に迅速に対応するため訪問看護ステーションに配置可能な医薬品の範囲を拡大すべき，といった規制改革サイドの主張は，医療安全・医薬品安全使用を確保する専門職の考え方と相反するものと考えています。

　確かに，離島やへき地における医薬品提供体制の構築は急務ですが，比較的医療や医薬品へのアクセスが十分確保できている地域とない交ぜにした議論には問題があると言わざるを得ません。今後さらなる規制改革の圧力が繰り返し押し寄せるものと思いますが，こうした荒波に耐えうるよう，地域社会へ医療用・一般用を問わず薬剤師・薬局が関わる安定した医薬品提供体制の構築を進め，地域住民から信頼される地域医薬品提供計画の実現，言い換えれば「医薬分業制度の確立」を進めることが求められています。

（4）薬局DXの推進

　現在，国を挙げてあらゆる分野においてDX推進が叫ばれており，医療分野もその例外ではなく，さまざまなDXが進められています。

　あらためて医療DXについて考えれば，その目的は，国民・患者が受ける医療安全とさらなる医療の質の向上を目指していることにほかなりません。その目的を実現するため，国はマイナンバーカードに健康保険証の情報を紐づけた「マイナ保険証」を活用して，これまで医療機関・歯科診療所・薬局・訪問看護ステーション等でそれぞれ管理・活用されていた医療情報を，医療提供者の間で，患者情報の外部への漏洩等に配慮しながら，相互に情報の交換・共有を行うことを目指しています。広範な患者情報の活用が可能となることで，リアルタイムでの診療情報・調剤情報・看護情報等が容易に確認でき，その結果，患者の安全な診療や薬物治療の確保につながり，さらなる医療の質の向上に資するものと考えています。

こうしたDXに対応するうえで，薬局における電子調剤録や電子薬歴の導入，電子処方箋の活用は欠かせないものですが，これらの情報は医療機関・薬局等の間で相互に電子的手段で交換・共有が可能となっていなければ，本来のDXの効果は十分に発揮できず，目指す効果は期待できません。しかし，多くの薬局の現状は，これまでの長い習慣から紙媒体の処方箋を基本とした業務体系になっているため，今後は特に調剤室における業務をよりDX化に対応させ，効率化を図ることができる仕組みに改善していくことが必要です。

　またさらに，薬局業務の改革と同時に，薬局で電子的に保存・管理されている調剤録や服薬情報等と，医療機関が電子的に保存する電子カルテ情報等が，相互に適切にやり取りすることができるよう，その規格等の標準化が不可欠です。現在，電子カルテの標準化は検討が進められていますが，診療情報と相互のやり取りが可能となる調剤情報にするための標準化に向けた検討は，残念ながらまだ緒に就いてない状況と言っても過言ではありません。今後さらなる医療DXを進めるうえで，一元的・経時的情報の相互活用を確実なものとするため，調剤情報の標準化が進められていくものと思います。

3. おわりに

　いつの頃からか「調剤薬局」という用語が，日本では薬局を表す言葉として多用される昨今の風潮にいささかの不快感に近いものを感じるのは，旧人類に属する薬剤師だからかもしれません。

　1964年，日本で初めての調剤薬局が東京で開設されました。それまでわが国に「調剤薬局」は存在していなかったことを記憶している薬剤師の方々は，果たしてどのくらいいらっしゃるのかわかりませんが，1964年当時のわが国の薬局事情から，やむなく名付けた，専ら調剤の提供を行うことに特化した薬局，すなわち「調剤薬局」という通称がここまで一般化することは，当時は誰も考えられなかったのではないかと思っています。

　地域の医薬品提供を担うことを役割とする薬剤師・薬局が，たとえ保険薬局であっても「期待される役割の一部しか担わない」そうした体制を，1974年の分業元年から半世紀を経た現在，改めて振り返り，新たな50年に向けてどのような一歩を踏み出すのか。2024年は，薬剤師にとって大きな転換点となった年として記憶されるものと思います。

topics 1 ● 電子処方箋

　令和5年1月26日に電子処方箋の運用が開始されて以降，対応可能な薬局数は全国で2万施設（令和6年5月時点）に達する状況であり，全薬局の約3割に相当します。電子処方箋の応需体制を構築するには，オンライン資格確認等システムの導入をはじめ，電子処方箋に対応したシステムの導入とともに，調剤を実施した薬剤師としてHPKI（Healthcare Public Key Infrastructure）署名をするための登録申請を行っておくことが必要です。電子処方箋が本格的に普及する前に，少しでも早く環境整備を行っておくことが求められています。

　電子処方箋に対応したシステムを導入した薬局では，応需・調剤したすべての処方箋に係る調剤情報を，電子処方箋管理サービスに登録することが重要です。薬局が電子処方箋管理サービスにすべての調剤情報を登録することにより，医師の診療や薬剤師の調剤において，重複投薬の有無等のチェックを含めた情報共有のための基礎データが構築されていくことになります。さらには医師―薬剤師間でのコミュニケーションツールとしても有効です。薬剤師が調剤情報を登録する際には医師へ伝えるべきコメントを入力することが可能であり，医師も電子処方箋を交付する際に薬剤師へのコメントを書き込めます。電子処方箋の普及・定着により，トレーシングレポートに至る前段階の日常的な情報交換のツールとして活用が期待されます。

　また今後の薬局業務の効率化を見据えると，現在の薬局（特に調剤室）の業務フローは紙媒体の処方箋による調剤業務を想定しているものであるため，処方箋だけを電子化しても薬剤師・薬局の業務の効率化が進むわけではありません。電子処方箋の調剤の都度，処方内容を紙に印刷して旧態依然とした業務の流れに合わせているだけでは，かえって業務の負担増になりかねません。例えば，調剤を担当するすべての薬剤師がそれぞれにタブレット端末等を活用して調剤業務を行うことが可能となる環境を構築するなど，薬局内全体での調剤業務環境のデジタル化を進めていくことが必要です。進展する医療DXへの対応を見据え，電子処方箋に係る取り組みを踏まえた薬局の業務の再構築に向けた検討が求められています。

topics 2 ● マイナ保険証，オンライン資格確認

1．健康保険証廃止

　政府は令和5年12月22日の閣議において，現行の健康保険証の発行を令和

6年12月2日に終了することを決定しました。これにより，マイナンバーカードの健康保険証利用（マイナ保険証）を基本とする仕組みに移行することになります。

　ただし，1年間は現行の健康保険証をそのまま使用できる経過措置が設けられているほか，マイナ保険証を取得していない人も医療機関での診療・薬局での調剤が受けられるよう，健康保険組合などの保険者が資格確認書を発行することとなっています。

　マイナ保険証の利用によるオンライン資格確認は，医療DXにおける重要な基盤となるものです。この資格確認を利用することにより，医療機関および薬局は診療情報，薬剤情報，特定検診情報などの医療情報を共有できることから，医療機関・薬局においては，患者へのマイナ保険証の利用に関する丁寧な説明と，オンライン資格確認等システムで得られる医療情報を活用したより質の高い業務が求められています。

2. 医療DX推進体制整備加算の新設

　令和6年度診療報酬改定では，オンライン資格確認等システムにより取得した診療情報・薬剤情報を調剤に実際に活用可能な体制を整備し，また，電子処方箋および電子カルテ情報共有サービスを導入し，質の高い医療を提供するため医療DXに対応する体制を確保している場合の評価として，「医療DX推進体制整備加算」が新設されました。

　医療DX推進に係る体制として厚生労働大臣が定める施設基準に適合しているものとして地方厚生（支）局長に届出を行った保険薬局において調剤を行った場合，医療DX推進体制整備加算として4点（月1回に限る）を調剤基本料に加算することができます。

　主な施設基準としては，次の項目が設けられています。
- ・オンライン資格確認を行う体制
- ・オンライン服薬指導等を行う体制
- ・電子処方箋を受け付ける体制
- ・電磁的記録による調剤録・薬剤服用歴の管理体制
- ・マイナ保険証の一定程度の利用実績

topics 3 ● 電子薬歴

　現在の薬局の調剤業務システムは，いわゆる2階建てのような関係であると

いえます。例えば1階部分がレセプトコンピュータ（レセコン），2階が電子薬歴とイメージすればわかりやすいかもしれません。令和5年4月からはすべての保険医療機関・保険薬局を対象にオンライン資格確認等システムの導入が原則義務付けとなり，すなわち，玄関には資格確認端末が接続されている状態となっています。また，令和6年度診療報酬改定において新設された「医療DX推進体制整備加算」の要件では，この2階の部分まであることが求められています。電子資格確認の仕組みを利用して取得した診療情報を，閲覧または活用して調剤を実施する体制が必要であることから，2階まで階段でつながっていることが求められているものといえるでしょう。

　これらのことは，医療DXに対応した薬局業務を考えるうえで大変重要なことです。医療DX推進体制整備加算の要件には，電子カルテ情報共有サービスにより取得される診療情報等を活用できる体制が必要であることも設けられています（当該要件については令和7年9月30日まで経過措置）。この電子カルテ情報共有サービスについては現在協議中ですが，診療情報等の文書情報を医療機関間でやり取りをするところから始まる予定になっています（本システムはこの用途だけでなく臨床情報等をオンライン服薬指導等システムにつなげて，薬局等でも閲覧できる機能を含んでいます）。

　より質の高い医療提供を実現するために，薬局は医療機関から患者の診療情報を受け取るだけでなく，薬局が有する調剤情報・服薬情報等を医療機関へ提供すること，すなわち相互連携が重要です。薬局から医療機関等への患者情報等の提供は，医師をはじめとする関係職種等による情報共有とスムーズな連携の推進にもつながります。そのためには，薬局からの情報発信に際して調剤録・薬歴情報のデジタル化のためのコード化や標準化など，電子カルテ等の情報連携基盤への電子的情報交換の実現が不可欠です。医療DXの工程表における電子カルテの標準化と併せて，調剤録・薬歴情報の標準化の議論も進めることが必要です。

topics 4 ● 診療報酬改定DX

　国が掲げた診療報酬改定DXの対応方針には，共通算定マスタから共通算定モジュール，そして標準型レセコンの提供を視野に入れた議論を進めるとともに，診療報酬改定施行時期の後ろ倒しの検討が盛り込まれていました。施行時期の後ろ倒しは，診療報酬改定に向けた関係者による対応，特にレセコンベン

ダにおける短期間で集中的した作業を要するために生じている業務負荷の軽減
が目的です。具体的な施行時期・施行年度については，令和5年8月2日の中
医協において了承され，令和6年度改定から適用し，従来より2カ月後ろ倒し
の6月1日施行とすることになりました。

　一方，標準型レセコンの提供に関する議論については，病院の規模や医科・
歯科診療所，薬局ごとにテーマミーティングを重ね，それぞれの規模に応じた
費用対効果を考慮してどのように導入していくのかを決めていくことになりま
す。検討すべき導入方法としては，段階的に進めていくことが考えられ，まず
は，各レセコンベンダが使用できる共通算定マスタを国が提供することであ
り，令和6年度に実施予定とされています。

　このマスタには国公費マスタおよび地方単独（以下，地単）公費マスタを含
むため，各地方自治体から地単公費の情報収集が行われており，マスタが共有
されることにより地域をまたいだ現物給付化が実現することになります。ただ
し，すべてを一気に開始することは難しいことから「子ども医療費助成」を優
先し，その後順次導入するといった検討がなされています。

　共通算定モジュールについては，計算様式のようなモジュールを国が提供す
るというものです。例えばこのモジュールをクラウドに置くことにより，各機
関内でのシステムは常時そのクラウドと接続して，リアルタイムで算定するこ
とが可能となりますので，診療報酬改定時にはそのモジュールを国が改修する
ことで全体対応が可能になるという仕組みです。最終的には，このモジュール
を含め，標準型レセコンとして国が提供することが予定されています。

　このような診療報酬改定DXにより，レセコンベンダに生じる負荷軽減効果
が運用保守経費等の軽減を通じて医療機関・薬局等に確実に還元されるよう，
財政効果が期待されています。

topics 5 ● 夜間・休日における薬局対応

　地域包括ケアシステムを支える重要な一員として，薬局・薬剤師に対する期
待や果たすべき役割がますます大きくなっています。厚生労働省に設置された
「薬局薬剤師の業務及び薬局の機能に関するワーキンググループ」の取りまと
めでは，地域において求められる薬剤師サービスとして，夜間・休日の対応や
在宅対応が重要な要素として整理されています。そして，地域においてこれら
に対応するためには「地域の薬剤師会が中心的な役割を担うとともに，会員・

非会員を問わず地域の薬局が協力し，議論を行う必要がある」とされています。

　令和6年4月からスタートした第8次医療計画においても，今後の在宅医療のニーズを踏まえ，都道府県ごとに麻薬・無菌製剤処理，小児への訪問薬剤管理指導，24時間対応などの体制を構築することが求められています。

　このような社会的要請に応えるためには，各都道府県，地域ごとに医療提供体制・医薬品提供体制の現状を把握する必要があります。そのうえで，薬剤師・薬局が適切に関与する医薬品提供体制を構築していくことが喫緊の課題です。この体制構築のために情報を収集し，その情報を地域住民や地域の関係職種と共有するために一元的に整理・公表することは，薬剤師会が地域の公器として果たすべき役割です。

　こうした背景を踏まえ，令和6年度診療報酬改定では，地域支援体制加算などの要件として，薬剤師会等を通じた薬局情報の周知が追加されました。これは単にリストに掲載されていることを求めているのではなく，地域の医薬品提供体制を構築するにあたり，その薬局が地域住民から求められている役割を果たすことを評価しているものです。今後はこのリストを軸に，行政や地域薬剤師会による医薬品提供体制の構築が進んでいくことが期待されます。

　地域住民に必要な医薬品を適切かつ過不足なく提供することは，薬局・薬剤師の基本的な使命であり，すべての国民がそのような薬剤師サービスを享受できる体制を整備していくことが重要です。

topics 6 ● 医薬品の供給不足問題

　令和3年以降，後発医薬品の市場が急激に拡大するなか，複数の後発医薬品メーカーにおける製造・品質不正などの法令違反が相次いで発覚しました。その影響は他社の医薬品の製造や代替薬に連鎖しており，医療現場における医薬品の供給不足に終わりが見えない状況が続いています。その背景としては，後発医薬品メーカーの脆弱な収益構造や少量多品目を生産・供給するビジネスモデルの恒常化により，品質管理に関するコンプライアンスや体制整備がないがしろになってしまったことが指摘されています。

　これまで医薬品の安定供給の責務は，一義的に製造販売企業に委ねられてきました。現在，重要な医薬品を安定的に確保するため，経済安全保障推進法，感染症法，医療法など国の関与を可能とする法整備が進められています。また，厚生労働省の検討会などにおいて，医療用医薬品の供給不足に関する情報

の把握および対応スキームの策定，後発医薬品の産業構造のあり方の検討，安定確保のための薬価制度上の評価の見直し，行政のGMP査察の見直しが進められるなど，抜本的な対策を講じる基盤整備の議論が一歩ずつ進んでいます。ただ，これらの施策が実行され，成果を発揮するには相当の時間がかかると思われます。

　これまで薬局・薬剤師は，未曽有の医薬品不足の難局を何とか乗り越えてきました。次々と発生する医薬品不足の中，薬物治療に支障を来さないよう適切な調整ができたことは，薬剤師が適切な関与を実施してきた成果といえるでしょう。残念ながら，新たな自主回収・出荷停止などの事案が後を絶たない状況が続いています。しばらくは，在庫の確保・管理業務の増大，処方医への代替医薬品・剤形変更・処方日数などの処方提案，患者への丁寧な説明と同意に要する業務負担が続くことを想定・覚悟しなければなりません。

　一方，薬局・薬剤師が薬学的な知見やコミュニケーションスキルを活用し，現下の危機的な環境において安心して安全で有効な薬物治療を確保することは，薬剤師職能を発揮する機会ともなります。この難局を乗り越えることを薬剤師プロフェッションの責務と捉え，患者・医療のため，もうひと頑張りしましょう。

第 2 章

保険制度

- 保険制度

保険制度

Q001 | 医療保険制度とは何ですか。国民皆保険とは何ですか。

» A

　日本国憲法第25条では，国民の生存権と国の社会的使命を定めています（表）。わが国では，同条の理念に基づき，社会保険，公的扶助，社会福祉，公衆衛生および医療，高齢者保健等を柱とした社会保障制度が成り立っています。

　わが国では昭和36年より，原則としてすべての国民が医療保険に加入し，相互扶助により医療の給付を行う「国民皆保険」が導入されています（図1）。現在の医療保障におけるさまざまな仕組みは，国民皆保険を礎として構築された制度と考えることができます（図2）。

　その特徴は，国民が平等かつ公平に医療機関に受診できるフリーアクセスと，医療サービスを直接給付する現物給付を保証していることであり，国民は一定の費用を負担することで，安心して必要な医療を受けることができます。この結果，国民医療費の対GDP比がOECD諸国の中で最低水準にあるにもかかわらず，WHOによる国民の健康度評価が世界第1位という成果を挙げています。

　一方，わが国は急速な少子高齢化と人口減少という現状を迎えており，医療費の増加とその費用を支える財源の減少という大きな問題を抱えています。これまで，平成24年に閣議決定された「社会保障・税一体改革大綱」に基づき，

表　日本国憲法

> 第25条　すべて国民は，健康で文化的な最低限度の生活を営む権利を有する。
> 2　国は，すべての生活部面について，社会福祉，社会保障及び公衆衛生の向上及び増進に努めなければならない。

（昭和21年11月3日，日本国憲法）

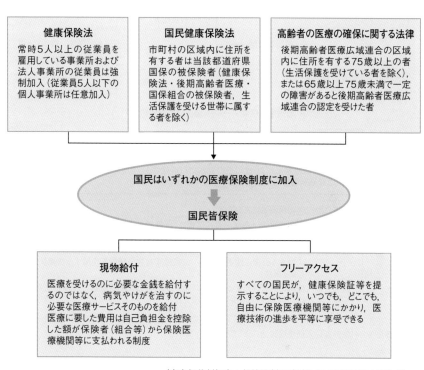

（東京都薬剤師会：保険調剤の手引き2016年版をもとに作成）

図1　国民皆保険の仕組み

　医療財源の確保，医療費の適正化，医療給付の見直しなど，団塊の世代が75歳以上となる2025年（平成37年）に向けて，わが国の社会保障制度全体と，その根幹ともいえる医療保険制度を今後も維持・運営することを目的に，経済財政諮問会議および社会保障審議会の医療部会・医療保険部会などにおいて，医療保険制度改革の議論が行われてきました。これらの一体改革プログラムは，2019年10月の消費税引き上げをもって完了となりました。現在，団塊ジュニア世代が高齢化して現役世代の急減を迎える2040年に向かい，社会保障や多様な働き方，健康寿命の延伸に向けた新たな改革の議論が行われています。

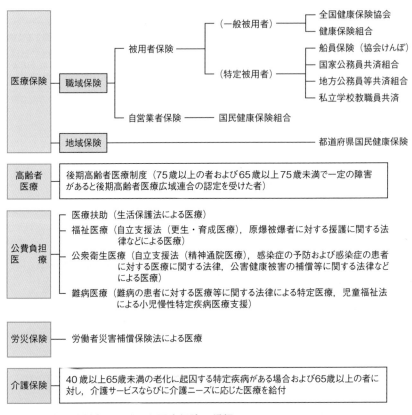

図2　医療保障制度のしくみと医療保険の種類

　社会保険と国民健康保険の違いとは何ですか。

　わが国の医療保険制度は，健康保険法に基づくものと，国民健康保険法に基づくものに大別することができます。これらをそれぞれ，社会保険，国民健康保険と呼びます。

　このうち社会保険とは，会社員や公務員などの勤務者を対象としたものであり，被用者保険とも呼ばれています。これらの基盤となる保険者（運営主体）

表1　社会保険（被用者保険）の概要

社会保険の種類		保険者（運営主体）
健康保険		全国健康保険協会
		健康保険組合
船員保険		全国健康保険協会
各種共済	国家公務員共済組合	衆議院共済組合，参議院共済組合，厚生労働省共済組合ほか
	地方公務員等共済組合	地方職員共済組合，公立学校共済組合，警察共済組合
	私立学校教職員共済	日本私立学校振興・共済事業団

表2　国民健康保険の概要

国民健康保険の種類		保険者
自営業者 農業者　など	国民健康保険組合	医師国保組合，薬剤師国保組合，全国土木建築国保組合ほか
	都道府県国民健康保険	都道府県
被用者保険の退職者	都道府県国民健康保険	都道府県

としては，大企業などにおける健康保険組合をはじめ，小規模の事業所などを対象とした全国健康保険協会（協会けんぽ），船員を対象とする船員保険（協会けんぽが運用主体），そして，国家公務員や地方公務員などを対象とした共済組合などがあります（**表1**）。

　これに対し，**国民健康保険とは，主として地域住民を対象，もしくは被用者以外の一般国民を対象**としたものです。保険者としては，都道府県が財政運営の責任主体となる地方自治体によるもののほか（市町村は保険料徴収などの事務手続きを担当），自営事業所の職域別組合による国民健康保険組合があります（**表2**）。

Q003 後期高齢者医療制度とは何ですか。

»A

75歳以上を被保険者とする，独立した医療保険制度です。

平成18年6月に「健康保険法等の一部を改正する法律」が公布され，「高齢者の医療の確保に関する法律」（旧老人保健法）が一部改正されました。これにより，これまでの老人保健制度に代わり，75歳以上を被保険者とする独立した医療保険制度「後期高齢者医療制度」が創設され，平成20年4月1日から施行されています。

同制度は，都道府県の区域ごとにすべての市区町村が加入する「後期高齢者医療広域連合」により運用されており（図1，ただし，保険料の徴収などは市区町村），その被保険者は，75歳以上，または，65〜74歳であって一定の障害の状態にある旨の広域連合の認定を受けた者です。また，その財源については，患者自己負担（1割または3割）を除き，公費が約5割，現役世代から

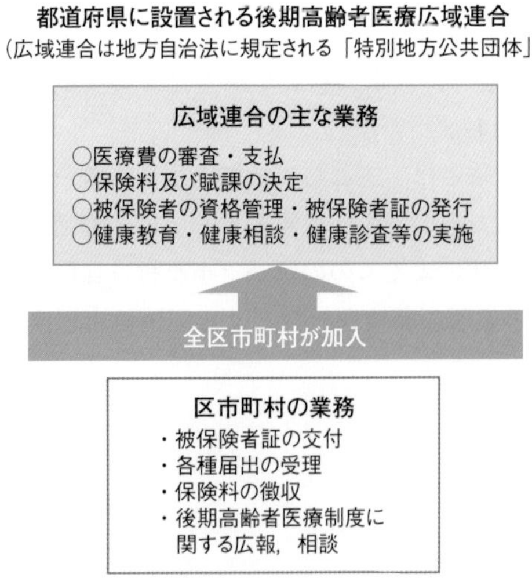

都道府県に設置される後期高齢者医療広域連合
（広域連合は地方自治法に規定される「特別地方公共団体」）

広域連合の主な業務
○医療費の審査・支払
○保険料及び賦課の決定
○被保険者の資格管理・被保険者証の発行
○健康教育・健康相談・健康診査等の実施

全区市町村が加入

区市町村の業務
・被保険者証の交付
・各種届出の受理
・保険料の徴収
・後期高齢者医療制度に
　関する広報，相談

（東京都薬剤師会：保険調剤の手引き 2016年版をもとに作成）

図1　後期高齢者医療広域連合の概要

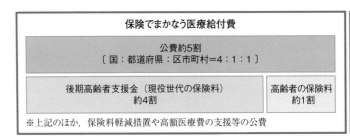

図2　後期高齢者医療制度の財源の仕組み

　の支援が約4割，後期高齢者医療制度の被保険者の保険料が約1割 —— という
構成になっています（図2）。

　この制度の診療報酬は，当初，社会保障審議会の下に設置された「後期高齢
者医療の在り方に関する特別部会」が取りまとめた考え方に基づいて新設され
ましたが，その後，年齢だけで区別することに対する批判の声が上がり，平成
22年の診療報酬改定において年齢の違いに応じた報酬体系は廃止されました。

　その後，高齢者医療制度改革会議による「高齢者のための新たな医療制度等
について」を踏まえ，当該制度を廃止する方向も模索されましたが，現在では
制度は維持し，改正が必要なものは逐次改正していく方針がとられています。

Q004　保険医療とは何ですか。保険ではない医療とは何ですか。

» A

　保険医療とは，医療保険制度の範囲の中で給付される医療のことをいいま
す。したがって，それ以外のものは保険外の医療となり，「自由診療」，「自費
診療」などといわれています。

　医療保険制度の概略についてはすでに説明しましたが（Q001〜003），必ず
しもすべての医療行為がその給付対象として認められているわけではありませ
ん。保険医療は，その制度の枠組みの中で提供されるものであり，給付範囲か
らその給付限度に至るまで，さまざまな制約があります（表）。

表　医療保険制度の概要

（令和5年4月時点）

制度名	保険者（令和4年3月末）	加入者数［令和4年3月末］本人［家族］千人	医療給付 一部負担	医療給付 高額療養費制度・高額医療・介護合算制度	入院時食事療養費（標準負担額）	入院時生活療養費（標準負担額）	現金給付	保険料率	国庫負担・補助（財源）
健康保険 一般被用者 協会けんぽ	全国健康保険協会	40,265［25,072］［15,193］	義務教育就学後から70歳未満 3割／義務教育就学前 2割／70歳以上75歳未満 2割（現役並み所得者3割）	〈高額療養費制度〉（70歳未満の者）（年収約1,160万円～）252,600円+（医療費-842,000円）×1%／（年収約770～約1,160万円）167,400円+（医療費-558,000円）×1%／（年収約370～約770万円）80,100円+（医療費-267,000円）×1%／（～年収約370万円）57,600円／（住民税非課税）35,400円　（70歳以上75歳未満の者）（年収約1,160万円～）252,600円+（医療費-842,000円）×1%／（年収約770～約1,160万円）167,400円+（医療費-558,000円）×1%／（年収約370～約770万円）80,100円+（医療費-267,000円）×1%／（～年収約370万円）57,600円／（住民税非課税世帯）24,600円、外来（個人ごと）8,000円／（住民税非課税世帯のうち特に所得の低い者）15,000円、外来（個人ごと）8,000円　世帯合算基準額　70歳未満の者については、同一月における21,000円以上の負担が複数の場合は、これを合算して支給　多数該当の負担軽減　12月間に3回以上該当の場合の4回目からの自己負担限度額（70歳未満の者）140,100円／93,000円／44,400円／24,600円　長期高額疾病患者の負担軽減　人工透析を要する患者等の自己負担限度額 10,000円（ただし、人工透析を要する70歳未満の上位所得者については 20,000円）　〈高額医療・高額介護合算制度〉1年間（毎年8月～翌年7月）の医療保険と介護保険における自己負担の合算額が著しく高額になる場合に、負担を軽減する仕組み。所得に応じてきめ細かに設定。	（食事療養標準負担額）・住民税課税世帯 1食につき 460円・住民税非課税世帯 90日目まで 1食につき 210円 91日目から 1食につき 160円・特に所得の低い住民税非課税世帯 1食につき 100円	（生活療養標準負担額）・住民税課税世帯 1食につき 460円+1日につき 370円・住民税非課税世帯 1食につき 210円+1日につき 370円・特に所得の低い住民税非課税世帯 1食につき 130円+1日につき 370円 ※指定難病の患者や医療の必要性の高い者には、食事代のみの負担となるなど、負担を軽減している。	・傷病手当金・出産育児一時金 等（附加給付あり）	10.00%（全国平均）	給付費等の16.4%
健康保険 組合	健康保険組合 1,388	28,381［16,410］［11,971］					同上（附加給付あり）	各健康保険組合によって異なる	定額（予算補助）
健康保険法第3条第2項被保険者	全国健康保険協会	16［11］［5］					・傷病手当金・出産育児一時金 等	1級日額390円 11級 3,230円	給付費等の16.4%
船員保険	全国健康保険協会	113［57］［56］					同上（附加給付あり）	9.80%（疾病保険料率）	定額
各種共済 国家公務員	20共済組合	8,690［4,767］［3,923］						―	なし
地方公務員等	64共済組合							―	
私学教職員	1事業団							―	
国民健康保険 農業者・自営業者等	市町村 1,716／国保組合 160	28,051 市町村 25,369／国保組合 2,683		〈高額療養費制度〉（70歳未満の者）（年収約1,160万円～）252,600円+（医療費-842,000円）×1%／（年収約770～約1,160万円）167,400円+（医療費-558,000円）×1%／（年収約370～約770万円）80,100円+（医療費-267,000円）×1%／（～年収約370万円）57,600円　（70歳以上75歳未満の者）外来（個人ごと）18,000円（年144,000円）／15,000円、外来（個人ごと）8,000円　多数該当の負担軽減 140,100円／93,000円／44,400円			・出産育児一時金・葬祭費	世帯毎に応益割（定額）と応能割（負担能力に応じて）を賦課	給付費等の41%
被用者保険の退職者	市町村 1,716							保険者によって賦課算定方式は多少異なる	給付費等の28.4～47.4%
後期高齢者医療制度	［運営主体］後期高齢者医療広域連合 47	18,434	1割（一定以上所得者2割）（現役並み所得者3割）	〈自己負担限度額〉（年収約1,160万円～）252,600円+（医療費-842,000円）×1%／（年収約770～約1,160万円）167,400円+（医療費-558,000円）×1%／（年収約370～約770万円）80,100円+（医療費-267,000円）×1%／（～年収約370万円）57,600円　（住民税非課税世帯）24,600円、外来（個人ごと）18,000円（年144,000円）／15,000円、外来（個人ごと）8,000円　多数該当の負担軽減 140,100円／93,000円／44,400円／44,400円	同上　ただし、老齢福祉年金受給者 1食につき 100円	同上＋1日につき 0円	葬祭費 等	各広域連合ごとに条例で定める均一保険料（応能割＋応益割）で算定されている　給付費等の約10%を保険料として負担	給付費等の約50%を公費で負担（公費の内訳）国：都道府県：市町村 4：1：1　さらに、給付費等の約40%を後期高齢者支援金として現役世代が負担

（注）1. 後期高齢者医療制度の被保険者は、75歳以上の者及び65歳以上75歳未満の者で一定の障害にある旨の広域連合の認定を受けた者。
2. 現役並み所得者は、住民税課税所得145万円（月収28万円以上）以上で世帯に属する70～74歳の被保険者の基礎控除後の総所得金額等の合計額が210万円以上の者。ただし、収入が高齢者複数世帯で520万円未満若しくは高齢者単身世帯で383万円未満の者、及び旧ただし書所得の合計額が210万円以下の者を除く。特に所得の低い住民税非課税世帯とは、年金収入80万円以下の者等。
3. 加入者数は四捨五入により、合計と内訳の和とが一致しない場合がある。
4. 船員保険の被保険者には、平成27年9月以降新規加入するその他の被扶養者についても含む。
5. 組合管掌健康保険の保険料率は、被保険者保険料負担軽減措置（0.30%）による控除後の率。

（令和5年版厚生労働白書）

　これに対し，保険制度の給付対象ではないものが自由診療・自費診療ということになりますが，健康診断，予防接種（一部を除く），美容整形，歯科矯正，医療保険の給付対象外の医薬品を使用する診療などがこれに該当します。

Q005 公費負担医療制度とは何ですか。

» A

　公費負担医療制度とは，**生活保護，社会福祉，公衆衛生などに関する各種法律に基づいて，国や地方自治体が，特定の疾患や生活困窮者に対して医療費を公費で負担する制度**です。

　公費の種類により患者の負担割合や給付範囲はさまざまですが，公費負担医療制度のうち，保険調剤に関する主なものとしては，①戦傷病者特別援護法（療養の給付，更生医療），②原子爆弾被爆者に対する援護に関する法律（認定疾病医療，一般疾病医療），③感染症の予防及び感染症の患者に対する医療に関する法律（結核患者の医療），④心神喪失等の状態で重大な他害行為を行った者の医療及び観察等に関する法律（医療の実施），⑤障害者総合支援法（精神通院医療，更生医療，育成医療），⑥母子保健法（養育医療），⑦難病の患者に対する医療等に関する法律（特定医療費の支給），⑧肝炎治療特別促進事業（医療の給付），⑨石綿による健康被害の救済に関する法律（特定疾病医療），⑩中国残留邦人等の円滑な帰国の促進及び永住帰国後の自立の支援に関する法律（医療支援給付），⑪生活保護法（医療扶助）――などがあります（**表**）。

　また，これら公費負担医療制度は，それぞれ定められている法律が異なるため，その公費に係る処方箋を取り扱う場合には，所定の手続きが必要となりますので注意してください。保険薬局であるからといって，必ずしも公費負担医療に係る処方箋を取り扱うことができるというわけではありません。

表　主な公費負担医療制度の種類

根拠法律または事業	条文または通知	医療給付の種類	取扱薬局	給付割合
戦傷病者特別援護法	第10条	療養の給付	厚生労働大臣が指定	医療費の100%
	第20条	更生医療	厚生労働大臣が指定	医療費の100%
原子爆弾被爆者に対する援護に関する法律	第10条	認定疾病医療	厚生労働大臣が指定	医療費の100%
	第18条	一般疾病医療	都道府県知事が指定	保険および他の公費給付分の残り
感染症の予防及び感染症の患者に対する医療に関する法律	第37条の2	結核患者の医療	都道府県知事が指定	医療費の95%（保険給付分は除く）
心神喪失等の状態で重大な他害行為を行った者の医療及び観察等に関する法律	第81条	医療の実施	厚生労働大臣が指定	医療費の100%
障害者総合支援法	第5条	精神通院医療 更生医療 育成医療	都道府県知事が指定	医療費の90%（保険給付分は除く）（自己負担上限あり）
母子保健法	第20条	養育医療	都道府県知事が指定	保険給付分の残り
難病の患者に対する医療等に関する法律（平成27年1月1日施行，旧特定疾患治療研究事業）	第5条	特定医療費の支給	都道府県知事が指定	医療費の80%（保険給付分を除く）（自己負担上限あり）
肝炎治療特別促進事業	感染症対策特別促進事業について（平20.3.31.健発第0331001号）	医療の給付	都道府県と契約	保険給付分および自己負担限度額を差し引いた残り
石綿による健康被害の救済に関する法律	第4条	特定疾病医療	保険薬局または生活保護法の規定に基づく薬局	保険給付分の残り
中国残留邦人等の円滑な帰国の促進及び永住帰国後の自立の支援に関する法律	第14条	医療支援給付	生活保護法の規定による	保険給付分の残り
生活保護法	第15条	医療扶助	都道府県知事が指定	保険給付分の残り

第 3 章

保険薬局，保険薬剤師

- 保険薬局
- 保険薬剤師

保険薬局

Q006 保険薬局とは何ですか。普通の薬局と違うのでしょうか。

A

　保険医が発行した処方箋（保険処方箋）に基づいた調剤（保険調剤）を行うため，厚生労働大臣の指定を受けた薬局のことです。

　保険処方箋を取り扱うためには，保険薬局であることが必要です。保険薬局となるためには，薬機法に基づいて薬局の開設許可を都道府県知事から受けておかなければなりません。そのうえで，薬局ごとに地方厚生（支）局に指定申請の手続きを行います。そして，厚生労働大臣の指定を受けることにより，初めて保険薬局として業務を行うことができます〔実際の事務手続きは，薬局の所在地を管轄する地方厚生（支）局長が行います〕。

　薬局と保険薬局の許可や指定に際しての大きな違いは，保険薬局には，保険医療機関から構造面・経済面・機能面で独立していなければならないという規則があることでしょう。また，保険指定を受けた薬局でない限り，保険処方箋を取り扱うことは認められていませんので注意してください。

Q007 保険薬局になるためにはどうしたらよいのでしょうか。

A

　保険薬局の指定を受けるためには，後述する書類を作成・準備したうえで，その薬局の所在地を管轄する地方厚生（支）局長あてに指定申請の手続きをしなければなりません（表1）。薬機法の開設許可を受けた薬局であれば基本的に保険指定されますが，薬局の立地条件や保険医療機関との関係などから，保

表1　保険薬局の指定

健康保険法 （大正11年4月22日，法律第70号）

（保険医療機関又は保険薬局の指定）

第65条　第63条第3項第1号の指定は，政令で定めるところにより，病院若しくは診療所又は薬局の開設者の申請により行う。

2　〈略〉

3　厚生労働大臣は，第1項の申請があった場合において，次の各号のいずれかに該当するときは，第63条第3項第1号の指定をしないことができる。

　1　当該申請に係る病院若しくは診療所又は薬局が，この法律の規定により保険医療機関又は保険薬局に係る第63条第3項第1号の指定を取り消され，その取消しの日から5年を経過しないものであるとき。

　2　当該申請に係る病院若しくは診療所又は薬局が，保険給付に関し診療又は調剤の内容の適切さを欠くおそれがあるとして重ねて第73条第1項（第85条第9項，第85条の2第5項，第86条第4項，第110条第7項及び第149条において準用する場合を含む。）の規定による指導を受けたものであるとき。

　3　当該申請に係る病院若しくは診療所又は薬局の開設者又は管理者が，この法律その他国民の保健医療に関する法律で政令で定めるものの規定により罰金の刑に処せられ，その執行を終わり，又は執行を受けることがなくなるまでの者であるとき。

　4　当該申請に係る病院若しくは診療所又は薬局の開設者又は管理者が，禁錮以上の刑に処せられ，その執行を終わり，又は執行を受けることがなくなるまでの者であるとき。

　5　〈略〉

　6　前各号のほか，当該申請に係る病院若しくは診療所又は薬局が，保険医療機関又は保険薬局として著しく不適当と認められるものであるとき。

〈以下，略〉

保険医療機関及び保険薬局の指定並びに保険医及び保険薬剤師の登録に関する政令

（昭和32年4月30日，政令第87号）

（権限の委任）

第7条　この政令に規定する厚生労働大臣の権限は，厚生労働省令で定めるところにより，地方厚生局長に委任することができる。

2　前項の規定により地方厚生局長に委任された権限は，厚生労働省令で定めるところにより，地方厚生支局長に委任することができる。

（厚生労働省令への委任）

第8条　この政令に定めるもののほか，保険医療機関及び保険薬局に係る法第63条第3項第1号の指定並びに保険医及び保険薬剤師に係る法第64条の登録に関して必要な事項は，厚生労働省令で定める。

保険薬局

表2　保険薬局の指定申請に必要な書類

険指定が認められないと判断される場合もあります。

　保険薬局の指定申請の手続きに当たり，地方厚生（支）局長に提出しなけれ
ばならない書類としては，指定申請書のほかに，薬局開設許可証の写し，保険
薬剤師の氏名および保険薬剤師としての登録の記号・番号，保険薬剤師以外の
薬剤師数を記載した書類を添付しなければなりません（表2）。指定申請書に
は，その薬局の名称・所在地，管理薬剤師の氏名および保険薬剤師としての登
録の記号・番号，開設者（法人の場合は代表者），申請時前5年間における指

表3　保険薬局指定申請書　添付書類

	項目	該当	非該当
1	保険薬局の開設者（法人たる保険薬局の役員を含む。）が当該保険医療機関の開設者（特定保険医療機関の開設者が法人にあっては，当該法人の役員を含む。）又は開設者と同居又は開設者と生計を一にする近親者ではないか。		
2	保険薬局の開設者と保険医療機関の開設者の間の資本関係が実質的に同一ではないか。（法人の場合にあっては当該法人の役員が経営するものを含む。）		
3	職員の勤務体制，医薬品の購入管理，調剤報酬の請求事務，患者の一部負担金の徴収に係る経理事務等が特定保険医療機関と明確に区分されているか。		
4	特定の保険医療機関との間で，いわゆる約束処方，患者誘導等が行われていないか。		
5	不動産の賃貸借関連書類や財務諸表等の経営に関する書類等の提出があるか。		

上記について相違ありません。
令和　　年　　月　　日

保険薬局の開設者の氏名及び住所
（法人の場合は，名称，代表者の職・氏名及び主たる事務所の所在地）

厚生（支）局長　殿

印

〔記載上の注意〕
1. 該当・非該当欄にチェックを入れ，保険薬局指定申請書に添付すること。
2. 不動産の賃貸借関連書類（土地又は建物が自己所有ではない場合のみ）等の経営に関する書類等を併せて提出すること。

定取消の有無などを記載します。

　また，「保険医療機関及び保険医療養担当規則の一部改正等に伴う実施上の留意事項について」の一部改正により（平成28年3月31日，保医発0331第6号），保険薬局及び保険薬剤師療養担当規則第2条の3第1項に規定する保険医療機関との一体的な構造に係る運用上の取り扱いが見直されたことに伴い，一体的な構造にあたらないことを確認する書類の提出が義務付けられました（表3）。

　そして，申請を受けた地方厚生（支）局長は，各ブロックに設置されている地方社会保険医療協議会に諮問し（表4），そこで特に問題ないと判断されれば，厚生労働大臣が指定する保険薬局として指定され，地方厚生（支）局に掲

表4　地方社会保険医療協議会への諮問

健康保険法 （大正11年4月22日，法律第70号）

（社会保険医療協議会への諮問）

第82条　〈略〉

2　厚生労働大臣は，保険医療機関若しくは保険薬局に係る第63条第3項第1号の指定を行おうとするとき，若しくはその指定を取り消そうとするとき，又は保険医若しくは保険薬剤師に係る第64条の登録を取り消そうとするときは，政令で定めるところにより，地方社会保険医療協議会に諮問するものとする。

保険医療機関及び保険薬局の指定並びに保険医及び保険薬剤師の登録に関する省令
（昭和32年4月30日，厚生省令第87号）

（指定に係る諮問）

第4条　保険医療機関若しくは保険薬局の指定又はその指定の取消しに係る地方社会保険医療協議会への諮問は，当該病院若しくは診療所若しくは薬局又は当該保険医療機関若しくは保険薬局の所在地を管轄する地方厚生局長等が行うものとする。

表5　厚生労働大臣による公示

保険医療機関及び保険薬局の指定並びに保険医及び保険薬剤師の登録に関する政令
（昭和32年4月30日，政令第87号）

（指定に関する公示）

第1条　厚生労働大臣は，保険医療機関若しくは保険薬局の指定をしたとき，又は保険医療機関若しくは保険薬局が指定の取消し若しくは辞退によつて保険医療機関若しくは保険薬局でなくなつたときは，厚生労働省令で定めるところにより，速やかに，次に掲げる事項を公示するものとする。

1　病院若しくは診療所又は薬局の名称及び所在地

2　指定をした場合にあつては，その旨及び指定の年月日，保険医療機関又は保険薬局が指定の取消し又は辞退によつて保険医療機関又は保険薬局でなくなつた場合にあつては，その旨及び指定の取消し又は辞退の効力発生の年月日

保険医療機関及び保険薬局の指定並びに保険医及び保険薬剤師の登録に関する省令
（昭和32年4月30日，厚生省令第13号）

（公示）

第5条　令第1条の規定による公示は，地方厚生局等の掲示場に掲示することによつて行うものとする。

示されるとともに，地方厚生（支）局のウェブサイトで公開されます（表5）。

　ただし，指定を申請した薬局が，健康保険事業の健全な運営の確保という観

点から，構造面や経済面などで保険薬局としての独立性に問題があると認められる場合には，地方社会保険医療協議会はこれを不適と判断し，保険指定は行われないことになります。

Q008 保険薬局になったら，どのような約束があるのでしょうか。

≫ A

健康保険法等に基づくルールとして，いくつか守らなければならないことがあります。

例えば，保険指定を受けた薬局，すなわち保険薬局は，保険処方箋を取り扱うことを明確にするために，その薬局の見やすい箇所（患者から見やすい場所として，例えば薬局入り口などの外部に面した場所）に保険薬局である旨を標示しなければなりません（表1）。

そして，保険処方箋を適切に調剤することはもちろんですが，後発医薬品の備蓄や調剤に必要な体制の確保，さらには保険事業の健全な運営の確保に努めることなど，**健康保険法に基づく療養担当上の規則（保険薬局及び保険薬剤師療養担当規則）を遵守**することが求められます（表2）。

また，管理薬剤師や保険薬剤師の異動，開局時間の変更など，届出内容と異なる事由が生じた場合には，速やかに地方厚生（支）局長あてに変更届を提出する必要があります。

調剤基本料は「特掲診療料の施設基準等」として組み込まれています。各薬局は自局の処方箋の取り扱い状況を確認し，該当する調剤基本料の区分について届出を行う必要があります。届出は，前年5月1日から当年4月末まで1年間の処方箋受付回数と集中率の実績，同一グループの1年間の処方箋受付回数をもって，該当する調剤基本料の区分（1〜3，特別調剤基本料A）を判断のうえ，当年5月中に地方厚生（支）局長へ提出する必要があります。届出を行わなかった場合は特別調剤基本料B（3点）が適用されてしまいますので，忘れずに届出を行ってください。

表1　保険薬局の標示，届出

保険医療機関及び保険薬局の指定並びに保険医及び保険薬剤師の登録に関する省令

（昭和32年4月30日，厚生省令第13号）

（標示）

第7条　保険医療機関又は保険薬局は，その病院若しくは診療所又は薬局の見やすい箇所に，保険医療機関又は保険薬局である旨を標示しなければならない。

（保険医療機関及び保険薬局に関する届出）

第8条　保険医療機関又は保険薬局の開設者は，次の各号の1に掲げる事由が生じたときは，速やかに，その旨及びその年月日を指定に関する管轄地方厚生局長等に届け出なければならない。

1　管理者，管理薬剤師，保険医又は保険薬剤師に異動があつたとき。

2　法第80条第7号から第9号までの規定に該当するに至つたとき。

3　前2号に掲げるもののほか，第3条第1項に規定する申請書に記載した事項（指定に係る病床種別ごとの病床数等を除く。）又は同条第2号に規定する書類に記載した事項に変更があつたとき。

2　保険医療機関又は保険薬局の開設者に異動があつたときは，旧開設者は，速やかに，その旨及びその年月日を指定に関する管轄地方厚生局長等に届け出なければならない。

3　前2項の規定による届出は，当該保険医療機関又は保険薬局の所在地を管轄する地方厚生局等の分室がある場合においては，当該分室を経由して行うものとする。

表2　保険薬局における規則

保険薬局及び保険薬剤師療養担当規則 （昭和32年4月30日，厚生省令第16号）

（療養の給付の担当の範囲）

第1条　保険薬局が担当する療養の給付及び被扶養者の療養（以下単に「療養の給付」という。）は，薬剤又は治療材料の支給並びに居宅における薬学的管理及び指導とする。

（療養の給付の担当方針）

第2条　保険薬局は，懇切丁寧に療養の給付を担当しなければならない。

（適正な手続の確保）

第2条の2　保険薬局は，その担当する療養の給付に関し，厚生労働大臣又は地方厚生局長若しくは地方厚生支局長に対する申請，届出等に係る手続及び療養の給付に関する費用の請求に係る手続を適正に行わなければならない。

（健康保険事業の健全な運営の確保）

第2条の3　保険薬局は，その担当する療養の給付に関し，次の各号に掲げる行為を行つてはならない。

　1　保険医療機関と一体的な構造とし，又は保険医療機関と一体的な経営を行うこと。

　2　保険医療機関又は保険医に対し，患者に対して特定の保険薬局において調剤を受けるべき旨の指示等を行うことの代償として，金品その他の財産上の利益を供与すること。

2　前項に規定するほか，保険薬局は，その担当する療養の給付に関し，健康保険事業の健全な運営を損なうことのないよう努めなければならない。

（経済上の利益の提供による誘因の禁止）

第2条の3の2　保険薬局は，患者に対して，第4条の規定により受領する費用の額に応じて当該保険薬局における商品の購入に係る対価の額の値引きをすることその他の健康な保険事業の健全な運営を損なうおそれのある経済上の利益を提供することにより，当該患者が自己の保険薬局において調剤を受けるよう誘引してはならない。

（掲示）

第2条の4　保険薬局は，その薬局内の見やすい場所に，別に厚生労働大臣が定める事項を掲示しなければならない。

（後発医薬品の調剤）

第7条の2　保険薬局は，医薬品，医療機器等の品質，有効性及び安全性の確保等に関する法律第14条の4第1項各号に掲げる医薬品（以下「新医薬品等」という。）とその有効成分，分量，用法，用量，効能及び効果が同一性を有する医薬品として，同法第14条又は第19条の2の規定による製造販売の承認（以下「承認」という。）がなされたもの〈略〉（以下「後発医薬品」という。）の備蓄に関する体制その他の後発医薬品の調剤に必要な体制の確保に努めなければならない。

保険薬局

Q009 保険薬局では，保険以外の処方箋を調剤できるのですか。

» A

　保険薬局では，医療保険に係る処方箋だけでなく，それ以外の処方箋も調剤することができます。ただし，一部の公費負担医療（Q005参照）に係る処方箋を取り扱うためには，事前に手続きが必要です。

　保険処方箋に基づく調剤は，保険薬局にしか認められていない行為です。しかし，保険薬局である以前に薬機法の許可を受けた薬局ですので，医師が交付した処方箋に基づき調剤すること，すなわち保険処方箋を含めたすべての処方箋（自費扱いの処方箋など）を調剤することができます（表1）。また，正当な理由なく調剤の求めを拒むことはできません。

　ただし，医療保険以外の各種公費負担医療に係る処方箋（公費単独および公費併用を含む）を取り扱うためには，ほとんどの場合，別途申請の手続きが必要になります（表2）。

表1　薬局の法的な位置付け

薬機法 （昭和35年8月10日，法律第145号） 　（定義） 第2条　〈略〉 2〜11　〈略〉 12　この法律で「薬局」とは，薬剤師が販売又は授与の目的で調剤の業務並びに薬剤及び医薬品の適正な使用に必要な情報の提供及び薬学的知見に基づく指導の業務を行う場所（その開設者が併せ行う医薬品の販売業に必要な場所を含む。）をいう。ただし，病院若しくは診療所又は飼育動物診療施設の調剤所を除く。 13〜18　〈略〉

表2 公費医療の処方箋を取り扱うための主な申請先（薬局関係）

法律	医療給付名	取扱申請先
戦傷病者特別援護法	療養の給付	都道府県経由で厚生労働大臣あて
	更生医療	都道府県経由で厚生労働大臣あて
原子爆弾被爆者に対する援護に関する法律	認定疾病医療	都道府県経由で厚生労働大臣あて
	一般疾病医療	都道府県知事
心神喪失等の状態で重大な他害行為を行った者の医療及び観察等に関する法律	医療の実施	都道府県経由で厚生労働大臣あて
感染症の予防及び感染症の患者に対する医療に関する法律	結核患者の適正医療	都道府県
障害者総合支援法	精神通院医療	都道府県
	更生医療	都道府県
	育成医療	都道府県
母子保健法	養育医療	都道府県
難病の患者に対する医療等に関する法律（平成27年1月1日施行，旧特定疾患治療研究事業）	特定医療費の支給	都道府県
児童福祉法	小児慢性特定疾病医療費の支給	都道府県
肝炎治療特別促進事業	医療の給付	都道府県
石綿による健康被害の救済に関する法律	特定疾病医療	保険薬局または生活保護法の指定薬局であれば可
中国残留邦人等の円滑な帰国の促進及び永住帰国後の自立の支援に関する法律	医療支援給付	生活保護法の規定の例による
生活保護法	医療扶助	都道府県

保険薬局が知らなければならないこととは何ですか。

≫ A

　薬局に関することは薬機法，薬剤師に関することは薬剤師法にそれぞれ規定されています。ただし，保険薬局に関することは，健康保険法に規定されていますので，保険薬局であるからには，薬機法，薬剤師法に加えて，健康保険法についても理解が必要です。

　その中でも，特に「保険薬局及び保険薬剤師療養担当規則」（昭和32年4月30日，厚生省令第16号）は，保険調剤業務に従事するうえで必要な基本的な

保険薬局

ルールが示されているものです（第3条　処方箋の確認）。療養の給付における担当範囲や方針をはじめ，処方箋の確認，後発医薬品の調剤，薬学的管理および指導の義務など，保険調剤業務に従事するうえで非常に大切かつ重要なことが明記されていますので，これらの内容については十分理解・把握しておきましょう。

　一方，保険医療機関および保険医に関するものとして，「保険医療機関及び保険医療養担当規則」（昭和32年4月30日，厚生省令第15号）があります（巻末資料2）。これは，保険医療機関としての療養の担当範囲や方針などをはじめ，保険医の具体的方針（投薬量の基準），処方箋の様式などを規定しているものです。保険薬局のための規則ではありませんが，関係している部分もありますので，これらの内容についても知っておくことが必要です。

　なお，後期高齢者医療制度についても同じように，「高齢者の医療の確保に関する法律の規定による療養の給付等の取扱い及び担当に関する基準」（昭和58年1月20日，厚生省告示第14号）というルールがあります。併せて理解・把握しておきましょう。

Q011　保険薬局の独立性とは何ですか。

A

　保険薬局は，その運営において，構造面・経済面・機能面で保険医療機関から独立していることが必要です。これらを保険薬局の独立性と呼んでいます。

　保険薬局は，健康保険事業の健全な運営の確保に努めるよう，「保険薬局及び保険薬剤師療養担当規則」第2条の3で規定されています。

　具体的には，保険医療機関と一体的な構造となっていないこと，保険医療機関と一体的な経営を行っていないこと，そして，処方箋応需の代償として保険医療機関または保険医に対する利益供与をしないこと——などを挙げ，保険薬局としての独立性を求めています。また，保険医療機関および保険医に対しても，「保険医療機関及び保険医療養担当規則」において利益収受を禁じています。

　保険薬局の独立性とは，構造面（例えば，保険医療機関の建物と専用道路等で接続されていないか），経済面（例えば，薬局の駐車場を無償もしくは安価で特定の医療機関に提供していないか），機能面（例えば，特定の医療機関以外の処方箋を受け入れているか）のいずれにおいても適切であるということです。医薬分業の目的や趣旨に照らして，保険薬局は，その機能が独立していることが求められます。

　平成28年3月まで，保険医療機関との一体的構造については，「保険薬局の土地又は建物が保険医療機関の土地又は建物と分離しておらず，公道又はこれに準ずる道路等を介さずに専用通路等により患者が行き来するような形態」とされていました（平成8年3月8日保険発第22号，厚生省保険局医療課長・同歯科医療管理官）。

　しかし，平成27年6月30日に閣議決定された規制改革実施計画において，「患者の選択の自由を確保しつつ，患者の利便性に配慮する観点」から，保険薬局と保険医療機関の間にフェンスの設置を求めるような従来の構造上の規制を改めるとともに，保険薬局の経営上の独立性を確保するための実効ある方策を講じる，との方針が示されました（表1）。

　これを受け，構造面に係る運用上の取り扱いが一部改正され，平成28年10月からは必ずしもフェンスの設置は求められないことになりましたが，保険薬局の独立性に関する考え方や解釈まで変更となったわけではありません。例えば，保険医療機関と保険薬局が専用通路で接続されているケースや，保険薬局の存在や出入り口を公道等から容易に確認できない場合などは一体的な構造に該当し，従来通り不適切な事例として取り扱われます（表2）。

表1　保険薬局の独立性と患者の利便性向上の両立（事業名7）

> 医薬分業の本旨を推進する措置を講じる中で，患者の薬局選択の自由を確保しつつ，患者の利便性に配慮する観点から，保険薬局と保険医療機関の間で，患者が公道を介して行き来することを求め，また，その結果フェンスが設置されるような現行の構造上の規制を改める。
> 保険薬局と保険医療機関の間の経営上の独立性を確保するための実効ある方策を講じる。
> （2015年度 検討・結論，2016年度措置）

（規制改革実施計画，平成27年6月30日，閣議決定）

保険薬局

表2　保険医療機関と「一体的な構造」に該当するケース

ア　保険医療機関の建物内にあるものであって，当該保険医療機関の調剤所と同様とみられるもの
イ　保険医療機関の建物と専用通路等で接続されているもの
ウ　ア又はイに該当しないが，保険医療機関と同一敷地内に存在するものであって，当該保険薬局の存在や出入口を公道等から容易に確認できないもの，当該保険医療機関の休診日に公道等から当該保険薬局に行き来できなくなるもの，実際には当該保険医療機関を受診した患者の来局しか想定できないもの等，患者を含む一般人が当該保険薬局に自由に行き来できるような構造を有しないもの
〈以下，略〉

（保険医療機関及び保険医療養担当規則の一部改正等に伴う実施上の留意事項について，
平成8年3月8日保険発第22号，厚生省保険局医療課長・同歯科医療管理官，
平成28年3月31日保医発0331第6号にて一部改正）

　これまで保険薬局の独立性の確保については，前述のような対応がなされてきましたが，その一方で，保険医療機関の敷地内に開局する薬局（いわゆる敷地内薬局）が保険指定されるケースが続いています。医療機関や薬局の保険指定などについて諮られる地方社会保険医療協議会では，敷地内薬局の独立性という点で疑問があるとの理由から「保険指定すべきでない」との意見はあるようですが，健保法に基づく療養担当規則に違反していない限り保険指定せざるを得ないというのが現状です。

　敷地内薬局の保険指定については，必ずしも健保法に違反するわけではありません。しかし昨今，特に大学病院などによる敷地内薬局の誘致に係る公募内容を見ると，保険薬局の独立性という点であまりにも不適切と言わざるを得ない事例が目立ちます。そのため，国の社会保障審議会や中央社会保険医療協議会（中医協）などの場でも，敷地内薬局について「医薬分業の本旨に悖（もと）る」，「患者のための薬局ビジョンとは真逆の姿」といった指摘が多いものの，現時点では療養担当規則などの改正には至っていません。

　一方，調剤報酬における敷地内薬局への評価については，令和6年度診療報酬改定において，特別調剤基本料の引き下げ，地域支援体制加算，後発医薬品調剤体制加算，在宅薬学総合体制加算の算定時の大幅な減算ルール，7種類以上の内服薬を調剤した場合の薬剤料逓減ルールなどが設けられています。

　また，保険医療機関においては，「急性期充実体制加算」および「総合入院

体制加算」の算定要件として，「特定の保険薬局との間で不動産取引等その他の特別な関係がないこと」が求められています。さらに処方箋料については，「1月あたりの処方箋の交付が平均4,000回を超える医療機関が，当該医療機関の交付する処方箋による調剤の割合が9割を超える薬局と不動産取引等の特別な関係を有する場合」の評価を見直すなど，保険薬局を同一敷地内に誘致する立場にある医療機関に対しても抑制的な評価が行われています。

Q012 保険薬局の休日は，近所の保険医療機関の休日に合わせてはいけないのでしょうか。

» A

開局時間や休日を，近隣の保険医療機関の診療時間や休診日に合わせてはいけないということはありませんが，好ましいものではないでしょう。

保険薬局としての独立性についてはすでに説明した通りですが，それらの観点から考えても，近隣の保険医療機関の診察時間・休診日だけに合わせることは，地域の住民や患者にとって有益なこととは考えられません。保険薬局は，特定の保険医療機関の処方箋さえ応需していれば薬局としての役割を果たしているというものではありませんし，患者が持参する処方箋すべてに適切に対応しなければならないという義務があります。「かかりつけ薬剤師」，「かかりつけ薬局」の機能として求められているものは，患者の服薬状況を一元的・継続的に把握することで，例えば複数の保険医療機関を受診した場合でも重複投薬や相互作用の防止を的確にチェックするなど，薬学的管理を通じてあらゆる患者ニーズに応じていくことです。

立地条件や地域事情により異なるとは思いますが，その近隣の保険医療機関以外を受診した患者にはどう対応するのでしょうか。複数の保険医療機関を受診するたびに，患者がその都度調剤を受ける保険薬局を替えなければならないのであれば，それは患者が医薬品を使用するうえで，安全確保の面からも問題です。

地域の住民や患者のために保険薬局の機能はどうあるべきか，医薬分業の目的を適切に発揮するためにも，地域包括ケアシステムの中で，夜間・休日対応

等を含めた地域医療に貢献していく体制の整備が求められています。

　平成24年度調剤報酬改定では，基準調剤加算（現・地域支援体制加算）における開局時間に関する要件として，地域の保険医療機関や患者の需要に対応できるよう，特定の保険医療機関からの処方箋応需のみに対応したものとなっていないことが追加され，平成26年度改定では，開局時間以外であっても緊急時や在宅業務に対応できる体制が必要であるとして，自局単独もしくは近隣の保険薬局との連携による24時間調剤および在宅業務に対応するための体制整備の要件が追加されました。

　さらに，平成28年度改定では，かかりつけ薬剤師が役割を発揮できる薬局の体制を評価するため開局時間に関する要件が具体化され，平日は1日8時間以上，土曜日または日曜日のいずれかの曜日には一定時間以上開局し，かつ，週45時間以上開局していることが要件となりました。また，令和2年改定では，研修認定を受けた保険薬剤師が地域の多職種と連携する会議に出席することや，月1回以上の医療機関に対する服薬情報等提供の実績が要件として追加されました。

 013 薬局と保険薬局では管轄する行政が異なるのはなぜですか。

》A

　規定する法律が異なるためです。

　「薬局」は，薬機法に基づき都道府県知事による許可が必要ですが，「保険薬局」は，それに加えて，健康保険法に基づき厚生労働大臣の指定も必要となります。つまり，外見上は同じ薬局に見えても，規定している法律が異なることから，それを所管する行政も異なるのです（表）。

表　薬局と保険薬局の法的位置付け

	関係法	許可または指定の権限	所　管
薬　局	薬機法	都道府県知事	都道府県，保健所
保険薬局	健康保険法	厚生労働大臣	厚生労働省，地方厚生（支）局

014 「調剤薬局」とは何ですか。保険薬局と違うのでしょうか。

» A

　処方箋応需のみを主たる業務として開設された保険薬局を指して，「調剤薬局」という呼び方をされる場合がありますが，法律上，正式な名称ではありません。健康保険法において，保険調剤を行う薬局はすべて「保険薬局」と呼びます。また，薬局と医療機関との立地の関係から，「門前薬局」，「マンツーマン薬局」，「敷地内薬局」といった呼び方をされる場合もありますが，いずれも法で定められた正式な名称ではありません。薬剤師の中にも誤った認識を持っている場合も少なくないので注意が必要です。

015 薬局開設者とは何ですか。

» A

　薬機法の規定に基づいて，都道府県知事から薬局を開設する許可を受けた人または法人のことです。薬局開設者には，さまざまな遵守規定があります。

　薬局開設者には，必要と認められる医薬品の試験検査，管理のための帳簿，厚生労働大臣の指定する医薬品の譲受・譲渡に関する記録，偽造品流通防止のための対応，医薬品の業務に係る安全の確保，調剤された薬剤，要指導医薬品や一般用医薬品を購入・使用する者に対する情報提供および指導，届出内容に変更が生じた場合や休廃止に関する各種届出など，さまざまな遵守事項が規定されています（表1）。

　令和元年の法改正では，薬局の管理者が有する権限の明確化，薬局の業務の遂行が法令に適合することの確保体制，薬局業務に責任を有する役員，法令順守のための指針などの措置を講じるよう，薬局開設者の法令遵守体制が義務付けられました。

　また，開設者には，薬剤師に関する規定である「処方箋による調剤」（薬剤

表1 薬機法における薬局開設者に関する主な規定

薬機法（昭和35年8月10日，法律第145号）

（医薬関係者の責務）

第1条の5 医師，歯科医師，薬剤師，獣医師その他の医薬関係者は，医薬品等の有効性及び安全性その他これらの適正な使用に関する知識と理解を深めるとともに，これらの使用の対象者〈中略〉及びこれらを購入し，又は譲り受けようとする者に対し，これらの適正な使用に関する事項に関する正確かつ適切な情報の提供に努めなければならない。

2 薬局において調剤又は調剤された薬剤若しくは医薬品の販売若しくは授与の業務に従事する薬剤師は，薬剤又は医薬品の適切かつ効率的な提供に資するため，医療を受ける者の薬剤又は医薬品の使用に関する情報を他の医療提供施設（医療法（昭和23年法律第205号）第1条の2第2項に規定する医療提供施設をいう。以下同じ。）において診療又は調剤に従事する医師若しくは歯科医師又は薬剤師に提供することにより，医療提供施設相互間の業務の連携の推進に努めなければならない。

3 薬局開設者は，医療を受ける者に必要な薬剤及び医薬品の安定的な供給を図るとともに，当該薬局において薬剤師による前項の情報の提供が円滑になされるよう配慮しなければならない。

（薬局の管理）

第7条 薬局開設者（第4条第5項第1号に規定する薬局開設者をいう。以下同じ。）が薬剤師〈中略〉であるときは，自らその薬局を実地に管理しなければならない。ただし，その薬局において薬事に関する実務に従事する他の薬剤師のうちから薬局の管理者を指定してその薬局を実地に管理させるときは，この限りでない。

2 薬局開設者が薬剤師でないときは，その薬局において薬事に関する実務に従事する薬剤師のうちから薬局の管理者を指定してその薬局を実地に管理させなければならない。

3 薬局の管理者は，次条第1項及び第2項に規定する義務並びに同条第3項に規定する厚生労働省令で定める業務を遂行し，並びに同項に規定する厚生労働省令で定める事項を遵守するために必要な能力及び経験を有する者でなければならない。

4 薬局の管理者（第1項の規定により薬局を実地に管理する薬局開設者を含む。次条第1項において同じ。）は，その薬局以外の場所で業として薬局の管理その他薬事に関する実務に従事する者であつてはならない。ただし，その薬局の所在地の都道府県知事の許可を受けたときは，この限りでない。

（薬局開設者の遵守事項）

第9条 厚生労働大臣は，厚生労働省令で，次に掲げる事項その他薬局の業務に関し薬局開設者が遵守すべき事項を定めることができる。

1 薬局における医薬品の試験検査その他の医薬品の管理の実施方法に関する事項

2 薬局における調剤並びに調剤された薬剤及び医薬品の販売又は授与の実施方法（中略）に関する事項

2 薬局開設者は，第7条第1項ただし書又は第2項の規定によりその薬局の管理者を指定したときは，第8条第2項の規定により述べられた薬局の管理者の意見を尊重するとともに，法令遵守のために措置を講ずる必要があるときは，当該措置を講じ，かつ，講じた措置の内容（措置を講じない場合にあつては，その旨及びその理

44

由）を記録し，これを適切に保存しなければならない。

（薬局開設者の法令遵守体制）

第9条の2　薬局開設者は，薬局の管理に関する業務その他の薬局開設者の業務を適正に遂行することにより，薬事に関する法令の規定の遵守を確保するために，厚生労働省令で定めるところにより，次の各号に掲げる措置を講じなければならない。

　1　薬局の管理に関する業務について，薬局の管理者が有する権限を明らかにすること。

　2　薬局の管理に関する業務その他の薬局開設者の業務の遂行が法令に適合することを確保するための体制，当該薬局開設者の薬事に関する業務に責任を有する役員及び従業者の業務の監督に係る体制その他の薬局開設者の業務の適正を確保するために必要なものとして厚生労働省令で定める体制を整備すること。

　3　前二号に掲げるもののほか，薬局開設者の従業者に対して法令遵守のための指針を示すことその他の薬局開設者の業務の適正な遂行に必要なものとして厚生労働省令で定める措置

2　薬局開設者は，前項各号に掲げる措置の内容を記録し，これを適切に保存しなければならない。

（調剤された薬剤に関する情報提供及び指導等）

第9条の4

1〜4〈略〉

5　第1項又は前項に定める場合のほか，薬局開設者は，医師又は歯科医師から交付された処方箋により調剤された薬剤の適正な使用のため必要がある場合として厚生労働省令で定める場合には，厚生労働省令で定めるところにより，その薬局において薬剤の販売又は授与に従事する薬剤師に，その調剤した薬剤を購入し，又は譲り受けた者の当該薬剤の使用の状況を継続的かつ的確に把握させるとともに，その調剤した薬剤を購入し，又は譲り受けた者に対して必要な情報を提供させ，又は必要な薬学的知見に基づく指導を行わせなければならない。

6　薬局開設者は，その薬局において薬剤の販売又は授与に従事する薬剤師に第1項又は前2項に規定する情報の提供及び指導を行わせたときは，厚生労働省令で定めるところにより，当該薬剤師にその内容を記録させなければならない。

　り，当該薬剤師にその内容を記録させなければならない。

師法第23条）や「調剤の求めに応ずる義務」（薬剤師法第21条），「薬剤に関する情報提供および薬学的知見に基づく指導」（薬剤師法第25条の2）等についても，従事する薬剤師に適切に行わせることを義務付けています（表2）。

　さらに，薬局開設者が薬剤師である場合には，「自らその薬局を実地に管理しなければならない」とされています。ただし，薬局開設者が自ら管理しない場合や，その薬局開設者が薬剤師でない場合などは，その薬局に従事する薬剤師の中から「薬局の管理者」（一般的には「管理薬剤師」と呼ばれている）を

表2　薬機法施行規則における薬局開設者に関する規定

薬機法施行規則 （昭和36年2月1日，厚生省令第1号）

第11条の10　薬局開設者は，その薬局で調剤に従事する薬剤師が処方箋中に疑わしい点があると認める場合には，その薬局で調剤に従事する薬剤師をして，その処方箋を交付した医師，歯科医師又は獣医師に問い合わせて，その疑わしい点を確かめた後でなければ，これによつて調剤させてはならない。

第11条の11　薬局開設者は，調剤の求めがあつた場合には，その薬局で調剤に従事する薬剤師にその薬局で調剤させなければならない。ただし，正当な理由がある場合には，この限りでない。

1人指定して，実地に管理させるよう義務付けられています。管理薬剤師を指定した場合には，その旨を都道府県知事に届出（変更届）を行うとともに，保険薬局である場合には地方厚生（支）局長にも届出（変更届）が必要ですので，忘れないように注意しましょう。

　管理薬剤師には，「その薬局の業務につき，薬局開設者に対し必要な意見を述べなければならない」ということも義務付けられています。これは，薬局開設者が別に管理薬剤師を指定した場合を想定しているものですが，薬局開設者は，薬局の業務について管理薬剤師が必要な意見を述べてきた場合には，それを十分尊重したうえで，業務の改善などに努めることが求められます。

　そのほか，平成29年1月に発生した医療用医薬品の偽造品問題を受けて，医療用医薬品の偽造品流通防止のための省令改正（平成29年10月5日，厚生労働省令第106号）が行われ，薬局開設者および管理薬剤師には薬局間における医薬品の譲受・譲渡に係る記録（同一開設者等が開設する複数の薬局の場合を含む）やその保存を含めた医薬品の偽造品防止対策のための適切な取り扱いの実施が求められています。

Q016 調剤の場所とは何ですか。薬局以外で調剤できないのですか。

》A

　平成18年に公布された「良質な医療を提供する体制の確立を図るための医療法等の一部を改正する法律」により，平成19年4月に薬剤師法が改正され，「調剤の場所」の考え方が見直されました（表）。

　調剤の場所については，薬剤師法第22条において制限されています。従来は，「災害その他特別の理由」がない限り，薬局以外の場所で調剤することは認められていませんでしたが，薬剤師法施行規則第13条が一部改正され，「調剤の場所」，「業務の範囲」，「特別の事情」の考え方が新たに規定されました（表）。これにより，居宅での処方箋の受領や疑義照会などの調剤業務が可能とされています。

　平成26年4月からは，在宅での薬剤師の業務の実情を踏まえ，患者に処方された薬剤に飲み残しがある場合等に，処方医に疑義照会したうえで，患者の居宅等で調剤量を減らすことができるように改正されています。

　ただし，薬剤の粉砕，混合などの調製行為については，従前の通り薬局で行わなければなりません。

　薬剤師法の一部改正により，在宅患者訪問薬剤管理指導，居宅療養管理指導を通じて薬剤師が直接在宅医療の推進に関わる基盤が整備されました。薬剤師は，法改正の趣旨および内容を十分理解し，地域医療に貢献する薬局として積極的に在宅医療に参画することが求められています。

表　調剤の場所，業務

薬剤師法 （昭和35年8月10日，法律第146号）

第22条　薬剤師は，医療を受ける者の居宅等（居宅その他の厚生労働省令で定める場所をいう。）において医師又は歯科医師が交付した処方せんにより，当該居宅等において調剤の業務のうち厚生労働省令で定めるものを行う場合を除き，薬局以外の場所で，販売又は授与の目的で調剤してはならない。ただし，病院若しくは診療所又は飼育動物診療施設（獣医療法（平成4年法律第46号）第2条第2項に規定する診療施設をいい，往診のみによって獣医師に飼育動物の診療業務を行わせる者の住所を含む。以下この条において同じ。）の調剤所において，その病院若しくは診療所又は飼育動物診療施設で診療に従事する医師若しくは歯科医師又は獣医師の

処方せんによつて調剤する場合及び災害その他特殊の事由により薬剤師が薬局において調剤することができない場合その他の厚生労働省令で定める特別の事情がある場合は，この限りでない。

薬剤師法施行規則の一部を改正する省令の施行について

（平成26年3月31日，薬食発第0331第3号）

第2　改正の内容

1　患者の居宅等において薬剤師が行うことのできる調剤の業務

(1)　薬剤師が，患者の居宅等において処方医が交付した処方箋に基づき，当該居宅等において薬剤師が行うことができる調剤の業務について，処方医への疑義照会に加え，以下の業務を行えることとした（改正省令による改正後の規則（以下「新規則」という。）第13条の2関係）。

・　薬剤師が，処方医の同意を得て，当該処方箋に記載された医薬品の数量を減らして調剤する業務（調剤された薬剤の全部若しくは一部が不潔になり，若しくは変質若しくは変敗するおそれ，調剤された薬剤に異物が混入し，若しくは付着するおそれ又は調剤された薬剤が病原微生物その他疾病の原因となるものに汚染されるおそれがない場合に限る。）

(2)　また，患者が負傷等により寝たきりの状態にあり，又は歩行が困難である場合，患者又は現にその看護に当たっている者が運搬することが困難な物が処方された場合その他これらに準ずる場合についても，薬剤師が，その者の居宅等を訪問して，同様の業務を行えることとした（新規則第13条の3第2項関係）。

(3)　薬剤師は，(1)及び(2)の業務に当たっては，患者の居宅等に飲み残された薬剤等が引き続き適正に使用できるものであることを確認した上で，実施する必要がある。

(4)　薬剤師が患者の居宅等において，以下に掲げる業務を行うことは，従前のとおり，差し支えない。

①　処方箋を受領すること

②　処方箋が偽造でないこと又はファクシミリ等で電送された処方内容に基づいて薬剤の調製等を行った際に処方箋がファクシミリ等で電送されたものと同一であることを確認すること

③　薬剤を交付すること

(5)　調剤の業務のうち，薬剤の計量，粉砕，混合等の調製行為は，従前のとおり，薬局において行う必要がある。

2　調剤の場所の特例に関する特別の事情（新規則第13条の3関係）

(1)　これまで，法第22条ただし書きの厚生労働省令で定める特別の事情として，「災害により薬剤師が薬局において調剤することができない場合」を規定していたが，これを「災害その他特殊の事由により薬剤師が薬局において調剤することができない場合」に改めた。

(2)　ここでいう「特殊の事由」とは，患者の状態が居宅等で急変した場合など特に緊急の場合であって，その者を救命するためには，当該居宅等において新規則第13条の2に基づき，薬剤師が患者の居宅等で行うことができる調剤の業務以外の調剤の業務を行う以外に手段がないと処方医及び薬剤師が判断した場合である。

Q017 薬剤師は，薬局でなければ調剤することはできないと聞きましたが，どの法律で規定されていますか。患者の居宅において実施する業務や，災害時に救護所で調剤を行う場合などもありますが，これらはどのように考えればよいのでしょうか。

》A

　薬剤師法において，薬剤師は薬局以外の場所で調剤することを禁止されています。ただし，一部，除外もしくは特例が設けられています。

　薬剤師は，患者から調剤の求めがあった場合，医師が交付した処方箋に基づいて調剤を行います。その際，調剤を行う場所については，当該薬剤師が従事する薬局でなければならず，薬剤師法により「薬局以外の場所で，販売又は授与の目的で調剤してはならない」と禁止されています（表1）。

　ただし，居宅や施設などで省令により定める範囲の業務を行うことは，禁止規定の「除外」とされています。居宅や施設などで実施できる調剤の業務とは，①処方箋の原本確認，②処方医への疑義照会，③薬局で調剤し，患家・居宅に持参した薬剤から数量を減らして調剤すること（疑義照会に伴う対応）が該当します（表2）。

　禁止規定の「特例」も設けられています。具体的には，①災害その他特殊の事由により薬局で調剤することができない場合や，②患者が在宅療養中のため来局できない，輸液など重くて運搬困難な薬剤である──などの理由により，

表1　調剤の場所に関する規定

> 薬剤師法 （昭和35年8月10日，法律第146号）
>
> （調剤の場所）
> 第22条　薬剤師は，医療を受ける者の居宅等（居宅その他の厚生労働省令で定める場所をいう。）において医師又は歯科医師が交付した処方せんにより，当該居宅等において調剤の業務のうち厚生労働省令で定めるものを行う場合を除き，薬局以外の場所で，販売又は授与の目的で調剤してはならない。ただし，病院若しくは診療所〈中略〉の調剤所において，その病院若しくは診療所〈中略〉の処方せんによって調剤する場合及び災害その他特殊の事由により薬剤師が薬局において調剤することができない場合その他の厚生労働省令で定める特別の事情がある場合は，この限りでない。

表2　調剤の場所に関する除外規定（場所，業務の範囲）

薬剤師法施行規則（昭和36年2月1日，厚生省令第5号）

（調剤の場所）
第13条　法第22条に規定する厚生労働省令で定める場所は，次のとおりとする。
　1　居宅
　2　次に掲げる施設の居室
　　イ〜ホ（※詳細は略。児童養護施設，特別養護老人ホーム，障害者支援施設ほか）
　3　前各号に掲げる場所のほか，医療法施行規則〈略〉第1条第5号に規定する医療を受ける者が療養生活を営むことができる場所であつて，医療法〈略〉第1条の2第2項に規定する医療提供施設以外の場所

（居宅等において行うことのできる調剤の業務）
第13条の2　法第22条に規定する厚生労働省令で定める調剤の業務は，次に掲げるものとする。
　1　薬剤師が，処方箋中に疑わしい点があるかどうかを確認する業務及び処方箋中に疑わしい点があるときは，その処方箋を交付した医師又は歯科医師に問い合わせて，その疑わしい点を確かめる業務
　2　薬剤師が，処方箋を交付した医師又は歯科医師の同意を得て，当該処方箋に記載された医薬品の数量を減らして調剤する業務（調剤された薬剤の全部若しくは一部が不潔になり，若しくは変質若しくは変敗するおそれ，調剤された薬剤に異物が混入し，若しくは付着するおそれ又は調剤された薬剤が病原病微生物その他疾病の原因となるものに汚染されるおそれがない場合に限る。）

　薬剤師が居宅・施設を訪問し，定められた範囲の調剤の業務を行う場合は，「特別の事情」に該当し，調剤の場所の特例として取り扱うことが認められています（表3）。また，①の「特殊の事由」とは，患者の状態が居宅で急変したなど特に緊急の場合であって，その者を救命するためには，当該居宅において，薬剤師が患者の居宅等で行うことができる調剤の業務以外の調剤の業務を行う以外に手段がないと処方医および薬剤師が判断した場合を想定しています（表4）。

　例えば，地震などの大規模災害発生時に被災地に設置された救護所で行う調剤や，東日本大震災以降さまざまな地域で配備されているモバイルファーマシーにおいて行われる災害処方箋に基づく調剤は，この「特別の事情」に該当するものです。

表3 調剤の場所の特例（特別の事情）

| 薬剤師法施行規則 |（昭和36年2月1日，厚生省令第5号）

（調剤の場所の特例に関する特別の事情）

第13条の3　法第22条ただし書に規定する厚生労働省令で定める特別の事情は，次のとおりとする。

1　災害その他特殊の事由により薬剤師が薬局において調剤することができない場合
2　患者が負傷等により寝たきりの状態にあり，又は歩行が困難である場合，患者又は現にその看護に当たつている者が運搬することが困難な物が処方された場合その他これらに準ずる場合に，薬剤師が医療を受ける者の居宅等（第13条各号に掲げる場所をいう。）を訪問して前条の業務を行う場合

表4　特殊の事由（特別の事情）

第2　改正の内容
1　患者の居宅等において薬剤師が行うことのできる調剤の業務
　（1）〜（5）〈略〉
2　調剤の場所の特例に関する特別の事情（新規則第13条の3関係）
　（1）これまで，法第22条ただし書きの厚生労働省令で定める特別の事情として，「災害により薬剤師が薬局において調剤することができない場合」を規定していたが，これを「災害その他特殊の事由により薬剤師が薬局において調剤することができない場合」に改めた。
　（2）ここでいう「特殊の事由」とは，患者の状態が居宅等で急変した場合など特に緊急の場合であって，その者を救命するためには，当該居宅等において新規則第13条の2に基づき，薬剤師が患者の居宅等で行うことができる調剤の業務以外の調剤の業務を行う以外に手段がないと処方医及び薬剤師が判断した場合である。

（薬剤師法施行規則の一部を改正する省令の施行について，平成26年3月31日，薬食発0331第3号より抜粋）

保険薬局で実習する学生が可能な業務範囲を教えてください。

» A

「薬学生が行う実務実習の実施上の条件」を満たせば，指導薬剤師の指導のもとで，薬学生は実務を体験することができます。ただし，疑義の確定と麻薬の取り扱いについては，見学にとどめておいてください。薬学生が行う実務実習の実施上の条件としては，「患者の同意」が大前提であるとともに「目的の正当性」および「行為の相当性」の確保が要求されています。薬学生の行為の相当性を担保するためには，以下の①から③を満たさなければなりません。

①実務実習を行う薬学生の資質の確認（共用試験）

②薬学生を指導する立場にある受入施設側の薬剤師が十分な指導・監督を行うに必要な資質を有していること（認定指導薬剤師）

③実務実習に係わる患者，医療従事者及び薬学生に対する保障体制の整備（学生賠償責任保険）

「患者の同意」，「目的の正当性」，「行為の相当性」といった3条件をクリアして初めて，薬学生は参加型実習を行うことができます。そして，薬学生が行う実務実習の実施方法は，表に示すAからCの3つの類型に分かれますが，詳しくは「薬剤師養成のための薬学教育実務実習の実施方法について」（平成19年5月，厚生労働省医薬食品局）を確認してください。

なお，実際に行われる実務実習では，個々の薬学生の能力（知識・技能・態度）の進捗状況や受入薬局・病院における指導・監督体制などの実情を的確に判断し，学習方法の区分を適宜変更することが指導者側に求められます。

表　実務実習の実施方法に関する類型

A　薬学生の行為の的確性について指導・監督する薬剤師による事後的な的確性の確認が可能なもの
B　薬学生の行為について薬剤師がその場で直接的に指導・監督しなければ的確性の確認が困難なもの
C　上記A及びBの類型に該当しないため，薬剤師が行う行為の見学に止めるもの

（薬剤師養成のための薬学教育実務実習の実施方法について，平成19年5月，厚生労働省医薬食品局）

保険薬剤師

Q019 保険薬剤師とは何ですか。薬剤師と何が違うのですか。

» A

　薬局と保険薬局についてはQ006でその違いを解説しましたが，同様に薬剤師と保険薬剤師にも違いがあります。

　保険薬剤師とは，保険薬局において保険調剤に従事する薬剤師として，厚生労働大臣の登録を受けた薬剤師のことです（表1）。保険薬局の指定申請と同様に，地方厚生（支）局長あてに申請し，保険薬剤師としての登録が行われることで，保険処方箋による保険調剤を行うことができる薬剤師となります。薬剤師であれば調剤は可能ですが，保険調剤の業務に従事するためには，保険薬剤師であることが不可欠です。また，健康保険法では保険薬剤師の責務が定められており，医療保険各法などに従って調剤を行わなければなりません（表2）。

表1　保険薬剤師

> 健康保険法（大正11年4月22日，法律第70号）
>
> （保険医又は保険薬剤師）
>
> 第64条　保険医療機関において健康保険の診療に従事する医師若しくは歯科医師又は保険薬局において健康保険の調剤に従事する薬剤師は，厚生労働大臣の登録を受けた医師若しくは歯科医師（以下「保険医」と総称する。）又は薬剤師（以下「保険薬剤師」という。）でなければならない。
>
> （保険医療機関又は保険薬局のみなし指定）
>
> 第69条　診療所又は薬局が医師若しくは歯科医師又は薬剤師の開設したものであり，かつ，当該開設者である医師若しくは歯科医師又は薬剤師のみが診療又は調剤に従事している場合において，当該医師若しくは歯科医師又は薬剤師について第64条の登録があったときは，当該診療所又は薬局について，第63条第3項第1号の指定があったものとみなす。ただし，当該診療所又は薬局が，第65条第3項又は第4項に規定する要件に該当する場合であって厚生労働大臣が同号の指定があったものとみなすことが不適当と認められるときは，この限りでない。

表2　保険薬剤師の責務

> 健康保険法 （大正11年4月22日，法律第70号）
>
> （保険医又は保険薬剤師の責務）
> 第72条　保険医療機関において診療に従事する保険医又は保険薬局において調剤に従事する保険薬剤師は，厚生労働省令で定めるところにより，健康保険の診療又は調剤に当たらなければならない。
> 2　保険医療機関において診療に従事する保険医又は保険薬局において調剤に従事する保険薬剤師は，前項（第85条第9項，第85条の2第5項，第86条第4項，第110条第7項及び第149条において準用する場合を含む。）の規定によるほか，この法律以外の医療保険各法又は高齢者の医療の確保に関する法律による診療又は調剤に当たるものとする。

Q020　保険薬剤師になるためにはどうしたらよいのでしょうか。

≫ A

　保険薬剤師になるためには，必要な書類を作成・準備したうえで，地方厚生（支）局長あてに登録申請の手続きを行います。保険薬剤師の登録申請書には，氏名，生年月日，薬剤師登録番号，登録年月日，従事する施設の名称，所在地，申請時前5年間における保険薬剤師登録取消の有無などを記入します。申請後に保険薬剤師としての登録手続きが完了すると，地方厚生（支）局に掲示されるとともに，保険薬剤師登録票が本人に交付されます（表）。

　薬剤師であれば誰でも申請することができますが，保険薬剤師としての登録の取り消しを受けてから5年を経過していない薬剤師の場合や，保険薬剤師として著しく不適当と認められた場合には，地方厚生（支）局長から保険薬剤師の登録を拒否されることがあります。

表　保険薬剤師の登録

保険薬剤師

健康保険法（大正11年4月22日，法律第70号）

（保険医又は保険薬剤師の登録）

第71条　第64条の登録は，医師若しくは歯科医師又は薬剤師の申請により行う。

2　厚生労働大臣は，前項の申請があった場合において，次の各号のいずれかに該当するときは，第64条の登録をしないことができる。

1　申請者が，この法律の規定により保険医又は保険薬剤師に係る第64条の登録を取り消され，その取消しの日から5年を経過しない者であるとき。

2　申請者が，この法律その他国民の保健医療に関する法律で政令で定めるものの規定により罰金の刑に処せられ，その執行を終わり，又は執行を受けることがなくなるまでの者であるとき。

3　申請者が，禁錮以上の刑に処せられ，その執行を終わり，又は執行を受けることがなくなるまでの者であるとき。

4　前3号のほか，申請者が，保険医又は保険薬剤師として著しく不適当と認められる者であるとき。

3　厚生労働大臣は，保険医又は保険薬剤師に係る第64条の登録をしないこととするときは，地方社会保険医療協議会の議を経なければならない。

4　第1項又は第2項に規定するもののほか，保険医及び保険薬剤師に係る第64条の登録に関して必要な事項は，政令で定める。

保険医療機関及び保険薬局の指定並びに保険医及び保険薬剤師の登録に関する政令

（昭和32年4月30日，政令第87号）

（名簿）

第3条　厚生労働大臣は，保険医名簿及び保険薬剤師名簿を備え，次に掲げる事項を記載しなければならない。

1　登録の記号及び番号並びに登録年月日

2　氏名及び生年月日

3　医籍若しくは歯科医籍又は薬剤師名簿の登録番号及び登録年月日

4　前3号に掲げる事項のほか，厚生労働省令で定める事項

（登録票）

第4条　厚生労働大臣は，保険医又は保険薬剤師の登録をしたときは，速やかに，保険医登録票又は保険薬剤師登録票（以下「登録票」という。）を交付するものとする。

（登録に関する公示）

第6条　厚生労働大臣は，保険医若しくは保険薬剤師の登録をしたとき，又は保険医若しくは保険薬剤師が登録の取消し若しくは抹消の請求によつて保険医若しくは保険薬剤師でなくなつたときは，厚生労働省令で定めるところにより，速やかに次に掲げる事項を公示するものとする。

1　医師若しくは歯科医師又は薬剤師の氏名並びに登録の記号及び番号

2　登録をした場合にあつては，その旨及び登録の年月日，保険医又は保険薬剤師が登録の取消し又は抹消の年月日

（権限の委任）

第7条　この政令に規定する厚生労働大臣の権限は，厚生労働省令で定めるところにより，地方厚生局長に委任することができる。

2　前項の規定により地方厚生局長に委任された権限は，厚生労働省令で定めるところにより，地方厚生支局長に委任することができる。

（厚生労働省令への委任）

第8条　この政令に定めるもののほか，保険医療機関及び保険薬局に係る法第63条第3項第1号の指定並びに保険医及び保険薬剤師に係る法第64条の登録に関して必要な事項は，厚生労働省令で定める。

保険医療機関及び保険薬局の指定並びに保険医及び保険薬剤師の登録に関する省令

（昭和32年4月30日，厚生省令第13号）

（登録に関する管轄地方厚生局長等）

第11条　健康保険法施行規則第159条第1項第5号の2及び同条第2項の規定により地方厚生局長等に委任された法第64条の規定による保険医又は保険薬剤師の登録の権限は，保険医療機関において健康保険の診療に従事する医師若しくは歯科医師又は保険薬局において健康保険の調剤に従事する薬剤師については当該保険医療機関又は保険薬局の所在地を管轄する地方厚生局長等，法第69条に規定する診療所又は薬局の開設者である医師若しくは歯科医師又は薬剤師については当該診療所又は薬局の所在地を管轄する地方厚生局長等，その他の医師若しくは歯科医師又は薬剤師についてはその者の住所地を管轄する地方厚生局長等（以下「登録に関する管轄地方厚生局長等」という。）が行うものとする。

2　医師若しくは歯科医師が同時に2以上の保険医療機関において健康保険の診療に従事し，又は薬剤師が同時に2以上の保険薬局において健康保険の調剤に従事している場合であつて，前項の規定によりその者の登録の権限を行う地方厚生局長等が2以上あるときは，その権限は，主として当該診療又は調剤に従事する保険医療機関又は保険薬局の所在地を管轄する地方厚生局長等が行うものとする。

（登録の申請）

第12条　法第71条の規定により保険医又は保険薬剤師の登録を受けようとする医師若しくは歯科医師又は薬剤師は，様式第2号による登録申請書を登録に関する管轄地方厚生局長等に提出しなければならない。この場合において，申請が法第69条の規定により法第63条第3項第1号の指定があつたものとみなされる登録に係るものであるときは，第3条第1項第1号に掲げる書類を添えなければならない。

2　前項の規定による登録申請書の提出は，保険医療機関において健康保険の診療に従事する医師若しくは歯科医師又は保険薬局において健康保険の調剤に従事する薬剤師にあつては当該保険医療機関又は保険薬局の所在地を，法第69条に規定する診療所又は薬局の開設者である医師若しくは歯科医師又は薬剤師にあつては当該診療所又は薬局の所在地を，その他の医師若しくは歯科医師又は薬剤師にあつてはその者の住所地を管轄する地方厚生局等の分室がある場合においては，当該分室を経由して行うものとする。

（名簿の記載事項）

第13条　令第3条第4号の規定により，保険医名簿及び保険薬剤師名簿に記載すべ

き事項は，次のとおりとする。
1　登録の抹消に関する事項
2　登録に関する管轄地方厚生局長等の変更に関する事項

021
保険薬剤師は1度登録すればよいのでしょうか。

≫ A

　保険薬剤師として1度登録を受ければ，自ら登録の抹消を求めた場合，あるいは不正行為などにより登録の取り消しを受けた場合でない限り，登録を再申請する必要はありません。ただし，氏名が変更となった場合や，勤務先が他の都道府県になった場合などは，10日以内に，変更前の地方厚生（支）局長あてにその旨およびその年月日を届出する必要があります。

　変更届を受理した地方厚生（支）局長から新しい管轄の地方厚生（支）局長にその保険薬剤師の名簿の写しが送付され，これに基づき，新しい管轄の地方厚生（支）局長により新しい登録名簿が作成されます。これで，登録手続きが完了となり，地方厚生（支）局に掲示されます。届出をした本人（保険薬剤師）には，書き換えられた登録票が交付されます（表）。

　なお，保険薬剤師の登録変更とは別に，新しく勤務する保険薬局としても，従事者に関する変更の届出が必要となりますので，忘れないよう開設者に手続きをしてもらいましょう。

表　保険薬剤師の登録の変更

保険医療機関及び保険薬局の指定並びに保険医及び保険薬剤師の登録に関する政令
（昭和32年4月30日，政令第87号）

（登録票の再交付等）
第5条　厚生労働大臣は，保険医又は保険薬剤師から登録票の再交付又は書換え交付の申請があつたときは，登録票を再交付し，又はこれを書き換えて交付しなければならない。

保険医療機関及び保険薬局の指定並びに保険医及び保険薬剤師の登録に関する省令

(昭和32年4月30日，厚生省令第13号)

（登録に関する管轄地方厚生局長等の変更）

第15条　保険医又は保険薬剤師は，登録に関する管轄地方厚生局長等に変更を生ずるに至つたときは，10日以内に，保険医登録票又は保険薬剤師登録票（以下「登録票」という。）を添えて，その旨及びその年月日を変更前の登録に関する管轄地方厚生局長等に届け出なければならない。

2　変更後の登録に関する管轄地方厚生局長等は，前項の届出に基づき名簿に当該保険医又は保険薬剤師に関する事項を記載しなければならない。

3　変更前の登録に関する管轄地方厚生局長等は，前項の記載が行われたときは，当該保険医又は保険薬剤師に関する名簿の記載を消除しなければならない。

4　変更後の登録に関する管轄地方厚生局長等は，第2項の規定により名簿に記載したときは，当該保険医又は保険薬剤師に登録票を書き換えて交付するものとする。

5　第1項の規定による届出は，保険医療機関において健康保険の診療に従事する保険医又は保険薬局において健康保険の調剤に従事する保険薬剤師にあつては当該保険医療機関又は保険薬局の所在地を，法第69条に規定する診療所又は薬局の開設者である保険医又は保険薬剤師にあつては当該診療所又は薬局の所在地を，その他の保険医又は保険薬剤師にあつてはその者の住所地を管轄する地方厚生局等の分室がある場合においては，当該分室を経由して行うものとする。

022 保険薬剤師でなければ保険調剤はできないのですか。

≫ A

　保険薬剤師でなければ，保険調剤に関する業務を行うことはできません。保険調剤は，保険薬剤師にのみ認められている行為です（Q019　表1「保険薬剤師」参照）。

　また，複数の薬剤師が従事している保険薬局の場合，そのうちの誰か1人が保険薬剤師として登録されていれば構わないというものではありません。保険調剤の業務に従事するすべての薬剤師が保険薬剤師として登録されていなければなりません。

023 保険薬剤師が知らなければならないこととは何ですか。

A

保険薬局が把握しておく必要がある法規とほぼ同じですが（Q010参照），薬剤師法はもちろん，健康保険法をはじめとする関連法規，特に，保険薬剤師に関する規定を把握しておきましょう。

薬剤師に関することは薬剤師法に規定されています。ただし，保険薬剤師に関することは，健康保険法等に規定されていますので，保険薬剤師であるからには，薬剤師法に加えて健康保険法等についても正しく理解しておくことが必要です。

「保険薬局及び保険薬剤師療養担当規則」（昭和32年4月30日，厚生省令第16号，巻末資料1）や「高齢者の医療の確保に関する法律の規定による療養の給付等の取扱い及び担当に関する基準」（昭和58年1月20日，厚生省告示第14号）では，保険調剤業務に従事するうえで必要な基本的なルールが示されており，処方箋の確認，後発医薬品の調剤，調剤の一般的方針など，保険調剤業務に従事するうえで熟知しておかなければならないことが明記されています。

また，保険医に関する「保険医療機関及び保険医療養担当規則」（昭和32年4月30日，厚生省令第15号，巻末資料2）にも，保険医の具体的方針（投薬量の基準）や処方箋の様式などが規定されており，保険薬剤師に関係している部分もありますので，併せて知っておくことが必要です。

024 保険薬剤師の登録や保険薬局の指定の取り消しとは何ですか。

A

保険調剤に係る業務において不正行為や医療保険各法の規定に違反した場合などは，保険薬局の指定の取り消しや，保険薬剤師の登録の取り消しが行われます（表）。

表　保険薬局および保険薬剤師の取り消し

健康保険法（大正11年4月22日，法律第70号）

（保険医療機関又は保険薬局の指定の取消し）

第80条　厚生労働大臣は，次の各号のいずれかに該当する場合においては，当該保険医療機関又は保険薬局に係る第63条第3項第1号の指定を取り消すことができる。

1　保険医療機関において診療に従事する保険医又は保険薬局において調剤に従事する保険薬剤師が，第72条第1項（第85条第9項，第85条の2第5項，第86条第4項，第110条第7項及び第149条において準用する場合を含む。）の規定に違反したとき（当該違反を防止するため，当該保険医療機関又は保険薬局が相当の注意及び監督を尽くしたときを除く。）。

2　前号のほか，保険医療機関又は保険薬局が，第70条第1項（第85条第9項，第85条の2第5項，第86条第4項，第110条第7項及び第149条において準用する場合を含む。）の規定に違反したとき。

3　療養の給付に関する費用の請求又は第85条第5項（第85条の2第5項及び第86条第4項において準用する場合を含む。）若しくは第110条第4項（これらの規定を第149条において準用する場合を含む。）の規定による支払に関する請求について不正があったとき。

4　保険医療機関又は保険薬局が，第78条第1項（第85条第9項，第85条の2第5項，第86条第4項，第110条第7項及び第149条において準用する場合を含む。次号において同じ。）の規定により報告若しくは診療録その他の帳簿書類の提出若しくは提示を命ぜられてこれに従わず，又は虚偽の報告をしたとき。

5　保険医療機関又は保険薬局の開設者又は従業者が，第78条第1項の規定により出頭を求められてこれに応ぜず，同項の規定による質問に対して答弁せず，若しくは虚偽の答弁をし，又は同項の規定による検査を拒み，妨げ，若しくは忌避したとき（当該保険医療機関又は保険薬局の従業者がその行為をした場合において，その行為を防止するため，当該保険医療機関又は保険薬局が相当の注意及び監督を尽くしたときを除く。）。

6　この法律以外の医療保険各法による療養の給付若しくは被保険者若しくは被扶養者の療養又は高齢者の医療の確保に関する法律による療養の給付，入院時食事療養費に係る療養，入院時生活療養費に係る療養若しくは保険外併用療養費に係る療養に関し，前各号のいずれかに相当する事由があったとき。

7　保険医療機関又は保険薬局の開設者又は管理者が，この法律その他国民の保健医療に関する法律で政令で定めるものの規定により罰金の刑に処せられ，その執行を終わり，又は執行を受けることがなくなるまでの者に該当するに至ったとき。

8　保険医療機関又は保険薬局の開設者又は管理者が，禁錮以上の刑に処せられ，その執行を終わり，又は執行を受けることがなくなるまでの者に該当するに至ったとき。

9　前各号に掲げる場合のほか，保険医療機関又は保険薬局の開設者が，この法律その他国民の保健医療に関する法律で政令で定めるもの又はこれらの法律に基づく命令若しくは処分に違反したとき。

（保険医又は保険薬剤師の登録の取消し）

第81条　厚生労働大臣は，次の各号のいずれかに該当する場合においては，当該保険医又は保険薬剤師に係る第64条の登録を取り消すことができる。
　1　保険医又は保険薬剤師が，第72条第1項（第85条第9項，第85条の2第5項，第86条第4項，第110条第7項及び第149条において準用する場合を含む。）の規定に違反したとき。
　2　保険医又は保険薬剤師が，第78条第1項（第85条第9項，第85条の2第5項，第86条第4項，第110条第7項及び第149条において準用する場合を含む。以下この号において同じ。）の規定により出頭を求められてこれに応ぜず，第78条第1項の規定による質問に対して答弁せず，若しくは虚偽の答弁をし，又は同項の規定による検査を拒み，妨げ，若しくは忌避したとき。
　3　この法律以外の医療保険各法又は高齢者の医療の確保に関する法律による診療又は調剤に関し，前2号のいずれかに相当する事由があったとき。
　4　保険医又は保険薬剤師が，この法律その他国民の保健医療に関する法律で政令で定めるものの規定により罰金の刑に処せられ，その執行を終わり，又は執行を受けることがなくなるまでの者に該当するに至ったとき。
　5　保険医又は保険薬剤師が，禁錮以上の刑に処せられ，その執行を終わり，又は執行を受けることがなくなるまでの者に該当するに至ったとき。
　6　前各号に掲げる場合のほか，保険医又は保険薬剤師が，この法律その他国民の保健医療に関する法律で政令で定めるもの又はこれらの法律に基づく命令若しくは処分に違反したとき。
　（社会保険医療協議会への諮問）
第82条　〈略〉
2　厚生労働大臣は，保険医療機関若しくは保険薬局に係る第63条第3項第1号の指定を行おうとするとき，若しくはその指定を取り消そうとするとき，又は保険医若しくは保険薬剤師に係る第64条の登録を取り消そうとするときは，政令で定めるところにより，地方社会保険医療協議会に諮問するものとする。
　（処分に対する弁明の機会の付与）
第83条　厚生労働大臣は，保険医療機関に係る第63条第3項第1号の指定をしないこととするとき，若しくはその申請に係る病床の全部若しくは一部を除いて指定（指定の変更を含む。）を行おうとするとき，若しくは保険薬局に係る同号の指定をしないこととするとき，又は保険医若しくは保険薬剤師に係る第64条の登録をしないこととするときは，当該医療機関若しくは薬局の開設者又は当該保険医若しくは保険薬剤師に対し，弁明の機会を与えなければならない。この場合においては，あらかじめ，書面で，弁明をすべき日時，場所及びその事由を通知しなければならない。

　保険薬局および保険薬剤師には，その責務があることはすでに説明しました。保険薬局の指定や保険薬剤師の登録が取り消されるケースとしては，これら責務を著しく怠った場合や，調剤報酬の不正請求があった場合，また，厚生労働大臣が必要に応じて求めることができる調剤録などの関係書類の提出や，

開設者，管理薬剤師，保険薬剤師などに対する出頭命令について，これらを拒否もしくは虚偽の申告や報告をした場合などが該当します。

　そのような場合，地方厚生（支）局長は，各ブロックに設置されている地方社会保険医療協議会へ諮問し，その結果に基づき処分を決定します。ただし，その場合は，保険薬局の開設者および保険薬剤師に対し，弁明の機会が与えられることになっています。

Q025 管理薬剤師とは何ですか。

» A

　管理薬剤師とは，その薬局を実地に管理する者で，薬局開設者が薬剤師であるときは，自らその薬局を管理しなければならないこととされています。ただし，自ら実地に管理できない場合や開設者が薬剤師でない時は，薬局開設者はその薬局の業務に従事する薬剤師の中から管理者を指定して，その薬局を実地に管理させなければなりません（表1）。薬局開設者と同様に，その具体的な業務は薬機法で規定されています。

　管理薬剤師の義務は，「保健衛生上支障を生ずるおそれがないように，その薬局に勤務する薬剤師その他の従業者を監督し，その薬局の構造設備及び医薬品その他の物品を管理し，その他その薬局の業務につき，必要な注意をしなければならない」と明記されています（表2）。この内容からも明らかなように，管理薬剤師となった場合は，従事者を含めて薬局業務全般にわたり管理・監督を行わなければならず，非常に重要な業務であることがわかります。

　令和元年12月4日に新たな薬機法が公布され，その中で管理薬剤師は「保健衛生上支障を生ずるおそれがないように，その薬局の業務につき，薬局開設者に対し，必要な意見を書面により述べなければならない」と改正されました（表2，3）。

　また，薬局開設者は法令遵守体制を確保するため，管理薬剤師が有する権限を明らかにすることなどの措置を講じなければならなくなりました（表4）。薬局開設者は薬機法で「薬局の管理者の意見を尊重しなければならない」と規

表1　薬局の管理者（管理薬剤師）

薬機法 （昭和35年8月10日，法律第145号）

（薬局の管理）

第7条　薬局開設者が薬剤師〈中略〉であるときは，自らその薬局を実地に管理しなければならない。ただし，その薬局において薬事に関する実務に従事する他の薬剤師のうちから薬局の管理者を指定してその薬局を実地に管理させるときは，この限りでない。

2　薬局開設者が薬剤師でないときは，その薬局において薬事に関する実務に従事する薬剤師のうちから薬局の管理者を指定してその薬局を実地に管理させなければならない。

3　薬局の管理者は，次条第1項及び第2項に規定する義務並びに同条第3項に規定する厚生労働省令で定める業務を遂行し，並びに同項に規定する厚生労働省令で定める事項を遵守するために必要な能力及び経験を有する者でなければならない。

4　薬局の管理者〈中略〉は，その薬局以外の場所で業として薬局の管理その他薬事に関する実務に従事する者であつてはならない。ただし，その薬局の所在地の都道府県知事の許可を受けたときは，この限りでない。

表2　管理薬剤師の義務

薬機法 （昭和35年8月10日，法律第145号）

（管理者の義務）

第8条　薬局の管理者は，保健衛生上支障を生ずるおそれがないように，その薬局に勤務する薬剤師その他の従業者を監督し，その薬局の構造設備及び医薬品その他の物品を管理し，その他その薬局の業務につき，必要な注意をしなければならない。

2　薬局の管理者は，保健衛生上支障を生ずるおそれがないように，その薬局の業務につき，薬局開設者に対し，必要な意見を書面により述べなければならない。

3　薬局の管理者が行う薬局の管理に関する業務及び薬局の管理者が遵守すべき事項については，厚生労働省令で定める。

定されています。これは，管理薬剤師に薬局開設者と同様の責任が課せられているということを意味しています。

　管理薬剤師は，その薬局を実地に管理しなければならないということから，複数の薬局を兼務することは認められていません。

63

表3　薬局開設者の遵守事項

薬機法 （昭和35年8月10日，法律第145号）

（薬局開設者の遵守事項）

第9条　〈略〉

2　薬局開設者は，第7条第1項ただし書又は第2項の規定によりその薬局の管理者を指定したときは，第8条第2項の規定により述べられた薬局の管理者の意見を尊重するとともに，法令遵守のために措置を講ずる必要があるときは，当該措置を講じ，かつ，講じた措置の内容（措置を講じない場合にあつては，その旨及びその理由）を記録し，これを適切に保存しなければならない。

表4　薬局開設者の法令遵守体制の確保

薬機法 （昭和35年8月10日，法律第145号）

（薬局開設者の法令遵守体制）

第9条の2　薬局開設者は，薬局の管理に関する業務その他の薬局開設者の業務を適正に遂行することにより，薬事に関する法令の規定の遵守を確保するために，厚生労働省令で定めるところにより，次の各号に掲げる措置を講じなければならない。

1　薬局の管理に関する業務について，薬局の管理者が有する権限を明らかにすること。

2　薬局の管理に関する業務その他の薬局開設者の業務の遂行が法令に適合することを確保するための体制，当該薬局開設者の薬事に関する業務に責任を有する役員及び従業者の業務の監督に係る体制その他の薬局開設者の業務の適正を確保するために必要なものとして厚生労働省令で定める体制を整備すること。

3　前二号に掲げるもののほか，薬局開設者の従業者に対して法令遵守のための指針を示すことその他の薬局開設者の業務の適正な遂行に必要なものとして厚生労働省令で定める措置

2　薬局開設者は，前項各号に掲げる措置の内容を記録し，これを適切に保存しなければならない。

Q026 保険薬剤師は何カ所でも兼務できるのですか。

》A

管理薬剤師でなければ，基本的に複数の保険薬局を兼務することは可能です。

例えば同一法人もしくは同一グループの保険薬局などでは，管理薬剤師以外の保険薬剤師が，各店舗の状況に応じて，普段とは別の店舗でも業務を行うことが考えられます。このような場合には，業務を行う店舗ごとにあらかじめ届出を行う必要があります。

ただし，勤務の実態がないいわゆる名義貸しは認められません。また，従事する時間帯や曜日が重複している届出は勤務の実態がない状況と同様と見なされてしまいますので注意が必要です。変更届はつい忘れてしまうというケースが散見されますので，店舗間の異動の場合などを含め，忘れずに変更手続きを行うことが必要です。

なお，管理薬剤師の場合であっても，学校薬剤師との兼務は認められています。また，一般の保険薬局における開局時間以外の救急医療の確保のため，薬剤師会の会営薬局が夜間・休日の処方箋応需を実施する場合などのように，地域もしくは状況によっては，管理薬剤師であっても夜間・休日当番との兼務が認められるケースもあります。必要性がある場合には，都道府県薬剤師会などに相談してみることも必要でしょう。

保険薬剤師

Q027 薬局では，1日の平均取扱処方箋数が40枚につき，薬剤師の員数を1人以上確保しなければなりませんが，リフィル処方箋の場合，取扱枚数のカウントはどのように考えればよいのでしょうか。

》A

リフィル処方箋による調剤1回ごとに，取扱処方箋数は1枚としてカウントします。

薬局では，調剤に従事する薬剤師の員数については，1日の平均取扱処方箋数に応じて必要数を確保しなければなりません（表1）。いわゆる40枚規制とも呼ばれています。一方，リフィル処方箋とは，実際に交付される「処方箋」の形としては1枚ですが，処方医が患者に対して，当該処方箋に記載された同一の処方内容について，繰り返し薬局で調剤を受けることを認める指示を行っているものです。

保険調剤においては，リフィル処方箋の場合，調剤の実施ごとに処方箋の受付回数を「1回」として取り扱うことになっています。薬局における薬剤師の員数確保に係る取扱処方箋数の考え方についても，これと同様，リフィル処方箋による調剤1回ごとに「1枚」としてカウントしてください（表2）。

表1　薬局における薬剤師の員数確保に関する規定

（薬局の業務を行う体制）
第1条　医薬品，医療機器等の品質，有効性及び安全性の確保等に関する法律（昭和35年法律第145号。以下「法」という。）第5条第2号の規定に基づく厚生労働省令で定める薬局において調剤及び調剤された薬剤又は医薬品の販売又は授与の業務を行う体制の基準は，次に掲げる基準とする。
　1　〈略〉
　2　当該薬局において，調剤に従事する薬剤師の員数が当該薬局における1日平均取扱処方箋数（前年における総取扱処方箋数（前年において取り扱つた眼科，耳鼻咽喉科及び歯科の処方箋の数にそれぞれ3分の2を乗じた数とその他の診療科の処方箋の数との合計数をいう。）を前年において業務を行つた日数で除して得た数とする。ただし，前年において業務を行つた期間がないか，又は3箇月未満である場合においては，推定によるものとする。）を40で除して得た数（その数が1に満たないときは1とし，その数に1に満たない端数が生じたときは，その端数は1とする。）以上であること。
　3〜14　〈略〉

（薬局並びに店舗販売業及び配置販売業の業務を行う体制を定める省令，
昭和39年2月3日，厚生省令第3号）

表2 リフィル処方箋における処方箋数の取り扱い

リフィル処方箋の取扱いに係る疑義について（照会）（令和4年12月27日，医薬第1479号，
岡山県保健福祉部長→厚生労働省医薬・生活衛生局総務課長）

　リフィル処方箋（医師が診療に基づき，複数回の使用を認めた処方箋をいう。以下
同じ。）の取扱いについて，次のとおり疑義が生じたので照会します。
1　薬局において，リフィル処方箋による調剤を行い，当該薬局において調剤済みとな
　らない場合は，リフィル処方箋に薬剤師法（昭和35年法律第146号）第26条に規定
　する事項を記入し，調剤録等を作成した後，リフィル処方箋を患者に返却し，リフィ
　ル処方箋の写しを調剤録とともに保管することでよいか。
2　医薬品，医療機器等の品質，有効性及び安全性の確保等に関する法律施行令（昭和
　36年政令第11号）第2条の13において，薬局開設者は，毎年3月31日までに，前
　年における総取扱処方箋数を薬局の所在地の都道府県知事に届け出なければならない
　とされているが，リフィル処方箋に基づき調剤を行った場合，その調剤1回ごとにそ
　の数に加えるものと解するがいかがか。

リフィル処方箋の取扱いに係る疑義について（回答）（令和4年12月27日，薬生総発1227第
3号，厚生労働省医薬・生活衛生局総務課長→岡山県保健福祉部長）

1及び2について，いずれも貴見のとおりと解する。

Q028 現在，保険薬剤師として保険薬局に勤務しています。結婚して姓が変わる予定ですが，できれば結婚後も，薬局では旧姓を使用して働きたいと考えています。そのようなことは可能でしょうか。もし可能であれば，どのような手続きが必要ですか。

≫ A

　婚姻などにより氏名に変更が生じた場合，①薬剤師名簿の登録事項の訂正，②保険薬剤師の氏名変更に係る手続きはそれぞれ必要ですが，これらの手続きの際に，免許証の書換交付を不要とすることなどにより，事実上，旧姓を使用することが可能です。

　薬剤師が婚姻などに伴い氏名が変更となった場合は，厚生労働省が管理している薬剤師名簿の登録事項を訂正するため，手続きを行わなければならないことになっています（薬剤師法施行令第5条第1項，表1）。具体的には，変更か

表1　薬剤師名簿の訂正申請

薬剤師法 (昭和35年8月10日，法律第146号)

（薬剤師名簿）

第6条　厚生労働省に薬剤師名簿を備え，登録年月日，第8条第1項又は第2項の規定による処分に関する事項その他の免許に関する事項を登録する。

薬剤師法施行令 (昭和36年1月26日，政令第13号)

（薬剤師名簿の登録事項）

第4条　薬剤師名簿には，次に掲げる事項を登録する。
　1　登録番号及び登録年月日
　2　本籍地都道府県名（日本の国籍を有しない者については，その国籍），氏名，生年月日及び性別
　3～6　〈略〉
　（薬剤師名簿の訂正）

第5条　薬剤師は，前条第2号の登録事項に変更を生じたときは，30日以内に，薬剤師名簿の訂正を申請しなければならない。
　2　前項の申請をするには，申請書に申請の原因たる事実を証する書類を添え，住所地の都道府県知事を経由して，これを厚生労働大臣に提出しなければならない。

ら30日以内に，必要書類として戸籍謄本（または抄本）を添付して住所地の保健所へ訂正申請書を提出します。

　また，さらに保険薬剤師の場合には，地方厚生（支）局で管理されている保険薬剤師の登録内容を変更するための手続きが必要です（健康保険法に基づく政省令，表2）。具体的には，変更後速やかに，必要書類として戸籍謄本（または抄本）と保険薬剤師登録票を添付して管轄の地方厚生（支）局へ氏名変更届を提出します。

　そして，薬剤師名簿の登録事項の訂正に伴い，薬剤師免許証の記載事項に変更が生じた場合には，免許証の書換交付を行うことが可能です（薬剤師法施行令第8条第1項，表3）。しかし，免許証の書換交付については，薬剤師名簿の訂正手続きの取り扱いとは異なり，必ずしも法令上義務付けられているわけではありません。そのため，婚姻後も旧姓を使用することを希望する場合には，免許証の書換交付を行わないことで，旧姓を使用し続けることが可能となります。保険薬剤師の登録票についても，法令上，同様の規定が設けられています（表4）。

表2　保険薬剤師の登録変更の届出

健康保険法 （大正11年4月22日，法律第70号）

（保険医又は保険薬剤師）

第64条　〈中略〉保険薬局において健康保険の調剤に従事する薬剤師は，厚生労働大臣の登録を受けた〈中略〉薬剤師（以下「保険薬剤師」という。）でなければならない。

（保険医又は保険薬剤師の登録）

第71条　第64条の登録は，〈中略〉薬剤師の申請により行う。

2～4　〈略〉

保険医療機関及び保険薬局の指定並びに保険医及び保険薬剤師の登録に関する政令
（昭和32年4月30日，政令第87号）

（名簿）

第3条　厚生労働大臣は，〈中略〉保険薬剤師名簿を備え，次に掲げる事項を記載しなければならない。

1　登録の記号及び番号並びに登録年月日

2　氏名及び生年月日

3　〈中略〉薬剤師名簿の登録番号及び登録年月日

4　前3号に掲げる事項のほか，厚生労働省令で定める事項

保険医療機関及び保険薬局の指定並びに保険医及び保険薬剤師の登録に関する省令
（昭和32年4月30日，厚生省令第13号）

（登録の申請）

第12条　法第71条の規定により〈中略〉保険薬剤師の登録を受けようとする〈中略〉薬剤師は，様式第2号による登録申請書を登録に関する管轄地方厚生局長等に提出しなければならない。〈以下，略〉

2　〈略〉

（保険医及び保険薬剤師に関する届出）

第16条　〈中略〉保険薬剤師は，次の各号の一に掲げる事由が生じたときは，速やかに，その旨及びその年月日を登録に関する管轄地方厚生局長等に届け出なければならない。この場合において，その届出が第1号に係るものであるときは，その事実を証する書類を，〈中略〉登録票を添えなければならない。

1　氏名に変更があつたとき。

2，3　〈略〉

2～5　〈略〉

　ただし，薬剤師免許証の書換交付を不要とした場合であっても，保険薬剤師の登録内容の変更，すなわち氏名変更届の提出は必要です。その際，変更届の「変更事由」欄に変更事由を記入するとともに，「旧姓使用を希望する」旨を記

表3　薬剤師免許の書換交付

薬剤師法 （昭和35年8月10日，法律第146号）

（登録及び免許証の交付）

第7条　免許は，試験に合格した者の申請により，薬剤師名簿に登録することによって行う。

2　厚生労働大臣は，免許を与えたときは，薬剤師免許証を交付する。

薬剤師法施行令 （昭和36年1月26日，政令第13号）

（免許証の書換交付）

第8条　薬剤師は，薬剤師免許証（以下「免許証」という。）の記載事項に変更を生じたときは，免許証の書換交付を申請することができる。

2　前項の申請をするには，申請書に免許証を添え，住所地の都道府県知事を経由して，これを厚生労働大臣に提出しなければならない。

3　第1項の申請をする場合には，厚生労働大臣の定める額の手数料を納めなければならない。

表4　保険薬剤師登録票の書換交付

保険医療機関及び保険薬局の指定並びに保険医及び保険薬剤師の登録に関する政令
（昭和32年4月30日，政令第87号）

（登録票）

第4条　厚生労働大臣は，保険医又は保険薬剤師の登録をしたときは，速やかに，保険医登録票又は保険薬剤師登録票（次条において「登録票」という。）を交付するものとする。

保険医療機関及び保険薬局の指定並びに保険医及び保険薬剤師の登録に関する省令
（昭和32年4月30日，厚生省令第13号）

（登録票の書換交付の申請）

第17条　保険医又は保険薬剤師は，前条第1項第1号に掲げる事由に係る届出に当つては，登録票を添えて，その書換交付を申請することができる。

載することで，旧姓のままの登録票を使用することが可能とされています。詳細は地方厚生（支）局のウェブサイトなどに掲載されていますので，ご確認ください。

　すなわち，薬剤師の旧姓の使用については，法制度上担保されているわけではありませんが，前述のような方法により，事実上使用可能となっているようです。

029 薬局の従業員は，薬剤師または一般従事者などであることがわかるように名札を着用しなければなりませんが，名札に記載する個人名は「氏名」であることが必要ですか。それとも「姓のみ」でも構わないのでしょうか。

》 A

薬局従業員が着用する名札の個人名については，「姓と名」の記載が必要です。ただし，ストーカー被害やカスタマーハラスメント防止などの観点から，「姓のみ」または「氏名以外の呼称」を記載した名札を着用することが認められています。

薬機法施行規則では，薬局の利用者が，当該施設に勤務する従事者について「薬剤師」，「登録販売者」，「一般従事者」であることが容易に判別できるよう，薬局開設者に対して薬局従事者の名札の着用を義務付けています（表1）。店舗販売業者に対しても，同様の規定を設けています。

例えば薬剤師である場合には，①「氏名」に加えて「薬剤師」と記載した名札を着用するか，または，②「氏名」を記載した名札の着用に加えて，薬剤師であることを記載したバッジなどを着用することが必要です。そして，この際の「氏名」とは，「姓と名」の記載を意味しています。

ただし，ストーカー被害やカスタマーハラスメントの防止などの観点から，当該名札への個人名の記載方法については，薬局開設者が適切に判断し，氏名に代えて「姓のみ」または「氏名以外の呼称」による名札の記載も認められています（表2）。この場合，薬局開設者は，薬局の営業時間中に従事する薬剤師・登録販売者・一般従事者を特定するため，名札への記載名について実名と

表1 薬局従事者への名札の着用

> （薬局における従事者の区別等）
> 第15条　薬局開設者は，薬剤師，登録販売者又は一般従事者（その薬局において実務に従事する薬剤師又は登録販売者以外の者をいう。〈中略〉）であることが容易に判別できるよう<u>その薬局に勤務する従事者に名札を付けさせること</u>その他必要な措置を講じなければならない。
> 2，3　〈略〉

（薬機法施行規則，昭和36年2月1日，厚生省令第1号）

保険薬剤師

表2 薬局従事者が着用する名札の記載方法

第3 薬事法施行規則等の一部を改正する省令（平成21年厚生労働省令第10号）関係
Ⅰ 薬事法施行規則（昭和36年厚生省令第1号）関係
1 薬局に関する事項
　(8) その他
　その他薬局について，次のように定めたこと。
　⑥ 薬局開設者は，その薬局に勤務する従事者に，薬剤師，登録販売者又は一般
　　従事者であることが容易に判別できるよう名札を付けさせることその他必要な
　　措置を講じなければならないこととしたこと。（新施行規則第15条の2関係）
　　　なお，薬剤師又は登録販売者には，氏名に加えて「薬剤師」又は「登録販売
　　者」と記載した名札を付けさせるか，氏名を記載した名札に加えて薬剤師又は
　　登録販売者の別を記載したバッジ等を付けさせることとし，一般従事者には，
　　氏名のみを記載した名札又は氏名に加えて「一般従事者」と記載した名札を付
　　けさせること。<u>なお，ストーカー被害やカスタマーハラスメントの防止等の観
　　点から，薬局開設者が適切に判断し，薬剤師，登録販売者又は一般従事者が氏
　　名に代わって，姓のみ又は氏名以外の呼称を記載した名札を付けることを認め
　　ても差し支えないこと。姓のみ又は氏名以外の呼称を記載することとする場合
　　は，薬局開設者は，薬局の営業時間中に従事する薬剤師，登録販売者又は一般
　　従事者の特定のため，名札への記載名について実名と照合できるよう把握及び
　　管理すること。</u>
　　　また，名札による区別のほか，衣服等による区別を行うことが望ましいこと。
　　この場合において，一般従事者がいわゆる白衣を着用する等，購入者等からみ
　　て紛らわしい衣服を着用させることは避けること。
2 〈略〉

＊<u>下線部</u>は，「薬事法の一部を改正する法律等の施行等について」の一部改正について
（令和4年6月27日，薬生発0627第11号）により一部改正（追記）された内容

（薬事法の一部を改正する法律等の施行等について，平成21年5月8日，薬食発0508003号，
厚生労働省医薬食品局長通知）

照合できるよう把握・管理する必要があります。
　また，「氏名以外の呼称」とする場合には，旧姓やビジネスネーム（仕事上
で使用する名前であり，戸籍上の当該者の本名とは別の名前）など，社会通念
上不適当でない呼称を用いることとされています（表3）。

表3　薬局従事者が着用する名札の記載方法（Q&A）

> 問1　薬事法施行規則（昭和36年厚生省令第1号）第15条の2（第142条において準用する場合を含む。）において，薬局開設者及び店舗販売業者は，その薬局又は店舗に勤務する従事者に名札を付けさせることとされているが，
> ① この名札には，姓のみを記載することで差し支えないと解してよいか。
> ② 〈略〉
> （答）
> ① 「薬事法の一部を改正する法律等の施行等について」（平成21年5月8日付け薬食発第0508003号厚生労働省医薬食品局長通知）においては，名札には氏名を記載することとしており，姓及び名ともに記載されたい。ただし，ストーカー被害やカスタマーハラスメントの防止等の観点から，薬局開設者及び店舗販売業者が適切に判断し，薬剤師，登録販売者又は一般従事者が氏名に代わって，姓のみ又は氏名以外の呼称を記載した名札を付けることを認めても差し支えないが，氏名以外の呼称としては，旧姓やビジネスネーム（仕事上で使用する名前であり，戸籍上の当該者の本名とは別の名前のこと。）等，社会通念上不適当でない呼称を用いさせること。
> ② 〈略〉

（「一般用医薬品販売制度に関するQ&Aについて」の一部改正について，令和4年6月27日事務連絡，厚生労働省医薬・生活衛生局総務課）

030 「かかりつけ薬剤師」とは何ですか。「かかりつけ」の考え方などについて教えてください。

» A

　日本薬剤師会では，地域の住民・患者から信頼される「かかりつけ薬剤師」「かかりつけ薬局」の役割やその考え方などについて整理し，公表しています。

　日本薬剤師会は従来から，薬局の処方箋の受入体制の整備を図るとともに，患者が使用する薬剤の一元的・継続的把握を的確に実施するため，「かかりつけ薬局」の活用を推奨してきました。保険薬局の処方箋の応需状況については，受取率が全国平均74.9%，枚数（受付回数）が年間8億2,000万枚となりましたが（令和元年度），その一方で，①これまで目指してきた医薬分業の姿（かかりつけ薬局・薬剤師による面分業）とはほど遠い現状にある，②医薬分業の意義・目的が国民に十分伝わっていない，③医薬分業のメリットを国民が実感できていない，といった課題も指摘されています。

　そのような中，「経済財政運営と改革の基本方針2015」（平成27年6月30日，

表1 「かかりつけ薬剤師」と「かかりつけ薬局」の関係（考え方の整理）

かかりつけ薬剤師

「かかりつけ薬剤師」とは，患者が使用する医薬品について，一元的かつ継続的な薬学管理指導を担い，医薬品，薬物治療，健康等に関する多様な相談に対応できる資質を有するとともに，地域に密着し，地域の住民から信頼される薬剤師を指す。

かかりつけ薬局

「かかりつけ薬局」とは，地域に必要な医薬品等の供給体制を確保し，その施設に従事する「かかりつけ薬剤師」が，患者の使用する医薬品の一元的かつ継続的な薬学管理指導を行っている薬局を指す。

(地域の住民・患者から信頼される「かかりつけ薬剤師」「かかりつけ薬局」の役割について，
平成27年9月16日，日本薬剤師会)

表2 「かかりつけ薬剤師」に求められる資質

地域の住民・患者からのニーズに的確に応え，「かかりつけ薬剤師」として選ばれるためには，次に示すような資質を備えていることが求められる。

①地域の住民から，医薬品等に関する相談を親身になって受け，そのニーズを把握することができる。

②常に自己研鑽に励み，最新の医療および医薬品等の情報に精通している。

③地域医療連携に不可欠な地域の社会資源等に関する情報を，十分把握している。

④薬事・保健衛生等に関する地域の社会活動，行政活動等に積極的に参加し，地域包括ケアシステムの一員として活動できる。

⑤医薬品等の使用について的確な情報提供や指導を行うことができ，また，適切にかかりつけ医等へ受診勧奨等を行うことができる。

⑥医薬品の一元的かつ継続的な薬学管理指導を行い，処方医に対して薬学的知見に基づき疑義照会を行うなど，かかりつけ医と連携して，患者に安全で安心な薬物治療を提供することができる。

(地域の住民・患者から信頼される「かかりつけ薬剤師」「かかりつけ薬局」の役割について，
平成27年9月16日，日本薬剤師会)

閣議決定）において，「かかりつけ薬局の推進のため，薬局全体の改革について検討するとともに，薬剤師による効果的な投薬・残薬管理や医師との連携による地域包括ケアへの参画を目指す」など，調剤報酬における対応を含めた「患者本位の医薬分業の実現に向けた見直しを行う」ことが明記されました。

こうした状況を鑑み，日本薬剤師会は平成27年9月，地域において住民・患者から求められる「かかりつけ薬剤師」，「かかりつけ薬局」の役割や考え方について，また，「かかりつけ薬剤師」に求められる資質などを明確にするため

改めて整理し，公表しました（表1，2）。

　ただし，地域の住民・患者が薬局を利用する際，当該施設における薬剤師を「かかりつけ薬剤師」として活用したいか否かといった判断は，「かかりつけ医」と同様，医療を受ける患者すなわち医療提供施設の利用者が，個々の状況や必要性などから決めることであり，医療提供側が「かかりつけ」機能の提供を強要するものではありません。とはいえ，患者から利用される薬局および当該施設に従事する薬剤師においては，そうした「かかりつけ」機能を活用したいと考える患者ニーズに的確に対応できるよう，必要な体制整備や資質を備えておくことが必要です。

表3　かかりつけ薬剤師指導料・かかりつけ薬剤師包括管理料に係る基準

　第99　かかりつけ薬剤師指導料及びかかりつけ薬剤師包括管理料
　　1　かかりつけ薬剤師指導料及びかかりつけ薬剤師包括管理料に関する施設基準
　　　以下の要件を全て満たす保険薬剤師が配置されていること。
　　(1)　以下に掲げる勤務経験等を有していること。
　　　ア　施設基準の届出時点において，保険薬剤師として3年以上の薬局勤務経
　　　　験がある。なお，保険医療機関の薬剤師としての勤務経験を1年以上有す
　　　　る場合，1年を上限として保険薬剤師としての勤務経験の期間に含めるこ
　　　　とができる。
　　　イ　当該保険薬局に週32時間以上（32時間以上勤務する他の保険薬剤師を
　　　　届け出た保険薬局において，保険薬剤師について育児休業，介護休業等育
　　　　児又は家族介護を行う労働者の福祉に関する法律第23条第1項，同条第3
　　　　項又は同法第24条の規定による措置が講じられ，当該労働者の所定労働
　　　　時間が短縮された場合にあっては週24時間以上かつ週4日以上である場
　　　　合を含む。）勤務している。
　　　ウ　施設基準の届出時点において，当該保険薬局に継続して1年以上在籍し
　　　　ている。
　　(2)　薬剤師認定制度認証機構が認証している研修認定制度等の研修認定を取得
　　　　していること。
　　(3)　医療に係る地域活動の取組に参画していること。
　　(4)　薬学管理等の内容が他の患者に漏れ聞こえる場合があることを踏まえ，患
　　　　者との会話のやりとりが他の患者に聞こえないようパーテーション等で区切
　　　　られた独立したカウンターを有するなど，患者のプライバシーに配慮してい
　　　　ること。
　　2　届出に関する事項
　　　〈略〉

（特掲診療料の施設基準等及びその届出に関する手続きの取扱いについて，令和2年3月5日，
保医発0305第3号）

調剤報酬では，そのような患者ニーズに対応した業務を評価するものとして，平成28年4月から「かかりつけ薬剤師指導料」，「かかりつけ薬剤師包括管理料」（以下，かかりつけ薬剤師指導料等）が設けられています。「かかりつけ薬剤師」に対して求めることやその概念などは，患者・個人によって異なるのが普通だと思いますが，調剤報酬点数において評価する以上，「保険点数上」一定の基準・要件を設ける必要があることから，かかりつけ薬剤師指導料等の算定に係る基準や算定要件などが設けられています（表3）。

ただ，保険調剤としての基準・要件は，あくまでも「保険上」の点数評価のために設けられているものであって，必ずしも患者が求める「かかりつけ」機能の考え方と合致しない部分もあるでしょう。保険上の算定実績は1つの目安に過ぎません。薬剤師・薬局がより多くの患者・地域住民から「かかりつけ」として信頼されるためには，地域住民の健康相談を受け，地域住民のニーズに応じた医薬品（衛生材料，介護用品，健康食品等も含む）を供給し，地域包括ケアシステムの一員として参画するなど，継続的な地域に根差した取り組みや活動を通じて，地域住民との信頼関係を構築することが必要不可欠です。

Q031 厚生労働大臣が定める「保険薬剤師の使用医薬品」とは何ですか。

» A

薬価基準に収載されている医薬品（経過措置品目を含む）であり，保険調剤に使用できる医薬品のことを意味します（表）。

医薬品は，薬機法の規定に基づき承認を得たものですが，医薬品であるからといって，そのすべてが保険医療の給付対象となるわけではありません。保険医療では，薬価基準に収載されている医薬品しか使用することはできません（経過措置品目を含む。また，評価療養の対象となる薬価収載前の医薬品を除く）。

この規定は，「療担規則及び薬担規則並びに療担基準に基づき厚生労働大臣が定める掲示事項等」（平成18年厚生労働省告示第107号）第14で規定されています。

表　厚生労働大臣が定める医薬品について

保険薬局及び保険薬剤師療養担当規則 (昭和32年4月30日，厚生省令第16号)
（使用医薬品）
第9条　保険薬剤師は，厚生労働大臣の定める医薬品以外の医薬品を使用して調剤してはならない。ただし，厚生労働大臣が定める場合においては，この限りでない。

療担規則及び薬担規則並びに療担基準に基づき厚生労働大臣が定める掲示事項等
（平成18年3月6日，厚生労働省告示第107号，最終改正：令和6年3月5日，厚生労働省告示第56号）

第6　療担規則第19条第1項本文及び療担基準第19条第1項本文の厚生労働大臣の定める保険医の使用医薬品

　　使用薬剤の薬価（薬価基準）（平成20年厚生労働省告示第60号）の別表に収載されている医薬品（令和6年10月1日以降においては別表第1に収載されている医薬品を，令和7年4月1日以降においては別表第2に収載されている医薬品を除く。）並びに投薬又は注射の適否に関する反応試験に用いる医薬品，焼セッコウ及び別表第3に収載されている医薬品

第14　薬担規則第9条本文及び療担基準第31条本文の厚生労働大臣が定める保険薬剤師の使用医薬品

　　　第6に規定する医薬品

032　厚生労働大臣が定める「投薬期間に上限が設けられている医薬品」について教えてください。

≫ A

　1回に処方できる投薬期間について，14日分，30日分，90日分の限度が設けられている医薬品です。内服薬，外用薬，注射薬について，それぞれ決められています（表）。

表　投与期間に上限が設けられている医薬品

療担規則及び薬担規則並びに療担基準に基づき厚生労働大臣が定める掲示事項等

（平成18年3月6日，厚生労働省告示第107号，最終改正：令和6年3月5日，厚生労働省告示第56号）

第10　厚生労働大臣が定める注射薬等

1　〈略〉

2　投薬期間に上限が設けられている医薬品

（1）　療担規則第20条第2号ヘ及びト並びに第21条第2号ヘ並びに療担基準第20条第3号ヘ及びト並びに第21条第3号ヘの厚生労働大臣が定める投薬量又は投与量が14日分を限度とされる内服薬及び外用薬並びに注射薬

　　イ　麻薬及び向精神薬取締法（昭和28年法律第14号）第2条第1号に規定する麻薬（（2）に掲げるものを除く。）

　　ロ　麻薬及び向精神薬取締法第2条第6号に規定する向精神薬（（2）及び（3）に掲げるものを除く。）

　　ハ　新医薬品（医薬品，医療機器等の品質，有効性及び安全性の確保等に関する法律（昭和35年法律第145号）第14条の4第1項第1号に規定する新医薬品をいう。）であって，使用薬剤の薬価（薬価基準）への収載の日の属する月の翌月の初日から起算して1年（厚生労働大臣が指定するものにあっては，厚生労働大臣が指定する期間）を経過していないもの（次に掲げるものを除く。）

　　　　〈略〉

（2）　療担規則第20条第2号ヘ及びト並びに第21条第2号ヘ並びに療担基準第20条第3号ヘ及びト並びに第21条第3号ヘの厚生労働大臣が定める投薬量又は投与量が30日分を限度とされる内服薬及び外用薬並びに注射薬

　　イ　内服薬

　　　　アルプラゾラム，エスタゾラム，エチゾラム，オキシコドン塩酸塩，オキシコドン塩酸塩水和物，オキサゾラム，クアゼパム，クロキサゾラム，クロチアゼパム，クロルジアゼポキシド，コデインリン酸塩，ジヒドロコデインリン酸塩，ゾピクロン，ゾルピデム酒石酸塩，タペンタドール，トリアゾラム，ニメタゼパム，ハロキサゾラム，ヒドロモルフォン，プラゼパム，フルジアゼパム，フルニトラゼパム，フルラゼパム塩酸塩，ブロチゾラム，ブロマゼパム，ペモリン，メダゼパム，メチルフェニデート塩酸塩，モダフィニル，モルヒネ塩酸塩，モルヒネ硫酸塩，リスデキサンフェタミンメシル酸塩，ロフラゼプ酸エチル，ロラゼパム又はロルメタゼパムを含有する内服薬並びにメペンゾラート臭化物・フェノバルビタール配合剤及びプロキシフィリン・エフェドリン配合剤

　　ロ　外用薬

　　　　フェンタニル，フェンタニルクエン酸塩又はモルヒネ塩酸塩を含有する外用薬

　　ハ　注射薬

　　　　フェンタニルクエン酸塩，ブプレノルフィン塩酸塩又はモルヒネ塩酸塩を含有する注射薬

（3） 療担規則第20条第2号ヘ及びト並びに第21条第2号ヘ並びに療担基準第
20条第3号ヘ及びト並びに第21条第3号への厚生労働大臣が定める投薬量が
90日分を限度とされる内服薬
ジアゼパム，ニトラゼパム，フェノバルビタール，クロナゼパム又はクロバ
ザムを含有する内服薬及びフェニトイン・フェノバルビタール配合剤

　医療保険ではかつて，内服薬・外用薬は1回14日分（特殊の事情がある場合
には1回30日分）を限度とし，それ以上の投与期間を必要とするものは，「別
に厚生労働大臣の定める疾患」に罹患しているものに限り1回30日分または
90日分を限度として長期投与が認められていました。

　しかし，平成14年4月から，医師の裁量のもとに投与期間を決めることがで
きるよう「予見することができる必要期間に従ったものでなければならない」
と見直されました。また，平成28年4月からは，「長期の投薬が可能な程度に
病状が安定し，服薬管理が可能である旨」を医師が確認した患者に限り，30
日分超の長期投薬が認められています。それを満たさない場合は，30日以内
に再診するよう指導するか他の医療機関を紹介，もしくは処方箋に分割調剤を
指示することになっています（分割調剤Q090，091参照）。

　また，麻薬・向精神薬に関しては，投与期間の上限が1回14日分，30日分，
90日分と薬剤ごとに定められているほか，薬価基準収載後1年未満の新医薬
品は原則として1回14日分までと定められています（ただし，中医協において
特別に認められた場合は1回30日を超えない範囲で可能）。

第 4 章

構造・設備，標示・掲示，申請・届出・更新

- 構造・設備
- 標示・掲示
- 申請・届出・更新

構造・設備

Q033 | 患者のプライバシーを守るために気を付けることは何ですか。

» A

　薬局では，処方情報や健康情報などプライバシーに関わる重要な情報を取り扱います。薬剤師および薬局には，刑法第134条第1項に基づく守秘義務が課せられています。また，収集した患者に関する情報については，個人情報保護法に基づいた厳重な管理や適切な取り扱いを行うことや，薬局で取り扱う個人情報の使用目的などを明示することが求められています。

　薬剤師が行う服薬指導や相談業務は，その多くが対面式カウンターでの対話形式により行われます。当然ながら，その内容が他の患者に漏れないよう十分配慮しなければなりません。その際，特に重要なことは，**薬剤師として患者のプライバシーを守るという医療人としての意識と患者への気配りを忘れないこと**です。周りの患者に聞こえるような大声での服薬指導や，処方箋や薬歴などの情報を他の患者が見えるところに放置することは，医療従事者としては失格と言わざるを得ず，患者からの信頼を得ることはできません。

　プライバシー保護のための設備構造に関しては，医療薬学会から公表された「薬局の求められる機能とあるべき姿」（平成26年1月21日，薬食総発0121第1号）や「患者のための薬局ビジョン」（平成27年10月23日，厚生労働省）においてその重要性が示されています。

　また，平成26年度調剤報酬改定では，基準調剤加算（現：地域支援体制加算）の算定要件の1つとして，「薬学管理等の内容が他の患者に漏れ聞こえる場合があることを踏まえ，患者との会話のやりとりが他の患者に聞こえないようパーティション等で区切られた独立したカウンターを有すること」が努力義務として明記され，平成28年改定において必須事項となりました。さらに，令和2年改定において，高齢者への配慮，丁寧な服薬指導および患者の訴えの適切な聞き取りなどの観点から，患者のプライバシーの配慮に加えて，必要に

応じて患者などが椅子に座った状態で服薬指導などを行うことが可能な体制を有することが求められています。

　情報の機密性という点でいえば，相談用の部屋を設けることが最も効果的ですが，カウンター間に声と視覚を遮るパーティションを設けたり，待合いすとカウンター配置に角度をつける，BGMを利用して会話を聞こえにくくする──などの対策も有効です。薬局の規模や状況に応じ，限られた環境の中で最善の効果が得られるよう工夫してください。

Q034 患者にお茶やコーヒーを無料で提供してもよいのでしょうか。

» A

　保険薬局の待合室で，飲み物を無料で提供しているケースを見かけます。調剤された医薬品をすぐに服用する患者のために，冷水を用意することもありますので，必ずしもそのような行為が禁止されているわけではありません。直に提供されている飲み物が，いわゆる嗜好を目的とした喫茶ではなく，のどの渇きをいやしたり服薬するための飲料水として一般的に見て常識の範囲内であれば問題はないと判断できます。

　最近では，その提供する飲み物も多種多様になり，コーヒー，紅茶といったものまで提供しているケースもあるようですが，そもそも待合室で飲み物を提供する目的は何かという原点に立ち返れば，おのずとその範囲が限定されるでしょう。薬局サービスの差別化は，薬剤師が行う専門知識に基づいたさまざまなサービスにより行われるものです。もしこうした飲み物の提供を薬局サービスの差別化と考える薬剤師がいるとしたら，本末転倒といってもよいでしょう。

Q 035 患者に無償でティッシュなどのサービス品を提供してもよいのでしょうか。

» A

　お茶やコーヒーを無料で提供することの是非と同じように，関係通知などで明らかに禁止されているわけではありませんが，**保険薬局としての機能と役割，さらに倫理や品位といった観点で考えると問題がある**といえます。

　サービスとして，ティッシュなどを提供する目的はいったい何でしょうか。お茶やコーヒーを無償で提供することと同じように，近隣の保険薬局との差別化を図りたいという理由から実施しているのであれば，不適切な行為と考えざるを得ないでしょう。

　もちろん，保険薬局の待合室において，かぜや花粉症などのために鼻の具合が悪い患者にティッシュを提供するという行為は差し支えないでしょう。

Q 036 医療安全体制はどうやってとったらよいのですか。

» A

　平成18年6月の「良質な医療を提供する体制の確立を図るための医療法等の一部を改正する法律」により，薬局は医療提供施設として明確に位置付けられました。この法改正に伴い，薬事法第9条の規定に基づき薬事法施行規則の一部が改正され，平成19年4月より**薬局における安全管理体制の整備が薬局開設者に義務付けられています**。また，平成21年6月の薬事法改正では，上記に併せて**「調剤された薬剤及び医薬品の情報提供等に関する指針と業務手順書」の整備が義務付けられました**。

　薬局における指針については，「薬局並びに店舗販売業及び配置販売業の業務を行う体制を定める省令」（表）で規定されています。日本薬剤師会では，「医療安全管理指針のモデル及び業務手順書の作成マニュアル」（平成19年3月版）に引き続き，すでに整備している指針及び手順書に情報提供等に関する項

表　薬局の業務体制に関する基準

薬局並びに店舗販売業及び配置販売業の業務を行う体制を定める省令
（昭和39年2月3日，厚生省令第3号，最終改正：平成29年10月5日，厚生労働省令第108号）

（薬局の業務を行う体制）
第1条　医薬品、医療機器等の品質，有効性及び安全性の確保等に関する法律（以下「法」という。）第5条第2号の規定に基づく厚生労働省令で定める薬局において調剤及び調剤された薬剤又は医薬品の販売又は授与の業務を行う体制の基準は，次に掲げる基準とする。

　　1～11　〈略〉
　　12　調剤の業務に係る医療の安全を確保するため，指針の策定，従事者に対する研修の実施その他必要な措置が講じられていること。
　　13　法第9条の4第1項，第4項及び第5項の規定による情報の提供及び指導その他の調剤の業務（調剤のために使用される医薬品の貯蔵に関する業務を含む。）に係る適正な管理を確保するため，指針の策定，従事者に対する研修の実施その他必要な措置が講じられていること。
　　14　医薬品を販売し，又は授与する薬局にあつては，法第36条の4第1項，第4項及び第5項並びに第36条の6第1項及び第4項の規定による情報の提供及び指導並びに法第36条の10第1項，第3項及び第5項の規定による情報の提供その他の医薬品の販売又は授与の業務（医薬品の貯蔵及び要指導医薬品又は一般用医薬品を販売し，又は授与する開店時間以外の時間における対応に関する業務を含む。）に係る適正な管理を確保するため，指針の策定，従事者に対する研修（特定販売を行う薬局にあつては，特定販売に関する研修を含む。）の実施その他必要な措置が講じられていること。
2　前項第12号から第14号までに掲げる薬局開設者が講じなければならない措置には，次に掲げる事項を含むものとする。
　　1　医薬品の使用に係る安全な管理（以下「医薬品の安全使用」という。）のための責任者の設置
　　2　従事者から薬局開設者への事故報告の体制の整備
　　3　医薬品の貯蔵設備を設ける区域に立ち入ることができる者の特定
　　4　医薬品の安全使用並びに調剤された薬剤及び医薬品の情報提供及び指導のための業務に関する手順書の作成及び当該手順書に基づく業務の実施
　　5　調剤及び医薬品の販売又は授与の業務に係る適正な管理のための業務に関する手順書の作成及び当該手順書に基づく業務の実施
　　6　薬剤師不在時間がある薬局にあつては，薬剤師不在時間における薬局の適正な管理のための業務に関する手順書の作成及び当該手順書に基づく業務の実施
　　7　医薬品の安全使用並びに調剤された薬剤及び医薬品の情報提供及び指導のために必要となる情報の収集その他調剤の業務に係る医療の安全及び適正な管理並びに医薬品の販売又は授与の業務に係る適正な管理の確保を目的とした改善のための方策の実施
※注
・法第9条の4第1項，第4項および第5項は，調剤された薬剤の情報提供と相談応需に関するもの。

> ・法第36条の4第1項，第4項及び第5項は，薬局医薬品の情報提供と相談応需に関するもの。
> ・法第36条の6第1項と第4項は，要指導医薬品の情報提供と相談応需に関するもの。
> ・法第36条の10第1項は第1類医薬品の情報提供，第3項は第2類医薬品の情報提供，第5項は一般用医薬品の相談応需に関するもの。

目を補完するためのモデル（「調剤された薬剤及び医薬品の情報提供等のための業務に関する指針・業務手順書の作成にあたって」平成26年5月改訂版）を公表しています。また，偽造医薬品の流通防止の観点から，厚生労働科学特別研究の報告書として，業務手順書に盛り込むべき事項を整理した「医薬品の安全使用のための業務手順書」作成マニュアル（平成30年改訂版）」が公表されています。これを受けて日本薬剤師会では，「医薬品の安全使用のための業務手順書」作成マニュアル（薬局版）（令和2年改訂版）を公表しています。

　薬局の指針として求められている要素を整理すると下記のようになります。

1. 医療安全に関するもの

①調剤の業務に係る医療の安全を確保するための指針の策定

②調剤の業務に係る医療の安全を確保するための従事者に対する研修の実施

③医薬品の安全使用のための責任者の設置

④従事者から薬局開設者への事故報告体制の整備

⑤医薬品の安全使用に関する手順書の作成および当該手順書に基づく業務の実施

⑥医薬品の安全使用のために必要となる情報の収集

⑦調剤業務に係る医療の安全および適正な管理の確保を目的とした改善のための方策の実施

2. 情報提供に関連するもの

①調剤された薬剤の情報提供および薬学的知見に基づく指導に関する指針の策定

②調剤の業務に係る適正な管理を確保するための指針の策定

③調剤された薬剤の情報提供および薬学的知見に基づく指導に関する従事者に対する研修の実施

④調剤の業務に係る適正な管理を確保するための従事者に対する研修の実施

⑤一般用医薬品の情報提供および薬局医薬品と要指導医薬品の情報提供およ

び薬学的知見に基づく指導に関する指針の策定

⑥医薬品の販売または授与の業務に係る適正な管理を確保するための指針の策定

⑦一般用医薬品の情報提供および薬局医薬品と要指導医薬品の情報提供および薬学的知見に基づく指導に関する従事者に対する研修の実施

⑧医薬品の販売または授与の業務に係る適正な管理を確保するための従事者に対する研修の実施

⑨調剤された薬剤および医薬品の情報提供のための業務に関する手順書の作成および当該手順書に基づく業務の実施

⑩調剤された薬剤および医薬品の情報提供および薬学的知見に基づく指導のため必要となる情報の収集

⑪医薬品の販売または授与の業務に係る適正な管理の確保を目的とした改善のための方策の実施

また，平成29年10月には，同1月に発生した医療用医薬品の偽造品問題を受け，医薬品の偽造品の流通防止に向けた対策などについても業務手順書の作成など必要な措置を講じることが義務付けられました。

前述の業務手順書の作成マニュアルおよびモデルでは，①医薬品の採用，②医薬品の購入，③医薬品の陳列及び保管管理，④情報提供を行う場所，⑤情報提供および薬学的知見に基づく指導の在り方，⑥販売時の対応，⑦販売後の対応，⑧医薬品情報等の収集と活用，⑨従事者に対する教育・研修，⑩事故発生時の対応，⑪他施設との連携，⑫手順書の見直し――などについて基本的な事例や留意点が示されています。それぞれの薬局において各業務内容の自己評価を行い，安全性の確保とさらなるレベル向上を目指した業務手順の作成に努めてください。そして，業務手順書に規定する内容は，実際の業務に沿ったものとし，適切に実施することが必要です。

さらに医薬品安全管理責任者は，その実施状況について定期的な確認を行い，必要に応じた業務手順の改定および開設者に意見を申し述べることが求められます。医療安全管理指針および業務手順書は，形式的に設置するだけでは意味がありません。薬剤師が手間と時間をかけ，その策定に知恵を絞るプロセスがあってこそ，その本来の意義を果たすことができます。指針や手順書の策定を形式的な義務と考えず，業務改善のチャンスと捉えて取り組むことができれば，薬局業務の品質向上に極めて有用な機能を果たすものになるでしょう。

構造・設備

Q037

調剤済みの処方箋や薬歴が増え過ぎてしまい，薬局内の保管スペースが足りなくなり困っています。薬局以外の場所に保存することはできますか。また，調剤録や薬歴についてはどうなのでしょうか。

≫ A

一定の基準を満たす場合には，紙媒体もしくは電子媒体による外部保存が認められています。

薬剤師法では，調剤した薬剤師に対し，調剤済み処方箋および調剤録について3年間の保管を義務付けています（保険処方箋と保険調剤録も同様）。また，調剤報酬点数表の調剤管理料では，患者ごとに作成した薬剤服用歴の記録（薬歴）を「必要に応じ直ちに参照できる」，「最終記入の日から起算して3年間保存する」ことが算定要件とされています。

最近は，電子薬歴システムの普及により，薬歴については保管スペースの効率化が図られつつありますが，紙媒体である調剤済み処方箋については，保管スペースの確保に頭を悩ませている薬局も多いようです。

医療機関の診療録等についてはすでに外部保存が認められていましたが，薬局における調剤済み処方箋と調剤録の取り扱いについては，薬局以外の場所で保存することの是非が明確にされていませんでした。そのような状況を鑑み，厚生労働省は平成25年3月25日付で，調剤済み処方箋と調剤録（いずれも健康保険法に係るものを含む）についても一定の基準を満たす場合には外部保存を認める旨を通知しました（表）。

調剤済み処方箋および調剤録の外部保存を行うには，「紙媒体」または「電子媒体」という2つの方法がありますが，いずれもそれぞれ一定の基準を満たしている場合に限り認められています。

紙媒体のままで外部保存を行う場合には，①必要に応じて直ちにそれらが利用できる体制を確保すること，②個人情報の保護が担保されること（個人情報保護法等の遵守），③薬局の責任において行い，事故などが発生した場合の責任の所在を明確にしておくこと——などの基準を満たすことが必要です。

一方，電子媒体により外部保存を行う場合には，①真正性，見読性および保存性が確保されていなければならないこと，②電気通信回線を通じて外部保存を行う場合には，保存に係る情報処理機器が安全な場所に置かれるものである

表　調剤済み処方箋，調剤録の外部保存について

第1　外部保存を認める記録等
　1～7　〈略〉
　8　薬剤師法第27条に規定されている調剤済みの処方せん
　9　薬剤師法第28条に規定されている調剤録
　10～13　〈略〉
　14　保険薬局及び保険薬剤師療養担当規則第6条に規定されている調剤済みの処方
　　せん及び調剤録
　15～17　〈略〉
　18　高齢者の医療の確保に関する法律の規定による療養の給付の取扱い及び担当
　　に関する基準第28条に規定されている調剤済みの処方せん及び調剤録

第2　診療録等の外部保存を行う際の基準
　1　電子媒体により外部保存を行う場合
　　(1)　「民間事業者等が行う書面の保存等における情報通信の技術の利用に関する
　　　法律等の施行等について」第2(3)に掲げる基準（第1に掲げる記録の真正
　　　性，見読性及び保存性の確保をいう）を満たさなければならないこと。
　　(2)　電気通信回線を通じて外部保存を行う場合にあっては，保存に係るホストコ
　　　ンピュータ，サーバ等の情報処理機器が医療法第1条の5第1項に規定する病
　　　院又は同条第2項に規定する診療所その他これに準ずるものとして医療法人等
　　　が適切に管理する場所，行政機関等が開設したデータセンター等，及び医療機
　　　関等が民間事業者等との契約に基づいて確保した安全な場所に置かれるもので
　　　あること。
　　　　なお，当該電気通信回線を通じて行う外部保存を委託する医療機関等におい
　　　ては，「医療情報システムの安全管理に関するガイドライン」，受託する民間事
　　　業者等においては，「医療情報を受託管理する情報処理事業者向けガイドライ
　　　ン」，さらにASP・SaaSを利用する事業者の場合においては，「ASP・SaaS
　　　における情報セキュリティ対策ガイドライン」及び「ASP・SaaS事業者が医
　　　療情報を取り扱う際の安全管理に関するガイドライン」が遵守されることが前
　　　提条件であること。
　　　　なお，上記ガイドラインについては，必要に応じて見直しが行われるため留
　　　意すること。
　　(3)　個人情報の保護に関する法律（以下「個人情報保護法」）等を遵守する等に
　　　より，患者のプライバシー保護に十分留意し，個人情報の保護が担保されるこ
　　　と。
　　(4)　外部保存は，診療録等の保存の義務を有する病院，診療所等の責任において
　　　行うこと。また，事故等が発生した場合における責任の所在を明確にしておく
　　　こと。

　2　紙媒体のままで外部保存を行う場合
　　(1)　第1に掲げる記録が診療の用に供するものであることにかんがみ，必要に応
　　　じて直ちに利用できる体制を確保しておくこと。

構造・設備

89

(2)　個人情報保護法等を遵守する等により，患者のプライバシー保護に十分留意
　　　　し，個人情報の保護が担保されること。
　(3)　外部保存は，診療録等の保存の義務を有する病院，診療所等の責任において
　　　　行うこと。また，事故等が発生した場合における責任の所在を明確にしておく
　　　　こと。

第3　電子媒体により外部保存を行う際の留意事項
　1　外部保存を行う病院，診療所等の管理者は運用管理規程を定め，これに従い実
　　施すること。
　2　1の運用管理規程の作成にあたっては，「民間事業者が行う書面の保存等におけ
　　る情報通信の技術の利用に関する法律等の施行等について」の第三に掲げられて
　　いる事項を定めること。

（診療録等の保存を行う場所について，平成14年3月29日，医政発0329003号・保発0329001号，
　　　　　　　　　　　　　　　　　　　　　　　　　　　　最終改正：平成25年3月25日）

こと，③個人情報の保護が担保されること（個人情報保護法等の遵守），④薬
局の責任において行い，事故などが発生した場合の責任の所在を明確にしてお
くこと――といった厳しい基準を満たすとともに，外部保存を行う薬局の管理
者は運用管理規程を定め，これに従って実施することが求められています。

Q038　電子薬歴を導入したいと思っています。どんなことに気を付けなければいけないのでしょうか。

≫ A

　薬歴は，薬剤師が医薬品の適正使用に関与するうえで最も重要な道具です。
パーソナルコンピュータの普及や通信環境の整備・向上などにより，薬剤師業
務を支援する機能が充実した電子薬歴が普及しています。しかし，薬歴の管理
方法を紙媒体から電子媒体に切り替えることは必ずしも容易ではありません。
電子化を行う場合は，**明確な目的意識と基本的な要件の理解が必要**です。

　薬歴の質は，薬剤師が行った業務内容を適切に記録することで決定されま
す。コンピュータは，取り扱い可能な情報量が多く，入力，記録，整理，検
索，出力する機能にも優れていますので，薬歴を効率的に管理することに大き

表　電子薬歴を利用する際に求められる基本的な要件

1. 自己責任
   説明責任：システムが基準を満たしていることを第三者に説明する責任
   管理責任：システムの運用面の管理を当該施設が行う責任
   改善責任：定期的に見直し，必要に応じて改善を行う責任
2. 基準
   真正性：記録時間・記録者の明確化，上書き書き換えの禁止等
   見読性：必要に応じて，容易な見読や印刷ができること等
   保存性：法令に定める期間の保存，バックアップ等
3. 留意事項
   運用管理規程の制定
   患者のプライバシー保護

構
造
・
設
備

　な力を発揮します。しかし，単なる省力化が目的であったり，入力情報の内容が不足してしまうようであれば，その導入がむしろマイナスになることもあり得ます。電子薬歴の導入に際しては，薬歴の質を向上させるという目的意識を持つことが重要であり，そのために必要なシステム選択，運用の設計，準備を整えることが肝要です。**特に，管理・運用の方法については，システム会社だけに依存せず，薬局開設者ならびに薬剤師自身が十分検討する必要があります。**

　また，薬歴は，保存媒体に関する法律上の規定はありませんが，調剤を行うたびに即時参照でき，必要に応じて新たな情報を追記することが求められる記録であり，個人情報保護の観点からも，媒体の種類の違いに関係なく，適切かつ厳重な管理が求められます。特に，電子薬歴の導入・運用にあたっては，「医療情報システムの安全管理に関するガイドライン 第6.0版」（令和5年5月，厚生労働省）の内容を十分把握し，薬局において定めた運用管理規定に従って適切な運用に努めてください（表）。

標示・掲示

Q039

保険薬局で標示・掲示しなければならないものについて教えてください。

>> A

保険薬局には，さまざまな法律に基づき，その機能，提供するサービス，費用などの情報を標示もしくは掲示することが求められています。近年，その種類が多岐にわたっており，わかりにくいかもしれませんが，必要な情報を確実に掲示することが求められます。

また，保険薬局は，施設内外の限られたスペースに多種類の物を掲示しなければなりません。情報の内容や目的に応じて，適切な場所となるよう心がけましょう。

薬局の内側および外側に標示・掲示しなければならない主なものを一覧にまとめてみましたので，参考にしてください（表）。

表 薬局に標示・掲示が必要なもの

標示または掲示内容	薬局内	薬局外	根拠法令，通知など
薬局開設の許可証	○		・薬機法施行規則（第3条）
薬局の管理および運営に関する事項 ・許可の区分の別 ・薬局開設者の氏名または名称その他の薬局開設の許可証の記載事項 ・薬局の管理者の氏名 ・当該薬局に勤務する薬剤師または登録販売者の別，その氏名および担当業務 ・取り扱う要指導医薬品および一般用医薬品の区分 ・当該薬局に勤務する者の名札等による区別に関する説明 ・営業時間，営業時間外で相談できる時間および営業時間外で医薬品の購入または譲り受けの申込みを受理する時間 ・相談時および緊急時の電話番号その他連絡先	○		・薬機法施行規則（第15条の15）
要指導医薬品および一般用医薬品の販売に関する制度に関する事項 ・要指導医薬品および第1類～第3類医薬品の定義およびこれらに関する解説 ・要指導医薬品および第1類～第3類医薬品の表示に関する解説 ・要指導医薬品および第1類～第3類医薬品の情報の提供および指導に関する解説 ・指定第2類医薬品の陳列等に関する解説 指定第2類医薬品の禁忌を確認することおよび指定第2類医薬品の使用について薬剤師または登録販売者に相談することを勧める旨 ・要指導医薬品および一般用医薬品の陳列に関する解説 ・医薬品による健康被害の救済に関する制度に関する解説 ・個人情報の適正な取り扱いを確保するための措置 ・その他必要な事項	○		
保険薬局である旨		○	・保険医療機関及び保険薬局の指定並びに保険医及び保険薬剤師の登録に関する省令（第7条）
調剤報酬点数表の一覧など	○		・調剤報酬点数表通則

（次頁に続く）

標示・掲示

標示または掲示内容	薬局内	薬局外	根拠法令，通知など
服薬管理指導料に関する事項	○		
調剤報酬点数表に基づき地方厚生（支）局長に届け出た事項に関する事項 〈厚生労働大臣が定める施設基準〉			・保険薬局及び保険薬剤師療養担当規則（第2条の4） ・高齢者の医療の確保に関する法律の規定による療養の給付等の取扱い及び担当に関する基準（第25条の4） ・療担規則及び薬担規則並びに療担基準に基づき厚生労働大臣が定める掲示事項等（第13） ・特掲診療料の施設基準等及びその届出に関する手続きの取扱いについて（令6.3.5.保医発0305第6号） ・医療費の内容の分かる領収証及び個別の診療報酬の算定項目の分かる明細書の交付について（令6.3.5.保発第0305第11号）
調剤基本料（1〜3，特別調剤基本料A）	○		
調剤基本料1の特例除外（医療資源の少ない地域）	○		
地域支援体制加算	○		
（主な具体的事項）			
・夜間・休日を含む時間帯の対応体制（電話番号等）		○	
・在宅患者訪問薬剤管理指導を行う旨	○	○	
連携強化加算	○		
後発医薬品調剤体制加算	○		
（具体的事項）			
・後発医薬品調剤の積極的な対応	○	○	
・当該加算を算定している旨	○		
在宅薬学総合体制加算	○		
医療DX推進体制整備加算	○	ウェブ	
無菌製剤処理加算	○		
医療情報取得加算	○	ウェブ	
特定薬剤管理指導加算2	○		
かかりつけ薬剤師指導料，かかりつけ薬剤師包括管理料	○		
服用薬剤調整支援料2	○		
在宅患者医療用麻薬持続注射療法加算	○		
在宅中心静脈栄養法加算	○		
〈その他〉			
在宅患者訪問薬剤管理指導料	○		
明細書の無償交付に関する事項	○		
開局時間	○	○	・調剤報酬点数表（時間外加算等，夜間・休日等加算）
夜間・休日等加算の対象日，受付時間帯	○		
取扱可能な公費負担医療	○		・各種公費負担医療根拠法 ・労働者災害補償保険法施行規則（第11条第3項）
労災指定薬局の標札	○		
患者の希望に基づくサービスの内容，料金	○		・「療担規則及び薬担規則並びに療担基準に基づき厚生労働大臣が定める掲示事項等」及び「保険外併用療養費に係る厚生労働大臣が定める医薬品等」の実施上の留意事項について」（第7）（平18.3.13.保医発第0313003号） ・療養の給付と直接関係ないサービス等の取扱いについて（平17.9.1.保医発第0901002号）
・患者の希望に基づく内服薬の一包化，甘味剤等の添加，服薬カレンダーの提供			
療養の給付と直接関係ないサービス等の内容，料金	○		
・在宅医療に係る交通費			
・薬剤の容器代等			
・禁煙補助剤の調剤（治療中の疾病・負傷に対するもの以外）			
・患家等への薬剤の持参料及び郵送代			
・日本語を理解できない患者に対する通訳料			
長期収載品の調剤に係る選定療養	○	ウェブ	
個人情報の利用目的	○		・個人情報保護法

注）具体的な掲示場所の指定がない場合は，原則として薬局の内側に○印をつけている。

Q040 標示や掲示とは，どこでも構わないのですか。

》 A

　保険薬局に標示もしくは掲示するよう求められている内容は，患者に理解してもらうためのものです。したがって，掲示さえしてあればどこでも構わないというものではありません。

　薬局内の掲示可能なスペースは限られていると思いますが，薬歴や施設基準などをはじめとする事項について，患者にその意味や意義を少しでも理解してもらえるよう，わかりやすい内容となるよう工夫するとともに，薬局内の見やすい場所に掲示することを心がけてください。

　また，開局時間や時間外の処方箋応需体制のように患者にとって欠かせない情報は，調剤報酬点数の要件で求められているか否かにかかわらず掲示しておくべきでしょう。保険薬局および保険薬剤師には，医薬分業制度を通じた医薬品の適正使用に向け，「かかりつけ薬剤師」，「かかりつけ薬局」としての機能を発揮することが期待されています。

Q041 保険調剤に関すること以外に，掲示しなければならない費用の情報とは何ですか。

》 A

　保険給付と直接関係ないサービスとして，在宅医療に係る交通費，薬剤の容器代，禁煙補助剤の調剤（治療中の疾病に対するもの以外），患家等への薬剤の持参料および郵送代，日本語を理解できない患者に対する通訳料については，患者から費用徴収することが認められています（表1）。

　ただし，その際には，保険薬局内の見やすい場所にサービス内容および料金をわかりやすく掲示しておかなければなりません。そして，実際の費用徴収に当たっては，患者にその内容を明確かつ懇切に説明し，同意を確認のうえで徴収するとともに（同意の確認は，サービスの内容・料金を明示した文書に患者

表1　療養の給付と直接関係ないサービス

| 療養の給付と直接関係ないサービス等の取扱いについて |

（平成17年9月1日，保医発第0901002号，最終改正：令和6年3月21日，保医発0321第5号）

1　費用徴収する場合の手続について

　　療養の給付と直接関係ないサービス等については，社会保険医療とは別に提供されるものであることから，もとより，その提供及び提供に係る費用の徴収については，関係法令を遵守した上で，保険医療機関等と患者の同意に基づき行われるものであるが，保険医療機関等は，その提供及び提供に係る費用の徴収に当たっては，患者の選択に資するよう次の事項に留意すること。

（1）保険医療機関等内の見やすい場所，例えば，受付窓口，待合室等に費用徴収に係るサービス等の内容及び料金について患者にとって分かりやすく掲示しておくこと。なお，掲示の方法については，「『療担規則及び薬担規則並びに療養基準に基づき厚生労働大臣が定める掲示事項等』及び『保険外併用療養費に係る厚生労働大臣が定める医薬品等』の制定に伴う実施上の留意事項について」（平成18年3月13日保医発第0313003号）第1の2（5）に示す掲示例によること。

（2）（1）の掲示事項については，原則として，ウェブサイトに掲載しなければならないこと。ただし，自ら管理するホームページ等を有しない場合については，この限りではない。なお，ウェブサイトへの掲載について，令和7年5月31日までの間，経過措置を設けている。

（3）患者からの費用徴収が必要となる場合には，患者に対し，徴収に係るサービスの内容や料金等について明確かつ懇切に説明し，同意を確認の上徴収すること。この同意の確認は，徴収に係るサービスの内容及び料金を明示した文書に患者側の署名を受けることにより行うものであること。ただし，この同意書による確認は，費用徴収の必要が生じるごとに逐次行う必要はなく，入院に係る説明等の際に具体的な内容及び料金を明示した同意書により包括的に確認する方法で差し支えないこと。なお，このような場合でも，以後別途費用徴収する事項が生じたときは，その都度，同意書により確認すること。

　　　また，徴収する費用については，社会的にみて妥当適切なものとすること。

（4）患者から費用徴収した場合は，他の費用と区別した内容のわかる領収証を発行すること。

（5）なお，「保険（医療）給付と重複する保険外負担の是正について」及び「『療担規則及び薬担規則並びに療担基準に基づき厚生労働大臣が定める掲示事項等』及び『保険外併用療養費に係る厚生労働大臣が定める医薬品等』の制定に伴う実施上の留意事項について」に示したとおり，「お世話料」「施設管理料」「雑費」等の曖昧な名目での費用徴収は認められないので，改めて留意されたいこと。

2　療養の給付と直接関係ないサービス等

　　療養の給付と直接関係ないサービス等の具体例としては，次に掲げるものが挙げられること。

（1）日常生活上のサービスに係る費用　〈略〉

（2）公的保険給付とは関係のない文書の発行に係る費用　〈略〉

（3）診療報酬点数表上実費徴収が可能なものとして明記されている費用

　　ア　在宅医療に係る交通費

　イ　薬剤の容器代　等

(4)　医療行為ではあるが治療中の疾病又は負傷に対するものではないものに係る費用

　ア〜イ　〈略〉

　ウ　禁煙補助剤の処方（ニコチン依存症管理料の算定対象となるニコチン依存症（以下「ニコチン依存症」という。）以外の疾病について保険診療により治療中の患者に対し，スクリーニングテストを実施し，ニコチン依存症と診断されなかった場合であって，禁煙補助剤を処方する場合に限る。）

　エ　〈略〉

(5)　その他

　ア　保険薬局における患家等への調剤した医薬品の持参料及び郵送代

　イ　〈略〉

　ウ　日本語を理解できない患者に対する通訳料

　エ〜サ　〈略〉

3　療養の給付と直接関係ないサービス等とはいえないもの

　療養の給付と直接関係ないサービス等とはいえないものとしては，具体的には次に掲げるものが挙げられること。

(1)　手技料等に包括されている材料やサービスに係る費用

　ア　入院環境等に係るもの

　　（例）〈中略〉在宅療養者の電話診療，医療相談，〈中略〉　等

　イ　材料に係るもの

　　（例）衛生材料代（ガーゼ代，絆創膏代等），〈中略〉医療機関が提供する在宅医療で使用する衛生材料等，医師の指示によるスポイト代，散剤のカプセル充填のカプセル代，一包化した場合の分包紙代及びユニパック代　等

　ウ　サービスに係るもの

　　（例）〈中略〉インターネット等より取得した診療情報の提供，食事時のとろみ剤やフレーバーの費用　等

(2)　〈略〉

(3)　新薬，新医療機器，先進医療等に係る費用

　ア　医薬品，医療機器等の品質，有効性及び安全性の確保等に関する法律（昭和35年法律第145号）上の承認前の医薬品・医療機器（治験に係るものを除く。）

　イ　適応外使用の医薬品（評価療養を除く。）

　ウ　〈略〉

4　その他

　上記1から3までに掲げる事項のほか，費用徴収する場合の具体的取扱いについては，「保険（医療）給付と重複する保険外負担の是正について」及び「『療担規則及び薬担規則並びに療担基準に基づき厚生労働大臣が定める掲示事項等』及び『保険外併用療養費に係る厚生労働大臣が定める医薬品等』の制定に伴う実施上の留意事項について」を参考にされたい。

　　〈以下，略〉

側の署名を受けることにより行う），他の費用と区別した内容のわかる領収証を発行してください。

また，保険給付と直接関係ないサービスとは少し違いますが，**患者の希望に基づく内服薬の一包化（治療上の必要性がない場合）と，患者の希望に基づく甘味剤等の添加（治療上の必要性がなく，かつ，治療上問題がない場合）**については，患者から費用徴収しても差し支えないことになっています。その場合は，前述の保険給付と直接関係ないサービスの取り扱いに準じて行うこととされていますので，必要に応じてサービス内容および料金の掲示をしてください（表2）。

　医薬分業が進展し，患者が費用面について関心を持つケースが多くなっています。掲示義務のある事項はもちろんですが，少しでも患者に理解してもらえるよう，それぞれの保険薬局でいろいろ工夫をしてみてはいかがでしょうか。

表2　患者の希望に基づくサービス

「療担規則及び薬担規則並びに療担基準に基づき厚生労働大臣が定める掲示事項等」及び「保険外併用療養費に係る厚生労働大臣が定める医薬品等」の実施上の留意事項について

　　（平成18年3月13日，保医発第0313003号，最終改正：令和6年3月27日，保医発0327第10号）

第7　医薬品の使用に係る厚生労働大臣が定める場合（掲示事項等告示第7関係）
　1　保険医について，第6に規定する医薬品以外の医薬品の使用が認められる場合は，厚生労働大臣の定める評価療養，患者申出療養及び選定療養第1条第4号に掲げる療養に係る医薬品を使用する場合又は厚生労働大臣の定める先進医療及び患者申出療養並びに施設基準第3項各号に掲げる先進医療に係る薬物を使用する場合であること。
　2　1のほか，他医薬品の使用等に関し留意すべき事項は以下のとおりであること。
　（1）〈略〉
　（2）〈略〉
　（3）保険薬局において，患者の希望に基づき次の①から③までに定めるサービスを提供した場合には，当該サービスについて，患者からその費用を徴収しても差し支えないものとすること。ただし，患者から費用を徴収する場合には，「療養の給付と直接関係ないサービス等の取扱いについて」に定める手続きを経る必要があるものであること。
　　①　患者の希望に基づく内服薬の一包化（治療上の必要性がない場合に限る。）
　　　ア　一包化とは，服用時点の異なる2種類以上の内服用固形剤又は1剤であっても3種類以上の内服用固形剤が処方されているとき，その種類にかかわらず服用時点毎に一包として患者に投与することであること。なお，一包化に当たっては，錠剤等は直接の被包から取り出した後行うものであること。
　　　イ　治療上の必要性の有無について疑義がある場合には，処方箋を交付した医師に確認すること。

　ウ　患者の服薬及び服用する薬剤の識別を容易にすること等の観点から，錠
　　剤と散剤を別々に一包化した場合，臨時の投薬に係る内服用固形剤とそれ
　　以外の内服用固形剤を別々に一包化した場合等は，その理由を調剤録に記
　　載すること。
②　患者の希望に基づく甘味剤等の添加（治療上の必要性がなく，かつ，治療
　上問題がない場合に限る。）
　　治療上の必要性及び治療上の問題点の有無について疑義がある場合には，
　処方箋を交付した医師に確認すること。
③　患者の希望に基づく服薬カレンダー（日付，曜日，服用時点等の別に薬剤
　を整理することができる資材をいう）の提供

Q042 健康サポート薬局であることを表示する場合，何か手続きは必要ですか。

》A

　あらかじめ，都道府県等への届出が必要です。

　健康サポート薬局とは，「かかりつけ薬剤師・薬局の基本的な機能に加え，国民による主体的な健康の保持増進を積極的に支援する機能を備えた」薬局であるとして，薬機法に位置付けられています（表1）。

表1　健康サポート薬局に関する申請等について

（開設の申請）
第1条　医薬品，医療機器等の品質，有効性及び安全性の確保等に関する法律（以下「法」という。）第4条第2項の申請書は，様式第1によるものとする。
2　法第4条第2項第6号の厚生労働省令で定める事項は，次のとおりとする。
　1〜4　〈略〉
　5　健康サポート薬局（患者が継続して利用するために必要な機能及び個人の主体
　　的な健康の保持増進への取組を積極的に支援する機能を有する薬局をいう。以下
　　同じ。）である旨の表示の有無
（変更の届出）
第16条の2　法第10条第2項の厚生労働省令で定める事項は，次のとおりとする。
　1〜4　〈略〉
　5　健康サポート薬局である旨の表示の有無

（薬機法施行規則，昭和36年2月1日，厚生省令第1号）

表2　健康サポート薬局について（関連通知）

第2　改正及び制定の内容について
1　改正省令関係
　（1）健康サポート薬局の表示に係る届出について（改正省令による改正後の医薬
　　品，医療機器等の品質，有効性及び安全性の確保等に関する法律施行規則（昭
　　和36年厚生省令第1号。以下「規則」という。）第1条，第16条の2関係）
　　①　薬局開設者は，健康サポート薬局である旨の表示をするときは，あらかじ
　　　め，その薬局の所在地の都道府県知事（その所在地が地域保健法（昭和22年
　　　法律第101号）第5条第1項の政令で定める市（保健所設置市）又は特別区
　　　の区域にある場合においては，市長又は区長。）（以下「都道府県知事等」と
　　　いう。）に届出を行うこととしたこと。これに合わせ，規則様式第1について
　　　所要の改正をしたこと。
　　②　届出においては，その薬局が健康サポート薬局に関して厚生労働大臣が定
　　　める基準に適合するものであることを明らかにする書類（以下「届出書添付
　　　書類」という。）を添付することとしたこと。
　（2）健康サポート薬局の表示について（規則第11条の7，15条の11関係）薬局開
　　設者は，健康サポート薬局である旨を表示するときは，その薬局を健康サポー
　　ト薬局に関して厚生労働大臣が定める基準に適合するものとしなければならな
　　いこととしたこと。
　（3）健康サポート薬局の公表等について（規則第11条の4関係，規則別表第1関係）
　　①　健康サポート薬局の表示の有無は，医薬品，医療機器等の品質，有効性及
　　　び安全性の確保等に関する法律（昭和35年法律第145号。以下「法」とい
　　　う。）第8条の2の規定により，薬局開設者がその薬局の所在地の都道府県知
　　　事に報告等を行わなければならない事項とし，規則別表第1の第1の項第3
　　　号に追加したこと。
　　②　薬局開設者は，（1）の届出を行った後に健康サポート薬局である旨を表示
　　　するときを含め，健康サポート薬局である旨の表示の有無に変更が生じたとき
　　　は，法第8条の2第2項の規定により，速やかに，その薬局の所在地の都道
　　　府県知事に報告等を行わなければならないこととしたこと。

（医薬品，医療機器等の品質，有効性及び安全性の確保等に関する法律施行規則の一部を改正する省令
　の施行等について，平成28年2月12日・薬生発0212第5号）

　「健康サポート薬局」であることを表示するためには，厚生労働大臣が定め
る基準に適合していることを，あらかじめ当該薬局の所在地の都道府県知事
（地域保健法に基づく政令で定める市または特別区の場合は市長または区長）
へ届出を行っておくことが必要です（**表2**）。
　また，薬局機能情報提供制度による都道府県知事への報告事項にも該当しま
す。届出後に健康サポート薬局である旨の表示の有無に変更が生じた場合に
は，すみやかに都道府県知事へ報告などの手続きを行わなければなりません。

043

ポスターなど薬局内に掲示するものが増えて，スペースが
なくて困っています。例えば，電子掲示板を利用すること
はできるのでしょうか。

» A

内容の違いなどにより，可能なものとそうでないものがあるのではないで
しょうか。

現在，薬局では，行政や関係団体による法制度改正などに関する来局者向け
周知ポスター（健康保険制度に関する各種案内，公費負担医療に係る受給者証
の取り扱いなど）をはじめ，法令上の規定に基づき掲示することが求められて
いる当該薬局が提供するサービスに関する各種情報など，さまざまなものが掲
示されています。

しかし，薬局内の掲示スペースには限りがあるため，すべてを掲示できずに
困っているという声をよく聞きます。そのような理由から，掲示スペースの効
率化を図るよう電子掲示板やタブレット端末などを活用することについて質問
が寄せられることがありますが，その可否が示された通知などはありません。

電子掲示板のような電子機器を活用することの利点としては，例えば多くの
ポスターがある場合でも省スペース化が図れることが挙げられます。しかし，
電子掲示板の場合は常時表示されているわけではないことや，タブレット端末
は利用者本人しか閲覧することができないといった欠点があります。

特に法令上の規定に基づく掲示事項については，その趣旨や目的などを考え
ると，薬局内にいるすべての患者が常時かつ容易に確認できるようにしておく
ことが求められるのではないでしょうか。もしそうであるならば，そのような
事項を電子掲示板やタブレット端末で「掲示」することは，現時点では問題点
が多いと考えられます。

しかし，例えば行政や関係団体から周知を依頼されたポスターなどは，法令
上の規定に基づく掲示事項とは異なり，いわゆる「お知らせ」としての内容が
多いケースがほとんどです。そのような掲示物であれば，電子掲示板などの電
子機器の活用を検討することは可能ではないかと考えられます。

標示・掲示

「厚生労働大臣の定める掲示事項」について，薬局のウェ
ブサイトにも掲示する必要がありますか。

» A

　ウェブサイトを有している保険薬局においては，その必要があります。

　「デジタル原則」に基づき，薬局や医療機関における書面掲示事項について
インターネットでの閲覧を可能とすることが求められています。これは保険調
剤，保険診療の分野も例外ではありません。保険薬局の場合は，調剤基本料や
かかりつけ薬剤師指導料などの厚生労働大臣の定める施設基準に該当する項目
や（Q039参照），選定療養に係る事項について，薬局内の見やすい場所に掲示
しなければならないことと定められており，さらにこれらの事項をウェブサイ
トにも掲載する必要があります（表）。

　ただし，ウェブサイトへの掲載は，令和7年5月31日まで経過措置が設けら
れています。また，当該規定については，ウェブサイトを有しない保険薬局の
場合は対象とされていません。

表　ウェブサイトへの掲示に関する規定

保険薬局及び保険薬剤師療養担当規則 （昭和32年4月30日，厚生省令第16号）

（掲示）
第2条の4　保険薬局は，その薬局内の見やすい場所に，第4条の3第2項に規定する
　事項のほか，別に厚生労働大臣が定める事項を掲示しなければならない。
2　保険薬局は，原則として，前項の厚生労働大臣が定める事項をウェブサイトに掲載
　しなければならない。

（保険外併用療養費に係る療養の基準等）
第4条の3　保険薬局は，評価療養，患者申出療養又は選定療養に関して第4条第2項
　の規定による支払を受けようとする場合において，当該療養を行うに当たり，その
　種類及び内容に応じて厚生労働大臣の定める基準に従わなければならないほか，あ
　らかじめ，患者に対しその内容及び費用に関して説明を行い，その同意を得なけれ
　ばならない。
2　保険薬局は，その薬局内の見やすい場所に，前項の療養の内容及び費用に関する事
　項を掲示しなければならない。
3　保険薬局は，原則として，前項の療養の内容及び費用に関する事項をウェブサイト
　に掲載しなければならない。

申請・届出・更新

045 開局時間の規定や目安はあるのですか。

A

　保険薬局の開局時間や開局日（曜日）については，特に規定や制限はありません。しかし，地域の保険医療の一翼を担うという観点から，患者の「かかりつけ薬局」，「かかりつけ薬剤師」としての役割を果たすためには，保険薬局側の都合だけで開局時間・開局日を決めるべきではないでしょう。

　例えば，健康サポート薬局の届出基準では，地域の実情に応じて，①平日の営業日には連続して開局し（午前8時から午後7時までの時間帯に8時間以上開局していることが望ましい），かつ，②土曜日または日曜日には4時間以上開局していることとされています。また，調剤報酬点数の地域支援体制加算においても，ほぼ同様の要件が設けられていることからわかるように，保険薬局の開局時間や開局日を，特定の保険医療機関の診療時間や診療日のみに合わせることや，患者ニーズが高いにもかかわらず開局時間が極端に短いようなケースは患者のために対応している保険薬局であるとは考えられません。仮にそのようなことがあったとしたら，複数の保険医療機関を受診している患者はどうすればよいのでしょうか。受診する保険医療機関ごとに調剤を受ける保険薬局を替えなければならないのであれば，それは医薬分業のあるべき姿とは言い難いでしょう。

　地域事情や立地条件の違いなどにより，保険薬局の機能も異なると思いますが，地域における医薬品供給拠点として患者のためにどうあるべきか，「かかりつけ薬局」，「かかりつけ薬剤師」として果たすべき役割を十分考慮したうえで，開局時間や開局日を設定することが求められます。

　また，開局時間以外や閉局日においても，緊急時の患者からの求めに対応できるような体制を取ることが必要です。こうした開局時間および時間外の対応など薬局の体制に係る情報を，地域住民をはじめ医療・介護関係者に周知する

ことは重要であることから，令和6年度診療報酬改定では，薬局の体制に係る情報を地域の行政機関または薬剤師会などを通じて行っていることが地域支援体制加算・連携強化加算・在宅薬学総合体制加算の要件に加わりました。

046 開局時間や開局日を変更しました。届出は必要ですか。

» A

必要です。所在地の都道府県（保健所）だけでなく，管轄の地方厚生（支）局にも変更の届出を行ってください。

保険薬局は，薬機法上の「薬局」であるとともに，健康保険法上の「保険薬局」です。そのため，薬機法の規定に基づく手続きだけでなく，健康保険法の規定に基づく手続きも必要です。規定されている法律が異なるため，事務手続きが煩雑に感じるかもしれませんが，保険薬局である以上は適切な対応を行う責任があります。保険薬局の義務として，忘れないよう確実に届出を行ってください。

047 勤務する保険薬局が変わったら，何か手続きが必要ですか。

» A

保険薬剤師として必要な届出と，保険薬局として必要な届出がそれぞれあります。

1．保険薬剤師

保険薬剤師として登録しておけば，自ら登録の抹消を求めたり，不正行為などの理由から登録を取り消されない限り，改めて登録手続きの必要はありません。しかし，氏名や勤務先の都道府県が変更となった場合は，10日以内に変更前の地方厚生（支）局長あてに届出が必要です。

これを受けて地方厚生（支）局長は，新しい管轄の地方厚生（支）局長にその保険薬剤師の名簿の写しを送付します。そして，新しい管轄の地方厚生（支）局では，新しい登録名簿を公示するとともに，届出をした本人（保険薬剤師）に登録票を書き換えて交付することになっています（Q021参照）。

2. 保険薬局

保険薬局の開設者は，従事する保険薬剤師の異動や退職による変更が生じたら，都道府県（保健所）および管轄の地方厚生（支）局に，それぞれ届出が必要です。

特に，同一開設者が複数開設している保険薬局間で異動が生じたような場合には，変更の届出を忘れがちです。管理薬剤師の変更だけでなく，従事する保険薬剤師に変更が生じた場合にも，忘れずに届出を行ってください（Q008参照）。

Q048 勤務する保険薬局は同じなのですが，管理薬剤師になったら必要な手続きはありますか。

» A

薬剤師自身が行わなければならない手続きはありませんが，保険薬局の開設者は，管理薬剤師の変更の届出を行う必要があります。

薬剤師が勤務する薬局は同じであることから，つい忘れがちになってしまうかもしれませんが，薬局開設者として管理薬剤師に指定した場合には，管轄の地方厚生（支）局および都道府県（保健所）のそれぞれに，変更の届出を行う必要があります。

公費負担医療の種類によっては，同じように変更の届出が必要な場合もあるようですので，必要に応じて，事務手続きを担当する行政窓口にご確認ください。

また，調剤報酬点数の地域支援体制加算においては，管理薬剤師に関する人的要件が導入されています。

　ア　保険薬剤師として5年以上の薬局勤務経験
　イ　当該薬局に週32時間以上勤務
　ウ　当該薬局に継続して1年以上在籍（勤務）

管理薬剤師の変更に伴い要件を満たさなくなった場合は，地域支援体制加算の変更届（取り下げ）が必要となりますので注意してください。

Q049 派遣薬剤師が従事する場合も，保険薬局として必要な届出はあるのでしょうか。

» A

　派遣薬剤師が自ら行わなければならない手続きはありませんが，保険薬局の開設者としては，従事する保険薬剤師の異動が生じた場合と同じように，都道府県（保健所）および管轄の地方厚生（支）局へ変更の届出が必要です。
　なお，派遣薬剤師であっても，もちろん保険薬剤師として登録を受けていることが必要であることは言うまでもありません。

Q050 保険薬局になりました。それ以外に必要な届出について教えてください。

» A

　保険薬局であれば，健康保険法に基づく処方箋（保険処方箋）を取り扱うことが可能です。しかし，調剤報酬点数の調剤基本料をはじめ，地域支援体制加算や後発医薬品調剤体制加算等，地方厚生（支）局長への届出が必要な点数を算定する場合や公費負担医療制度に係る処方箋を取り扱うためには，あらかじめ，所定の手続きが必要です。
　保険請求を行ううえで，あらかじめ地方厚生（支）局長あてに届出が必要なこととしては，厚生労働大臣の定める施設基準（調剤基本料，特別調剤基本料A，地域支援体制加算，連携強化加算，後発医薬品調剤体制加算，在宅薬学総合体制加算，医療DX推進体制整備加算，無菌製剤処理加算，特定薬剤管理指導加算2，かかりつけ薬剤師指導料・かかりつけ薬剤師包括管理料，在宅患者医療用麻薬持続注射療法加算，在宅中心静脈栄養加算）に係る事項をはじめ，

在宅患者訪問薬剤管理指導の実施，保険外併用療養費（評価療養）に係る事項（薬価収載前の医薬品の投与，薬価収載医薬品の適用外使用に係る投与ほか）などが該当します。また，医薬品の妥結率が低い場合には薬価調査の障害となるため，妥結率が一定率以上を超えない保険薬局については調剤基本料の適正化が図られています。毎年4月1日から9月末日までの妥結状況を10月1日から11月末日までに地方厚生（支）局へ届出を行う必要があります。

また，公費負担医療制度に係る処方箋を取り扱うためには，各法律の規定に基づいて，あらかじめ都道府県や市区町村における申請手続が必要です。

Q051 調剤基本料や地域支援体制加算などのように地方厚生局への届出が必要とされている点数については，届出を行った後も継続して基準を満たしていれば，改めて届出を行うことは不要だと思うのですが，毎年8月1日の状況は報告しなければならないと聞きました。この報告は，届出とは違うのでしょうか。

>> **A**

点数の算定にあたり地方厚生（支）局長に届出を行った項目については，毎年8月1日時点の状況を確認して，その結果を報告しなければなりません。この報告は，届出の手続きとは異なるものです。

調剤報酬点数表は，健康保険法に基づき厚生労働大臣の指定を受けた薬局（保険薬局）が，所定の要件を満たした場合に算定することができます。ただし，調剤報酬点数の項目の中には，①厚生労働大臣が定める施設基準に適合しているものとして地方厚生（支）局長に届出を行った保険薬局でなければ算定することができないもの，または，②厚生労働大臣が定める保険薬局，または厚生労働大臣が定める施設基準を満たす保険薬局に該当する場合に算定するもの（算定のための届出は不要）──があります（表1）。

各点数の基準もしくは要件の具体的内容はここでは割愛しますが，①または②に該当するものであることについては，調剤報酬点数表（厚生労働省告示）で個別に規定されています（表2）。そして，当該規定に関する通知により，厚生労働大臣が定める施設基準に適合している，または，厚生労働大臣が定め

表1　調剤報酬の算定にあたり，あらかじめ地方厚生局への届出が必要な点数など

---

①厚生労働大臣が定める施設基準に適合しているものとして地方厚生（支）局長へ届出

- 調剤基本料1～3
- 特別調剤基本料A
- 医療資源の少ない地域に所在する保険薬局（調剤基本料の注1ただし書，処方箋集中率等の状況によらず例外的に調剤基本料1を算定）
- 地域支援体制加算
- 連携強化加算
- 後発医薬品調剤体制加算
- 在宅薬学総合体制加算
- 医療DX推進体制整備加算
- 無菌製剤処理加算
- 特定薬剤管理指導加算2（抗悪性腫瘍剤の注射かつ悪性腫瘍の治療に係る調剤）
- かかりつけ薬剤師指導料，かかりつけ薬剤師包括管理料
- 在宅患者医療用麻薬持続注射療法加算
- 在宅中心静脈栄養法加算

②厚生労働大臣が定める保険薬局，または厚生労働大臣が定める施設基準を満たす保険薬局

- 特別調剤基本料B（調剤基本料の注2）
- 未妥結減算（調剤基本料の注4）
- 後発医薬品減算（調剤基本料の注8）
- 調剤管理加算
- 医療情報取得加算
- 服薬管理指導料の特例（服薬管理指導料の注13，注14）
- 服用薬剤調整支援料2

る保険薬局であるとして，地方厚生（支）局長にあらかじめ届出を行った項目などについては，**毎年8月1日時点における基準の適合性を確認し，その結果について報告を行うことになっています**（表3）。

　この定時報告とは，「届出受理後の措置」の中で規定されているもので，「届出」の手続きとは異なるものです。定時報告にあたり，事前に地方厚生局から案内が送付されてくる地域もあるようですが，該当する保険薬局として毎年報告を行わなければならないことについては，忘れないよう気を付けてください。

表2　調剤報酬点数表における施設基準などに関する記載部分（一部）

区分00　調剤基本料（処方箋の受付1回につき）
1　調剤基本料1　45点
2　調剤基本料2　29点
3　調剤基本料3
　イ　24点
　ロ　19点
　ハ　35点
4　特別調剤基本料A　5点
注1　別に厚生労働大臣が定める施設基準に適合しているものとして地方厚生局長等に
　　　届け出た保険薬局において調剤した場合には，処方箋の受付1回につき，当該基準
　　　に係る区分に従い，それぞれ所定点数を算定する。ただし，別に厚生労働大臣が定
　　　める施設基準に適合しているものとして地方厚生局長等に届け出たものについて
　　　は，本文の規定にかかわらず，調剤基本料1により算定する。
　2　別に厚生労働大臣が定める保険薬局においては，注1本文の規定にかかわらず，
　　　特別調剤基本料Bとして，処方箋の受付1回につき3点を算定する。
〈以下，略〉

（調剤報酬点数表，令和6年3月5日，厚生労働省告示第57号，別表第3）

表3　届出事項に関する定時報告

第1　特掲診療料の施設基準等　〈略〉
第2　届出に関する手続き　〈略〉
第3　届出受理後の措置等
1　届出を受理した後において，届出の内容と異なった事情が生じ，当該施設基準を満
　　たさなくなった場合又は当該施設基準の届出区分が変更となった場合には，保険医療
　　機関又は保険薬局の開設者は届出の内容と異なった事情が生じた日の属する月の翌月
　　に変更の届出を行うものであること。〈以下，略〉
2，3　〈略〉
4　届出を行った保険医療機関又は保険薬局は，毎年8月1日現在で届出の基準の適合
　　性を確認し，その結果について報告を行うものであること。
5　〈略〉
6　届出事項については，被保険者等の便宜に供するため，地方厚生（支）局において閲
　　覧（ホームページへの掲載等を含む。）に供するとともに，当該届出事項を適宜とりま
　　とめて，保険者等に提供するよう努めるものとする。また，保険医療機関及び保険薬局に
　　おいても，保険医療機関及び保険医療養担当規則（昭和32年厚生省令第15号。以下
　　「療担規則」という。），高齢者の医療の確保に関する法律の規定による療養の給付等の
　　取扱い及び担当に関する基準（昭和58年厚生省告示第14号。以下「療担基準」とい
　　う。）及び保険薬局及び保険薬剤師療養担当規則（昭和32年厚生省令第16号）の規定
　　に基づき，院内の見やすい場所に届出内容の掲示を行うよう指導をするものであること。

（特掲診療料の施設基準等及びその届出に関する手続きの取扱いについて，
令和6年3月5日，保医発0305第6号）

Q052 「薬局機能情報提供制度」とは何ですか。

薬局開設者に対し，「医療を受ける者が薬局の選択を適切に行うために必要な情報」（すなわち，薬局機能情報）を都道府県に報告するよう義務付けているもので，これを受けて都道府県は住民・患者にわかりやすい形で情報を提供し，住民・患者による薬局の適切な選択を支援することを目的としている制度です。

「薬局機能情報提供制度」は，平成18年6月に公布された「良質な医療を提供する体制の確立を図るための医療法等の一部を改正する法律」により薬機法が一部改正され，同法第8条の2において規定されています（表1）。

薬局機能情報の内容としては，薬局の名称，薬局開設者，薬局の管理者などをはじめとする「管理，運営，サービス等に関する事項」や，認定薬剤師の種類・人数，無菌製剤処理，薬剤服用歴管理の実施の有無といった「提供サービ

表1　薬局機能情報提供制度

薬機法 （昭和35年8月10日，法律第145号）
（薬局開設者による薬局に関する情報の提供等）
第8条の2　薬局開設者は，厚生労働省令で定めるところにより，医療を受ける者が薬局の選択を適切に行うために必要な情報として厚生労働省令で定める事項を当該薬局の所在地の都道府県知事に報告するとともに，当該事項を記載した書面を当該薬局において閲覧に供しなければならない。
2　薬局開設者は，前項の規定により報告した事項について変更が生じたときは，厚生労働省令で定めるところにより，速やかに，当該薬局の所在地の都道府県知事に報告するとともに，同項に規定する書面の記載を変更しなければならない。
3　薬局開設者は，第1項の規定による書面の閲覧に代えて，厚生労働省令で定めるところにより，当該書面に記載すべき事項を電子情報処理組織を使用する方法その他の情報通信の技術を利用する方法であつて厚生労働省令で定めるものにより提供することができる。
4　都道府県知事は，第1項又は第2項の規定による報告の内容を確認するために必要があると認めるときは，市町村その他の官公署に対し，当該都道府県の区域内に所在する薬局に関し必要な情報の提供を求めることができる。
5　都道府県知事は，厚生労働省令で定めるところにより，第1項及び第2項の規定により報告された事項を公表しなければならない。

スや地域連携体制に関する事項」などです（表2）。それ以外の項目について
も，都道府県が独自に報告を求め，公表することが可能です。

　また，薬局開設者は，薬局機能情報を都道府県知事に報告するだけでなく，
これら事項を記載した書面を「当該薬局において閲覧に供しなければならない」
とされています。

　平成28年度からは，健康サポート薬局がスタートしています。「かかりつけ
薬局・薬剤師の基本的な機能に加えて，地域住民による主体的な健康の保持増
進を積極的に支援する機能を備えた薬局」を「健康サポート薬局」として薬機
法上に位置付け，告示に定める基準を満たし，都道府県知事等に届け出た薬局
は「健康サポート薬局」の表示を行うことができます（健康サポート薬局であ
る旨の表示の有無は，薬局機能情報提供制度による公表事項に含まれていま
す）。

　令和元年12月に公布された改正薬機法により，患者が自身に適した薬局を選
択できるように，一定の機能を有する薬局であるとしてそのことを表示できる
認定薬局制度（地域連携薬局，専門医療機関連携薬局）が設けられ，令和3年
8月から，薬局機能情報提供制度の項目に追加されています。

表2　薬局機能情報の内容（都道府県への報告事項）

薬機法施行規則 （昭和36年2月1日，厚生省令第1号）

　（薬局開設者の報告事項）

第11条の3　法第8条の2第1項の規定により，薬局開設者が当該薬局の所在地の都
　道府県知事に報告しなければならない事項は，別表第1のとおりとする。

別表第1（薬局開設者の報告事項―第11条の3関係）
　第1　管理，運営，サービス等に関する事項
　　1　基本情報
　　　（1）薬局の名称
　　　（2）薬局開設者
　　　（3）薬局の管理者
　　　（4）薬局の所在地
　　　（5）薬局の面積
　　　（6）店舗販売業の併設の有無
　　　（7）電話番号及びファクシミリ番号
　　　（8）電子メールアドレス
　　　（9）営業日
　　　（10）開店時間

（11）開店時間外で相談できる時間
　　　（12）健康サポート薬局である旨の表示の有無
　　　（13）地域連携薬局の認定の有無
　　　（14）専門医療機関連携薬局の認定の有無（有の場合は第10条の3第1項に
　　　　　規定する傷病の区分を含む。）
　　2　薬局へのアクセス
　　　（1）薬局までの主な利用交通手段
　　　（2）薬局の駐車場
　　　　（ⅰ）駐車場の有無
　　　　（ⅱ）駐車台数
　　　　（ⅲ）有料又は無料の別
　　　（3）ホームページアドレス
　　3　薬局サービス等
　　　（1）相談に対する対応の可否
　　　（2）相談できるサービスの利用方法
　　　（3）薬剤師不在時間の有無
　　　（4）対応することができる外国語の種類
　　　（5）障害者に対する配慮
　　　（6）車椅子の利用者に対する配慮
　　　（7）特定販売の実施
　　　　（ⅰ）特定販売を行う際に使用する通信手段
　　　　（ⅱ）特定販売を行う時間
　　　　（ⅲ）特定販売により販売を行う医薬品の区分
　　　（8）薬局製剤実施の可否
　　　（9）薬局医薬品の取扱品目数
　　　（10）要指導医薬品及び一般用医薬品の取扱品目数
　　　（11）健康増進法（平成14年法律第103号）第43条第6項に規定する特別
　　　　　用途食品の取扱いの有無
　　　（12）配送サービスの利用
　　　　（ⅰ）配送サービスの利用の可否
　　　　（ⅱ）配送サービスの利用方法
　　　　（ⅲ）配送サービスの利用料
　　4　費用負担
　　　（1）医療保険及び公費負担等の取扱い
　　　（2）電子決済による料金の支払の可否
　第2　提供サービスや地域連携体制に関する事項
　　1　業務内容，提供サービス
　　　（1）認定薬剤師（中立的かつ公共性のある団体により認定され，又はそれら
　　　　　と同等の制度に基づいて認定された薬剤師をいう。）の種類及び人数
　　　（2）健康サポート薬局に係る研修を修了した薬剤師の人数
　　　（3）登録販売者その他資格者の人数
　　　（4）薬局の業務内容
　　　　（ⅰ）無菌製剤処理に係る調剤の実施
　　　　　　イ　無菌製剤処理に係る調剤の実施の可否（他の薬局の無菌製剤室を
　　　　　　　利用する場合を含む。）

　　　　ロ　無菌調剤室の有無
　　　　ハ　クリーンベンチの有無
　　　　ニ　安全キャビネットの有無
　　　　ホ　無菌製剤処理に係る調剤を当該薬局において実施した回数
　　　　ヘ　無菌製剤処理に係る調剤を他の薬局の無菌調剤室を利用して実施
　　　　　した回数
（ⅱ）一包化に係る調剤の実施の可否
（ⅲ）麻薬に係る調剤の実施
　　　　イ　麻薬に係る調剤の実施の可否
　　　　ロ　麻薬に係る調剤を実施した回数
（ⅳ）浸煎薬及び湯薬に係る調剤の実施の可否
（ⅴ）医療を受ける者の居宅等において行う調剤業務の実施
　　　　イ　医療を受ける者の居宅等において行う調剤業務の実施の可否
　　　　ロ　医療を受ける者の居宅等において行う調剤業務を実施した件数
（ⅵ）携帯型ディスポーザブル注入ポンプの取扱いの有無
（ⅶ）小児の訪問薬剤管理指導の実績の有無
（ⅷ）医療的ケア児への薬学的管理・指導の可否
（ⅸ）オンライン服薬指導の実施
　　　　イ　オンライン服薬指導の実施の可否
　　　　ロ　オンライン服薬指導の実施の方法
　　　　ハ　オンライン服薬指導を実施した回数
（ⅹ）電子資格確認の仕組みを利用して取得した薬剤情報等を活用した調剤
　　　の実施の可否
（ⅺ）電磁的記録をもつて作成された処方箋の受付の可否
（ⅻ）リフィル処方箋（保険医療機関及び保険医療養担当規則（昭和32年
　　　厚生省令第15号）第20条に規定するリフィル処方箋をいう。）の対
　　　応実績の件数
（ⅷ）電磁的記録による薬剤服用歴管理の実施の有無
（ⅹⅳ）患者の薬剤服用歴その他の情報を一元的かつ経時的に管理できる手帳
　　　の交付
　　　　イ　患者の薬剤服用歴その他の情報を一元的かつ経時的に管理できる
　　　　　手帳の交付の可否
　　　　ロ　患者の薬剤服用歴その他の情報を電磁的記録をもつて一元的かつ
　　　　　経時的に管理できる手帳を所持する者の対応の可否
（ⅹⅴ）緊急避妊薬の調剤の可否
　　　　イ　緊急避妊薬の調剤の対応可否
　　　　ロ　オンライン診療（医療法施行規則（昭和23年厚生省令第50号）
　　　　　別表第1に規定するオンライン診療をいう。）に伴う緊急避妊薬
　　　　　の調剤の対応可否
（ⅹⅵ）高度管理医療機器に係る業許可
　　　　イ　高度管理医療機器の販売業許可の有無
　　　　ロ　高度管理医療機器の貸与業許可の有無
（ⅹⅶ）検体測定室の実施
（ⅹⅷ）災害・新興感染症への対応
（5）地域医療連携体制

113

（ⅰ）医療連携の有無
　　　（ⅱ）地域医療情報連携ネットワークへの参加の有無
　　　（ⅲ）入院時の情報を共有する体制の有無
　　　　　イ　入院時の情報を共有する体制の有無
　　　　　ロ　入院時の情報を共有した回数
　　　（ⅳ）退院時の情報を共有する体制
　　　　　イ　退院時の情報を共有する体制の有無
　　　　　ロ　退院時の情報を共有した回数
　　　（ⅴ）（ⅲ）及び（ⅳ）に掲げるもののほか，地域における薬剤及び医薬品の適正な使用の推進及び効率的な提供に必要な情報を共有した回数
　　　（ⅵ）受診勧奨に係る情報等を医療機関に提供する体制
　　　　　イ　受診勧奨に係る情報等を医療機関に提供する体制の有無
　　　　　ロ　受診勧奨に係る情報等を医療機関に提供した実績の有無
　　　（ⅶ）地域住民への啓発活動への参加の有無
　　　（ⅷ）調剤報酬上の位置付け
　2　実績，結果等に関する事項
　　（1）薬局の薬剤師数
　　（2）医療安全対策の実施
　　　（ⅰ）副作用等に係る報告を実施した件数
　　　（ⅱ）医療安全対策に係る事業への参加の有無
　　（3）感染防止対策の実施の有無
　　（4）情報開示の体制
　　（5）症例を検討するための会議等の開催の有無
　　（6）総取扱処方箋数
　　（7）健康サポート薬局に係る研修を修了した薬剤師が地域ケア会議（行政職員をはじめとした地域の関係者から構成される会議体をいう。）その他地域包括ケアシステムの構築のための会議に参加した回数
　　（8）患者の服薬状況等を医療機関に提供した回数
　　（9）患者満足度の調査
　　　（ⅰ）患者満足度の調査の実施の有無
　　　（ⅱ）患者満足度の調査結果の提供の有無
　3　地域連携薬局等に関する事項
　　（1）地域連携薬局
　　　（ⅰ）地域包括ケアシステムに関する研修を修了した薬剤師の人数
　　　（ⅱ）休日又は夜間に調剤の求めがあつた場合に地域における他の薬局開設者と連携して対応した回数
　　　（ⅲ）在庫として保管する医薬品を必要な場合に地域における他の薬局開設者に提供した回数
　　　（ⅳ）地域における他の医療提供施設に対し医薬品の適正使用に関する情報を提供した回数
　　　（ⅴ）居宅等における調剤並びに情報の提供及び薬学的知見に基づく指導を実施した回数
　　（2）専門医療機関連携薬局
　　　（ⅰ）第10条の3第1項に規定する傷病の区分ごとの専門性の認定を受けた薬剤師の人数

（ⅱ）第10条の3第3項第2号に基づき，同項第1号の医療機関に情報を共有した回数
（ⅲ）休日又は夜間に調剤の求めがあつた場合に地域における他の薬局開設者と連携して対応した回数
（ⅳ）在庫として保管する第10条の3第1項に規定する傷病の区分に係る医薬品を必要な場合に地域における他の薬局開設者に提供した回数
（ⅴ）地域における他の薬局開設者に対して第10条の3第1項に規定する傷病の区分ごとの専門的な薬学的知見に基づく調剤及び指導に関する研修を行つた回数
（ⅵ）地域における他の医療提供施設に対して第10条の3第1項に規定する傷病の区分ごとの医薬品の適正使用に関する情報を提供した回数

第3　その他医療を受ける者による薬局の選択に資する事項

Q 053 血糖自己測定器などの高度管理医療機器を販売してもよいのでしょうか。

A

医療機器（高度管理医療機器等）の販売業・賃貸業の許可を取得している薬局であれば販売できます。

現在，医療機器は，薬機法に基づき，人体に対するリスクに応じて「高度管理医療機器」，「管理医療機器」，「一般医療機器」という3つのクラスに分類されています。高度管理医療機器を取り扱うためには許可，管理医療機器を取り扱うためには届出が必要で，一般医療機器については許可・届出ともに不要です。ただし，管理医療機器または一般医療機器であっても，「特定保守管理医療機器」に該当するものを取り扱うためには，高度管理医療機器と同様に許可が必要です。

高度管理医療機器等の販売業・賃貸業の許可申請にあたっては，構造設備面での基準を満たしているほか，一定要件を満たす営業管理者（高度管理医療機器等営業管理者）の設置が必要です。また，高度管理医療機器等営業管理者には，継続研修（毎年）の受講が義務付けられています。

血糖自己測定器や輸液ポンプは，高度管理医療機器に該当します。したがって，高度管理医療機器等の販売業・賃貸業の許可を取得している薬局であれば，取り扱うことが可能です。

Q054 生活保護法による指定医療機関（薬局）の指定を受けていますが，更新の手続きは必要ですか。

» A

6年ごとに指定更新の手続きが必要です。

6年ごとに必要な指定の更新手続きは，健康保険法の保険薬局の指定に合わせて行います。原則として，指定の有効期限前に，所管する地方厚生局より指定更新に関する案内が通知されます。申請には「様式1-1　生活保護法指定医療機関・指定更新申請書」と「様式1-2　生活保護法第49条の2第2項第2号から第9号までに該当しない旨の誓約書」の提出が求められます。事務手続き等の最新の情報，申請書のダウンロードは，地方厚生局のウェブサイトから入手が可能です。

Q055 以前は特定疾患治療研究事業の処方箋の取り扱いについて，都道府県と委託契約を結んでいました。新たに取り扱うためには手続きが必要と聞きました。どのような手続きの変更が必要ですか。また，小児慢性特定疾患治療研究事業についてはどうでしょうか。

» A

従来の委託契約という形態ではなく，都道府県知事（小児慢性特定疾患治療研究事業の場合は，指定都市市長・中核市市長を含む）の指定を受けることが必要です。

過去，「特定疾患治療研究事業」と「小児慢性特定疾患治療研究事業」は，いずれも法律に基づかない予算事業として実施されていましたが，平成26年5月23日に成立した「難病の患者に対する医療等に関する法律」および「児童福祉法の一部を改正する法律」により法定化され，指定難病および小児慢性特定疾病の新たな医療費助成制度として平成27年1月1日から施行されています。

保険薬局が同事業の処方箋を取り扱うためには，都道府県知事（小児慢性特定疾患治療研究事業の場合は，指定都市市長・中核市市長を含む。以下，同

じ）との委託契約が必要でした。しかし，予算事業という形から法定化されたことに伴い，現在は保険薬局が都道府県知事へ申請を行って「指定医療機関（薬局）」として指定を受けることが必要です。

　また，指定医療機関（薬局）となるためには，保険薬局であること，欠格要件（禁固刑以上の刑に処せられ，その執行を受けることがなくなった日を経過していないなど）に該当しないこと —— が主な指定要件とされ，所定の申請書に必要事項を記入したうえで，役員名簿を添付して所在地の都道府県の窓口に提出することが必要です。

　具体的な事務手続きの内容などについては，薬局の所在地を管轄する都道府県（小児慢性特定疾患治療研究事業については都道府県・指定都市・中核市）に確認するようにしましょう。

056

平成27年1月から施行されている難病の医療費助成制度では，薬局においても窓口負担を徴収するとのことですが，その割合や徴収の仕組みはどうなっているのでしょうか。

A

　受給者（患者）の自己負担割合は2割とされ，受給者が処方箋と一緒に持参する自己負担上限額管理票で確認しながら，月額の上限額に達するまで窓口徴収を行います。

　「特定疾患治療研究事業」および「小児慢性特定疾患治療研究事業」は，法律に基づかない予算事業として実施されてきましたが，「難病の患者に対する医療等に関する法律」と「児童福祉法の一部を改正する法律」による法定化以降，平成27年1月1日からは難病および小児慢性特定疾病の新たな医療費助成制度として施行されています。予算事業による医療費助成では，薬局における調剤について受給者の自己負担はありませんでしたが，法改正後は，いずれの指定医療機関（医療機関，薬局，訪問看護事業者などを含む）においても受給者から自己負担を徴収する必要があり，薬局（＝調剤）も医療機関（＝受療）と同様の取り扱いとなっています。

　受給者の自己負担の割合は，従来の3割から2割に軽減されています（※前述の通り，薬局ではこれまで0割でした）。ただし，医療保険の一部負担割合

117

が2割の受給者や後期高齢者医療の対象者（75歳以上）で1割負担の受給者のほか，介護保険の要介護または要支援で一部負担割合が1割の受給者である場合などは，それぞれの制度の負担割合を適用します。

　また，各指定医療機関では，その受給者が複数の指定医療機関で支払ったすべての自己負担の合算額が上限額（月単位）に達するまで窓口徴収を行います。この仕組みは，障害者総合支援法に基づく自立支援医療を参考としており，自己負担上限額に達しているか否かは，受給者が受療もしくは調剤の際に持参する自己負担上限額管理票により確認します。

　事務上の具体的な取り扱いは，厚生労働省健康局疾病対策課により作成された「特定医療費に係る自己負担上限額管理票等の記載方法について（指定医療機関用）」（平成26年12月22日付で都道府県難病対策担当課あてに事務連絡）に記載されていますので，各都道府県の担当課などにご確認ください。

Q057 以前の特定疾患治療研究事業では，同事業の処方箋を取り扱うことについて都道府県と委託契約を行っている薬局であれば，患者はそれに該当するどの薬局を利用することも可能でした。現行の難病の医療費助成制度では，同制度の指定を受けている薬局であっても，患者があらかじめ指定した施設でないと利用することができないと聞きましたが本当ですか。

≫ A

　自立支援医療における取り扱いと同じように，あらかじめ患者（受給者）は，利用したい指定医療機関を申請手続きの際に登録することになっています。

　平成27年1月1日より施行されている難病医療および小児慢性特定疾病医療の助成制度では，薬局や医療機関は，それ以前の予算事業における都道府県知事との「委託契約」という形態ではなく，都道府県知事へ指定の申請を行って，指定医療機関（医療機関，薬局，訪問看護事業者などを含む）として指定を受けておく必要があります。

　一方，同制度の対象となる患者（受給者）は，指定難病の認定に係る申請手続きの際に，指定医療機関として指定されている医療機関・保険薬局・訪問看

護事業者などの中から，自身が利用する施設をあらかじめ登録することになっています。そして，都道府県から受給者に発行される「特定医療費（指定難病）受給者証」には，その受給者が登録した指定医療機関名や所在地の内容が表記されますので，原則として受給者はその表記の施設において同制度の給付（受療，調剤など）を受けることになります。

　この仕組みは，障害者総合支援法に基づく自立支援医療を参考としています。薬局の場合は，処方箋を受け付けた際患者から提示される医療受給者証の内容により，自らの薬局が登録されていることを確認することができます。

Q058 平成27年1月から難病の新たな医療費助成制度が施行され，特定疾患治療研究事業の対象疾患は新制度に移行しましたが，すべての対象疾患が新制度に移行したのでしょうか。

» A

　スモンなど一部の疾患は，引き続き，特定疾患治療研究事業による医療費助成の対象です。

　難病の患者に対する医療等に関する法律（以下，難病法）に基づく医療費助成制度の施行に伴い，それまで特定疾患治療研究事業による医療費助成制度（＝公費負担医療制度の法別番号「51」，特定疾患治療費）として取り扱われていたほとんどの対象疾患は，難病法による特定医療（＝同法別番号「54」）の対象疾病（指定難病）として移行されています。

　しかし，難病法の施行前に特定疾患治療研究事業の対象疾患であった56疾患のうち，①スモン，②難治性の肝炎のうち劇症肝炎，③重症急性膵炎，④重症多形滲出性紅斑（急性期）については，難病法の施行後も引き続き，特定疾患治療研究事業による医療費助成の対象疾患となっています（表1）。すなわち，これら対象疾患に係る同研究事業の認定患者については，保険薬局における窓口負担（一部負担金）は発生しません。

　ただし，②および③の疾患については，平成26年12月31日までに同研究事業の対象患者と認定され，その後も継続的に認定基準を満たしている者，また，④の疾患については，平成26年7月1日から同12月31日までに同研究事業の対象患

表1 特定疾患治療研究事業の実施要綱（抜粋）

改正前（平成26年12月31日まで）	現在（平成27年1月1日から）
第1 目的 　　原因が不明であって，治療方法が確立していない，いわゆる難病のうち，特定疾患については，治療がきわめて困難であり，かつ，その医療費も高額であるので，特定疾患治療研究事業を推進することにより，特定疾患に関する医療の確立，普及を図るとともに，患者の医療費の負担軽減を図ることを目的とする。	第1 目的 　　難病の患者に対する医療等に関する法律（平成26年法律第50号。以下「難病法」という。）に基づく医療費助成制度が平成27年1月1日から施行されることに伴い，難病法の施行前に特定疾患治療研究事業で対象とされてきた特定疾患のうち，難病法に基づく特定医療費の支給対象となる指定難病（難病法第5条第1項に規定する指定難病をいう。以下同じ。）以外の疾患については，治療がきわめて困難であり，かつ，その医療費も高額であるため，特定疾患治療研究事業を推進することにより引き続き当該患者の医療費の負担軽減を図ることを目的として行うものとする。
第2 実施主体 　　実施主体は，都道府県とする。	第2 実施主体 　　実施主体は，都道府県とする。
第3 対象疾患 　　治療研究事業の対象疾患は，別表1に掲げるものとする。 →※別表1（56疾患の一覧）は省略	第3 対象疾患 　　（1）スモン 　　（2）難治性の肝炎のうち劇症肝炎 　　（3）重症急性膵炎 　　（4）重症多形滲出性紅斑（急性期）
第4 対象患者 　　第3に掲げる対象疾患にり患した患者であって，〈以下，略〉。	第4 対象患者 　　第3に掲げる対象疾患にり患した患者であって，〈中略〉。ただし，第3の（2）及び（3）の疾患については，平成26年12月31日までに当該疾患により当該事業の対象患者として認定され，その後も継続的に認定基準を満たしている者に限ることとし，第3の（4）の疾患については，平成26年7月1日から平成26年12月31日までに当該疾患により当該事業の対象者として認定された者であってその有効期限の範囲内であるものに限る。〈以下，略〉

〔特定疾患治療研究事業について（特定疾患治療研究事業実施要綱の一部改正），
平成27年1月6日，厚生労働省健康局長通知〕

表2 公費負担医療制度の法別番号

区分		法別番号	制度の略称
難病の患者に対する医療等に関する法律による	○特定医療（法第5条関係）	54	─
特定疾患治療費，先天性血液凝固因子障害等治療費，水俣病総合対策費の国庫補助による療養費及び研究治療費，茨城県神栖町における有機ヒ素化合物による環境汚染及び健康被害に係る緊急措置事業要綱による医療費及びメチル水銀の健康影響による治療研究費		51	─

（診療報酬請求書等の記載要領等について，昭和51年8月7日，保険発第82号）

120

者と認定された者で, その有効期限の範囲内であるもの —— に限られています。

　なお, 公費負担医療制度の法別番号「51」に該当する治療費のうち, 特定疾患治療費以外である「先天性血液凝固因子障害等治療費」,「水俣病総合対策費の国庫補助による療養費及び研究治療費」,「茨城県神栖町における有機ヒ素化合物による環境汚染及び健康被害に係る緊急措置事業要綱による医療費」,「メチル水銀の健康影響による治療研究費」については, レセプト請求時の取り扱いを含め, 制度改正（難病法の施行）に伴う変更はありません（表2）。

保険調剤

処方箋受付

Q059 調剤基本料とは何ですか。

A

調剤報酬を構成する①調剤技術料，②薬学管理料，③薬剤料，④特定保険医療材料料のうち，**調剤技術料の中に区分されている評価項目の１つ**で，処方箋の内容にかかわらず，受付１回につき算定するものです（図）。

調剤基本料が調剤報酬点数に設けられたのは昭和47年２月の診療報酬改定で，それ以前は，内服薬・屯服薬・外用薬の調剤料（現・薬剤調製料），麻薬・毒薬加算，自家製剤加算，深夜加算，そして薬剤料しかありませんでした。

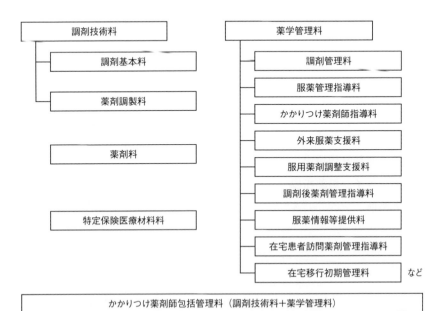

図　調剤報酬体系

　当時，医療保険制度の抜本改革について審議していた社会保障制度審議会および社会保険審議会の答申において，「医薬分業の計画的実施を図るため，保険薬局の整備状況に応じて医薬分業を行う地域を政令で逐次指定するものとし，保険医療機関は，原則として，外来投薬を行うことができないものとする」と記述されたことを受けて，「医薬分業を計画的に推進するためには調剤応需体制の整備が必要」との認識のもと，保険薬局の体制整備を評価する観点から調剤基本料が設けられました。

　調剤技術料の中に含まれているため，薬剤調製料と位置付けが近いように見えるかもしれませんが，**処方箋応需に係る薬局の体制整備，すなわち，施設にかかるコストを評価した項目である**といえるでしょう。

　なお，これまで調剤基本料は，処方箋の受付回数および特定の保険医療機関からの集中率の違いに応じて区分の見直し（簡素化）が行われてきました。患者にわかりやすい報酬体系を実現する観点から，平成18年改定では一部例外を除き原則一本化されましたが，平成26年改定以降は，いわゆる「大型門前薬局」に関する評価の見直しとして，月間の処方箋受付枚数と集中率に応じた特例の範囲が拡大されています。また，平成30年改定以降は，医療機関（病院，診療所）と不動産取り引き等その他特別な関係を有している「いわゆる敷地内薬局」には特別調剤基本料（A）が適用されることになりました。

処方箋受付

Q060 厚生労働大臣が定める施設基準について教えてください。

A

　保険薬局や保険医療機関のさまざまな機能に応じて，**厚生労働大臣が一定以上の基準にあるということを認める規定です。**

　保険薬局に係る施設基準は，平成2年4月に調剤報酬の「基準調剤加算」として初めて導入されました。医薬分業の本来のあるべき姿とされていた，より広く多くの保険医療機関からの処方箋に対応した保険薬局を評価するという観点から，一定以上の備蓄医薬品目数を有していること，特定の保険医療機関からの処方箋受付回数・集中率が一定以下であること，薬剤服用歴に基づく薬学

的管理を実施していること —— を要件として，これら基準を満たす保険薬局を評価するために導入されました。

　導入当時は「承認制」によるものでしたが，現行は「届出制」となっています。また，基本的に施設基準とは，一定以上の要件を満たしていることを評価

表　保険薬局に関連する施設基準とその概要（特掲診療料の施設基準等のうち，届出を要する項目）

①	調剤基本料1～3 （特別調剤基本料Aを含む）	・処方箋受付回数および集中率に応じて，調剤基本料1～調剤基本料3の3区分を設定 ・いわゆる同一敷地内薬局
②	調剤基本料1の特例（調剤基本料の注1ただし書に規定する施設基準）	・医療資源の少ない地域に所在する保険薬局 ・当該地域内に200床以上の病院がない ・集中率7割以下 ・処方箋受付回数が月平均2,500回以下
③	地域支援体制加算1～4	・地域医療に貢献する体制，実績を有すること ・薬局の体制に係る情報の周知
④	連携強化加算	・第二種協定指定医療機関の指定（改正感染症法） ・オンライン服薬指導の実施体制 ・薬局の体制に係る情報の周知　ほか
⑤	後発医薬品調剤体制加算1～3	・後発医薬品の数量割合が80％以上の場合は加算1 ・後発医薬品の数量割合が85％以上の場合は加算2 ・後発医薬品の数量割合が90％以上の場合は加算3
⑥	在宅薬学総合体制加算1～2	・在宅薬剤管理の算定実績24回以上／年 ・開局時間外における在宅業務対応 ・在宅業務実施体制に係る情報の周知 ・ターミナルケア，小児在宅患者に対する体制
⑦	医療DX推進体制整備加算	・電子処方箋の応需体制 ・電子薬歴 ・マイナ保険証の利用実績
⑧	無菌製剤処理加算	・無菌製剤処理を行うための無菌室，クリーンベンチまたは安全キャビネットを備えている
⑨	特定薬剤管理指導加算2	・抗悪性腫瘍剤の注射かつ悪性腫瘍の治療に係る調剤
⑩	かかりつけ薬剤師指導料及びかかりつけ薬剤師包括管理料	・保険薬剤師として3年以上の薬局勤務経験，週32時間以上勤務，当該薬局に継続して1年以上在籍（勤務） ・研修認定制度等の研修認定を取得している薬剤師 ・医療に係る地域活動の取り組みに参画
⑪	在宅患者医療用麻薬持続注射療法加算	・麻薬小売業者の免許 ・高度管理医療機器の販売業の許可
⑫	在宅中心静脈栄養加算	・高度管理医療機器の販売業の許可，または管理医療機器の販売業の届出

（特掲診療料の施設基準等及びその届出に関する手続きの取扱いについて，令和6年3月5日，保医発0305第6号）

するためのものですが、「届出」という仕組みを活用して、現在の調剤報酬では、調剤基本料のような一般的な位置付けの点数や調剤基本料1の特例なども施設基準の一部として組み込まれています。

さらに項目数も増え、現在は、①調剤基本料（特別調剤基本料Ａを含む）、②調剤基本料1の特例（医療資源の少ない地域に所在する保険薬局）、③地域支援体制加算、④連携強化加算、⑤後発医薬品調剤体制加算、⑥在宅薬学総合体制加算、⑦医療DX推進体制整備加算、⑧無菌製剤処理加算、⑨特定薬剤管理指導加算2、⑩かかりつけ薬剤師指導料・かかりつけ薬剤師包括管理料、⑪在宅患者医療用麻薬持続注射療法加算、⑫在宅中心静脈栄養加算 ── が設けられており（表、届出を要する項目のみ）、算定にあたり届出を要しないものもあります。

Q061

夜間・休日等加算について、該当時間帯（曜日）は必ず算定しなければならないのでしょうか。薬局ごとに判断してもよいのでしょうか。

≫ A

薬局ごとの判断で構いません。ただし、算定する場合には、算定要件で求められている薬局内外への提示を忘れないようにしてください。

平成20年度改定において、医科点数表では、病院勤務医の負担軽減に資するため、軽症の救急患者を地域の身近な診療所において受け止める観点から、診療所における夜間、早朝等における診療の評価を行うことになりました。これに伴い、調剤報酬点数表においても「夜間・休日等加算」が新設され、地域の救急医療体制や診療所の夜間開業等に対応する薬局を一層評価する観点から、常態として夜間、休日等に開局し、調剤を行っている薬局を評価するものとして、平成20年4月から導入されています。

夜間・休日等加算は、開局時間内であって、かつ、所定の時間帯（平日は0時〜8時・19時〜24時、土曜日は0時〜8時・13時〜24時、休日は0時〜24時）に調剤した場合に算定することとされています。また、算定するためには、開局時間を薬局内外に表示するとともに、算定対象の日と時間帯を薬局内に掲示することが必要です。そして、平日または土曜日に算定する場合は、処方箋の受付時間を当該患者の薬剤服用歴等に記載しておかなければなりません。

>> A

　処方箋の「保険者番号」欄や「被保険者証・被保険者手帳の記号・番号」は，処方医により記入されることになっています。したがって，保険薬局では，その欄に記載された内容に基づいて，患者の自己負担割合を判断するとともに，保険調剤および保険請求を行います。

　75歳以上の後期高齢者や未就学者などの場合は，保険者番号や被保険者証の記号・番号だけでは自己負担割合がわからないため，処方箋の「備考」欄にその区分が記載されることになっています。保険薬局では，その区分に基づき患者の自己負担割合を判断しますが，区分が不明あるいは記入漏れが認められる場合，また，保険医療機関における処方箋の交付日と保険薬局における処方箋受付日の月が異なる場合（患者の自己負担割合が変更されていることがあり得るため）などには，保険証を提示してもらい自己負担割合を確認することが必要となります。

　ただし，退院時共同指導料や外来服薬支援料の場合は，処方箋による確認はできないことから，患者から保険証を提示してもらうことで保険証番号などを確認します。また，居宅療養管理指導など介護保険に関わるサービスを患者に提供しようとする場合は，介護保険の被保険者証の提示を求めるなどにより患者の資格の確認を行ってください（表1）。

　保険薬局における保険証の確認行為については，その是非が明確に示されているわけではありませんでした。しかし，平成14年10月1日からの高齢者の定率負担制の導入に伴い，「保険薬局及び保険薬剤師療養担当規則」の内容が一部改正され，これにより，保険薬局における患者の保険証の確認が認められるようになりました（表2）。

　令和3年10月からはオンライン資格確認システムが導入され，保険医療機関および保険薬局でマイナ保険証（マイナンバーカードの健康保険証利用）または健康保険証の記名・番号を用いて資格情報が確認できるようになりました。

　これに伴い，世帯単位で付番されていた被保険者番号が「個人単位化」され，2桁の枝番が追加されました。

表1　保険薬局における要介護被保険者等の確認

（要介護被保険者等の確認）
第３条の２　保険医療機関等は，患者に対し，居宅療養管理指導その他の介護保険法
　（平成９年法律第123号）第８条第１項に規定する居宅サービス又は同法第８条の
　２第１項に規定する介護予防サービスに相当する療養の給付を行うに当たっては，
　同法第12条第３項に規定する被保険者証の提示を求めるなどにより，当該患者が
　同法第62条に規定する要介護被保険者等であるか否かの確認を行うものとする。

（保険薬局及び保険薬剤師療養担当規則，昭和32年４月30日，厚生省令第16号）

表2　保険薬局における処方箋の確認

（処方箋の確認等）
第３条　保険薬局は，被保険者及び被保険者であつた者並びにこれらの者の被扶養者
　である患者（以下単に「患者」という。）から療養の給付を受けることを求められ
　た場合には，その者の提出する処方箋が健康保険法（大正11年法律第70号。以下
　「法」という。）第63条第３項各号に掲げる病院又は診療所において健康保険の診
　療に従事している医師又は歯科医師（以下「保険医等」という。）が交付した処方
　箋であること及び次に掲げるいずれかの方法によつて療養の給付を受ける資格があ
　ることを確認しなければならない。ただし，緊急やむを得ない事由によつて療養の
　給付を受ける資格があることの確認を行うことができない患者であつて，療養の給
　付を受ける資格が明らかなものについては，この限りでない。
　　１　保険医等が交付した処方箋
　　２　法第３条第13項に規定する電子資格確認（以下「電子資格確認」という。）
　　３　患者の提出する被保険者証
　　４　当該保険薬局が，過去に取得した当該患者の被保険者又は被扶養者の資格に
　　　係る情報（保険給付に係る費用の請求に必要な情報を含む。）を用いて，保険者
　　　に対し，電子情報処理組織を使用する方法その他の情報通信の技術を利用する
　　　方法により，あらかじめ照会を行い，保険者から回答を受けて取得した直近の
　　　当該情報を確認する方法（当該患者が当該保険薬局から療養の給付（居宅にお
　　　ける薬学的管理及び指導に限る。）を受けようとする場合であつて，当該保険薬
　　　局から電子資格確認による確認を受けてから継続的な療養の給付を受けている
　　　場合に限る。）
　　２〜４　〈略〉

（保険薬局及び保険薬剤師療養担当規則，昭和32年４月30日，厚生省令第16号）

　また，令和6年12月2日からは，現行の健康保険証は発行されなくなります。そのため保険医療機関においてはマイナ保険証での受診が基本となりますので，保険薬局においてもマイナ保険証による資格確認を行うことになります。

Q063 「顔認証付きカードリーダー」を導入すれば，直近の被保険者証の情報が確認できるのでしょうか。

》A

　令和3年10月からオンライン資格確認の本格運用がスタートしています。薬局に設置されている「顔認証付きカードリーダー」を利用して，マイナ保険証または健康保険証の記号番号等により患者の直近の資格情報等（加入している医療保険や自己負担限度額等）を確認することが可能です。

　その際に患者同意が得られた場合は，保険医療機関での投薬（院内投薬）や他の保険薬局で調剤を受けた薬剤情報，さらには特定健診等情報を閲覧することが可能です。

　今後，このオンライン資格確認システムの基盤を活用し，さまざまな医療情報を共有できるようになります。令和5年1月からは「電子処方箋」の運用が開始されており，「処方情報」，「調剤情報」がリアルタイムで確認できるようになりました。また，医療扶助（生活保護）における調剤券についても，令和6年3月1日からオンライン資格確認の運用が開始されています。

Q064 保険調剤を行う際，処方箋に被保険者番号などの情報が記載されていれば，マイナンバーカードによる保険資格の確認は必要ないのでしょうか。

》A

　処方箋に記載された被保険者証の記号・番号でもオンライン資格確認は可能ですが，システム照会の結果，もし資格が確認できなかった場合は，マイナンバーカードに紐付けされた被保険者証の情報（マイナンバーカードの健康保険証利用。以下，「マイナ保険証」）によるオンライン資格確認が必要です。また，薬剤情報などの閲覧や電子処方箋を取得するためにはマイナ保険証によるオンライン資格確認システムの利用が必要ですので，患者には普段から保険薬局でのマイナ保険証の使用を積極的に呼び掛けることが重要です。

　健康保険法の規定に基づく「保険薬局及び保険薬剤師療養担当規則」では，

保険処方箋に基づく調剤を行う際に，保険薬局に対して，当該患者が療養の給付を受ける資格があること（すなわち，医療保険の被保険者であること）を確認するよう義務付けています。そして，この資格確認については，①**処方箋**（に記載されている被保険者証の記号・番号など），②**電子資格確認**（マイナ保険証によるオンライン資格確認システムの利用），③**患者から提出された被保険者証**（に記載されている券面情報）――のいずれかの方法とされ，患者から電子資格確認で行うことを求められた場合には，その方法（マイナ保険証）により確認しなければならないこととされています（**表**）。

患者から提出された保険処方箋に被保険者の記号・番号が記載されていれば，当該情報を用いることにより，オンライン資格システムを利用して資格確

表　資格確認の義務について

> （処方箋の確認等）
> 第3条　保険薬局は，被保険者及び被保険者であつた者並びにこれらの者の被扶養者である患者（以下単に「患者」という。）から療養の給付を受けることを求められた場合には，その者の提出する処方箋が健康保険法（大正11年法律第70号。以下「法」という。）第63条第3項各号に掲げる病院又は診療所において健康保険の診療に従事している医師又は歯科医師（以下「保険医等」という。）が交付した処方箋であること及び次に掲げるいずれかの方法によつて療養の給付を受ける資格があることを確認しなければならない。ただし，緊急やむを得ない事由によつて療養の給付を受ける資格があることの確認を行うことができない患者であつて，療養の給付を受ける資格が明らかなものについては，この限りでない。
> 　1　保険医等が交付した処方箋
> 　2　法第3条第13項に規定する電子資格確認（以下「電子資格確認」という。）
> 　3　患者の提出する被保険者証
> 　4　当該保険薬局が，過去に取得した当該患者の被保険者又は被扶養者の資格に係る情報（保険給付に係る費用の請求に必要な情報を含む。）を用いて，保険者に対し，電子情報処理組織を使用する方法その他の情報通信の技術を利用する方法により，あらかじめ照会を行い，保険者から回答を受けて取得した直近の当該情報を確認する方法（当該患者が当該保険薬局から療養の給付（居宅における薬学的管理及び指導に限る。）を受けようとする場合であつて，当該保険薬局から電子資格確認による確認を受けてから継続的な療養の給付を受けている場合に限る。）
> 2　患者が電子資格確認により療養の給付を受ける資格があることの確認を受けることを求めた場合における前項の規定の適用については，同項中「次に掲げるいずれかの」とあるのは「第2号又は第4号に掲げる」と，「事由によつて」とあるのは「事由によつて第2号又は第4号に掲げる方法により」とする。
> 3，4　〈略〉

（保険薬局及び保険薬剤師療養担当規則，昭和32年4月30日，厚生省令第16号）

認を行うことは可能です。その際，記載された記号・番号が正しい情報であった場合は，患者にマイナ保険証の利用を求めなくても保険調剤を行うことはできますが，システム照会の結果，もしその記載情報では資格があることを確認できなかった場合は，患者にマイナ保険証を使用してもらい，オンライン資格確認を行うことが必要になります。

　また，患者の同意の下，レセプト情報に基づき蓄積されている薬剤情報や特定健診情報を閲覧するためには，患者にマイナ保険証を使用してオンライン資格確認を行ってもらう必要があります。特に当該薬剤情報は，院内投薬の内容を含めて蓄積されているものです。レセプトに基づく情報であることから，閲覧データに反映されるまで一定期間のタイムラグはありますが，調剤の際に，患者が持参したお薬手帳の内容と合わせて確認すべき重要な情報です。

　さらには，電子処方箋が交付された患者である場合，マイナ保険証を使用してサーバー上から処方箋（原本）を取り出すことが必要です。現在，電子処方箋を交付した保険医療機関において患者へ電子処方箋の引換証（紙媒体）は発行されていますが，この取り扱いは一時的な措置であり，いずれ廃止されることになるものです。

　保険調剤の際，処方箋に記載された被保険者証の記号・番号を使用すればオンライン資格確認を行うことは可能かもしれませんが，マイナ保険証の使用やオンライン資格確認システムの推進は，医療DXの基盤となる重要なものであり，資格確認だけを目的としているものではありません。保険調剤の際の患者への声掛けや来局者に向けた普及ポスターの掲示を行うことなど，患者がマイナ保険証を保有している場合には，普段から保険薬局でのマイナ保険証の使用を積極的に呼びかけていくことが重要です。

065 患者の保険証は，コピーを取って保険薬局で保管してもよいのでしょうか。

≫ A

　患者から保険証の提示を求めることが可能であることはすでに説明しましたが，その際にコピーを取ることについてはいくつかの問題が考えられます。

　保険薬局が患者に保険証の提示を求めるケースとしては，75歳以上の後期高齢者や未就学者に係る自己負担区分が不明な場合や，保険者番号などの記入漏れがあり請求業務などに支障がある場合などが考えられます。

　そのような場合は，保険証を確認することで記載などの不備は確認可能ですが，患者の保険証のコピーを取って保管することまで認めているものではありません。保険証を提示してもらう目的は，患者の保険証番号などを確認することですので，その場で保険証を提示してもらえれば，保険者番号や被保険者の記号・番号などの必要な情報は確認できます。そして，仮に処方箋に記載されている内容が異なっていれば，正しい内容をきちんと転記さえすれば問題は解消されることになります。

　コピーを取る場合には，患者からきちんと同意を得たうえで実施しなければなりません。保険薬局で保険証をコピーすることについては，その使用目的などについて患者が不審を抱き，行政や薬剤師会などに苦情が寄せられることもあるようです。患者の保険証の取り扱いについては，慎重に対応することが求められます。

Q066　マイナンバーカードの表面をコピーして，それを管理しておくことは可能でしょうか。

A

　保険請求の実施に必要な範囲内で，患者本人の了解のうえ，マイナンバーカードの表面に印字された患者の氏名・住所等の情報を確認することや，そのために一時的にマイナンバーカードを預かること，その表面をコピーして保管することは差し支えないとされています。

　このとき，意図せずにマイナンバーカードの裏面に記載されたマイナンバーを見てしまうことは，法令上問題になりませんが，マイナンバーカードの裏面に記載されたマイナンバーを書き写したり，裏面のコピーを取ったりすることはできません。

処方箋受付

Q067
処方箋に記載された医薬品の在庫がありません。ほかの薬局を紹介しても構わないでしょうか。

>> A

原則として，その処方箋を受け付けた保険薬局が責任をもって調剤しなければなりません。

医薬分業の進展に伴い，地域全体に処方箋が分散するようになってきました。また，後発医薬品の使用機会の増加などにより，保険薬局における医薬品の備蓄品目数はさらに増加する傾向にあります。現在の薬価基準に収載されている医薬品は1万2,972品目となり（令和6年5月21日時点），保険薬局がすべての医薬品を備蓄することは不可能です。その一方で，保険薬局には，患者の処方箋をきちんと応需しなければならない義務があります。

実際に在庫がなかったのであれば，その場で調剤して渡すことはできませんので，患者にその事情を説明のうえ，後刻届けるあるいは近隣の保険薬局から必要な分の医薬品を譲ってもらう，薬剤師会の備蓄センターを利用する，卸業者から入手するなどの手段を講じて，できるだけ早急な対応が求められます。

Q068
特別養護老人ホームなどの入居者の処方箋を，職員がまとめて持ってきます。構わないのでしょうか。

>> A

特別養護老人ホームに入居している患者への保険処方箋の交付は認められています。しかし，一般的に患者が自ら保険薬局に処方箋を持参することは困難であることから，実際には看護に当たっている施設の職員が持参したり，あるいは，連絡・依頼を受けた保険薬局側が出向くなどにより対応しているケースが多いようです。そのため，何枚かの処方箋をまとめて応需することが多くならざるを得ませんが，それを禁止する明確な規定はありません。

地域包括ケアシステムにおける薬局・薬剤師の役割として，特養ホームの入所者に対し，外来調剤業務の一環として薬学的な管理を実施し，医薬品の適正

使用を確保することが求められています。平成28年の調剤報酬改定で「保険薬剤師が特別養護老人ホームを訪問し、服薬状況等を把握した上で、必要に応じて当該施設職員と協力して患者又は現に薬剤を管理する者に対して指導を行った場合」に薬剤服用歴管理指導料（現・服薬管理指導料3）を算定するよう見直されたこともその表れと考えられます。また、令和6年度調剤報酬改定では、患者が入所している特別養護老人ホームの施設職員と協働して、患者の日常の服薬管理が容易になるよう薬学的観点から支援および指導を実施することを評価した「施設連携加算」（外来服薬支援料2）が新設されました。

　特別養護老人ホーム入所者の処方箋を受け付けた場合には、患者個々の服薬状況や患者情報の把握はもとより、施設ごとに異なる薬の管理方法や服薬介助などの状況を踏まえ、施設における管理が適切に実施できるよう、調剤方法の選択や服薬管理・介助担当者に対する情報提供・服薬指導を実施することが必要となります。そのため、在宅業務と同様に、施設で服薬に関与をする担当者と連携することも重要なポイントになります。処方箋の受付や調剤した医薬品の供給は、複数人分をまとめて実施する場合でも、1人ひとりの患者に対する個別・適切な薬学的な関与が求められることは言うまでもありません。

Q 069 患者を往診した医師が、保険薬局に直接処方箋を持参されました。問題はないのでしょうか。

》 A

　処方箋の受付は、原則として患者またはその家族などが保険薬局に持参することとされています。また、「保険医療機関及び保険医療養担当規則」（療担）においても特定の保険薬局への誘導は禁止されていることから、**処方医が保険薬局に直接処方箋を持参することは原則として避けてもらうべきでしょう**。

　療担では、保険医療機関と保険医に対し、「処方箋の交付に関し、患者に対して特定の保険薬局において調剤を受けるべき旨の指示等を行ってはならない」（第2条の5、第19条の3　特定の保険薬局への誘導の禁止）と規定しています（巻末資料2）。これは、保険医が患者を特定の保険薬局に誘導することによる利益供与・収受の発生を防ぐための規定です。

患者にとっては便利なことかもしれませんが，できるだけ誤解を受けないようにするためにも，医療上の緊急避難等の理由がない限り，処方医が保険薬局に処方箋を持参するという行為は避けてもらうべきでしょう。往診を受けた患者が処方箋の交付を受けた場合には，家族の人に保険薬局まで処方箋を持参してもらう，その患者または家族から保険薬局に連絡をしてもらう，あるいは，ファクシミリなどにより処方内容を電送してもらうなどの対応が必要でしょう。

Q070 処方箋のサイズはA5判でないといけないのですか。

≫ A

　保険処方箋の様式は，「A列5番を標準とする」とされており，必ずしもA列5番でなければいけないということではありません。

　処方箋に関する規定については，医師法（第22条）によりその交付義務が，医師法施行規則（第21条）により処方箋の記載事項が規定されていますが，具体的な処方箋様式までは決められていません。

　ただし，健康保険法の規定による処方箋，すなわち保険処方箋については，「保険医療機関及び保険医療養担当規則」（第23条　処方箋の交付）の中で明記されており，「保険医は，処方箋を交付する場合には，様式第2号又はこれに準ずる様式の処方箋に必要な事項を記載しなければならない」と規定されています。

　この保険処方箋の様式（様式第2号）は法令で定められ，標準であるA列5番のサイズであることが望ましいと思いますが，実際に処方箋を交付する保険医療機関の都合などから，A列5番よりも大きいサイズの処方箋を使用している場合もあるようです。

Q071

処方箋の内容を薬局に電送する場合，ファクシミリ以外でも可能ですか。

> **A**

　電子メールなどにより，処方箋の画像情報を電子化して電送することも可能です。

　処方箋受取率がまだ10%程度と低く，医薬分業という仕組みが現在のように普及していない状況の中，患者の調剤の待ち時間の短縮，処方内容の十分なチェックの実施，備蓄医薬品の有無の事前確認といった処方箋受け入れ準備体制の整備のために，ファクシミリを利用して処方内容を電送することが可能とされ，これまで全国各地で活用されてきました。

　その後，近年ではスマートフォンやスキャナなどの電子機器が広く普及し，また，通信網の整備や通信速度の向上なども図られてきました。そのような情報通信技術の進展に鑑み，厚生労働省は平成26年2月，処方内容の電送方法について，ファクシミリだけでなく，処方箋を画像情報として電子化したものを電子メールなどで送信することも可能であることを明確にしました（表）。ただし，電子メールなどによる場合は，電送されたものから処方内容を容易に確認できる方法であり，電送されたものと処方箋（原本）が同一内容であることが容易に確認できることが必要です。

表　処方内容の電送について

　処方内容の電送方法としては，患者等が，医療機関や居宅等から薬局に対して，処方内容をファクシミリにより電送する方法のほか，処方箋をスキャナ等により画像情報として電子化したものを電子メール等により電送することも可能であること。ただし，処方内容とは異なった薬剤が患者等に誤って交付されることを防止するため，その方法は，電送されたものから処方内容を容易に確認できる方法であって，電送されたものと処方箋の原本とが同一の内容であるかの確認が容易なものに限られるものであること。

　電子メール等で電送する場合も，ファクシミリによる電送の場合と同様，患者等が薬局を自由に選択できる体制等，連名通知で示している点に留意すること。

（電子メール等による処方内容の電送等について，平成26年2月5日，薬食総発0205第1号）

137

Q072

患者から処方箋を受け付けた際，氏名や保険者番号など
の記載内容に誤りがないか確認するため被保険者証を提示
してもらったところ，被保険者証の表面の氏名欄に「通称
名」，裏面の備考欄に「戸籍上の氏名」が記載されていま
した。処方箋の氏名欄には通称名が記載されています。こ
のような場合，保険請求や薬歴などの氏名については，ど
のように取り扱えばよいのでしょうか。

» A

　保険請求は，被保険者証の表面の氏名欄に印字された氏名（すなわち，この
場合は通称名）で行ってください。また，調剤録や薬歴など保険薬局の内部で
管理するものの氏名の記載は，戸籍上の氏名または通称名どちらでも構いませ
んが，患者へ配慮しつつ取り扱うことが必要です。

　これまで被保険者証の表記方法については，被保険者から保険者に対して被
保険者証の表面に戸籍上の性別を記載してほしくない旨の申し出があり，やむ
を得ない理由があると保険者が判断した場合に，被保険者証の性別欄（表面）
を「裏面参照」としたうえで備考欄（裏面）に戸籍上の性別を記載するなど，
性別表記を工夫できることになっていました（表1）。

　その後，さらに氏名表記の取り扱いについて，性同一性障害を有する被保険
者または被扶養者であって，保険者がやむを得ないと判断した場合には，被保
険者証の氏名の表記方法を工夫して差し支えないことが示されました（表2）。

　具体的な表記方法としては，例えば，①被保険者証の表面の氏名欄には「通

表1　性別の表記方法

> 2　被保険者証における性別の表記方法の見直しについて
> 〈中略〉
> 　しかしながら，被保険者から被保険者証の表面に戸籍上の性別を記載してほしくな
> い旨の申し出があり，やむを得ない理由があると保険者が判断した場合は，裏面を含
> む被保険者証全体として，戸籍上の性別が保険医療機関等で容易に確認できるよう配
> 慮すれば，保険者の判断によって，被保険者証における性別の表記方法を工夫しても
> 差し支えありません。例えば，被保険者証の表面の性別欄は「裏面参照」と記載し，
> 裏面の備考欄に「戸籍上の性別は男（又は女）」と記載すること等が考えられます。

（被保険者証の性別表記について，平成24年9月21日，事務連絡）

表2　氏名の表記方法

> 　性同一性障害を有する被保険者又は被扶養者から，被保険者証において通称名の記載を希望する旨の申し出があり，保険者がやむを得ないと判断した場合には，<u>被保険者証における氏名の表記方法を工夫しても差し支えない</u>。
> 　また，被保険者証における氏名の表記方法については，様々な場面で被保険者証が本人確認書類として利用されていることに鑑み，裏面を含む被保険者証全体として，戸籍上の氏名を確認できるようにすること。
> 　例えば，<u>被保険者証の表面の氏名欄には「通称名」を記載し，裏面の備考欄に「戸籍上の氏名は〇〇」と記載することや，被保険者証の表面の氏名欄に「戸籍上の氏名」を記載するとともに「通称名は〇〇」と併記すること</u>等が考えられる。

（被保険者証の氏名表記について，平成29年8月31日，保保発0831第6号）

表3　氏名表記に係る保険請求について

> 　**【Q10】** 保険医療機関等から保険者に診療報酬を請求する際，戸籍上の氏名と通称名とどちらで請求すれば良いか。
> 　（A）<u>被保険者証の表面の氏名欄に印字された氏名で請求を行うこと</u>。判断が困難な場合には，保険者に確認すること。
> 　**【Q11】** 診療券やカルテ等で記載する患者の氏名と患者の被保険者証の表面の氏名欄は異なっていても問題ないのか。
> 　（A）<u>診療券やカルテ等，保険医療機関等の内部で管理するものについては，各保険医療機関等にて患者へ配慮しつつ取扱いいただきたい</u>。また，診療報酬請求に係る取扱いにおいて，氏名については必ず被保険者証の表面の氏名欄に印字された氏名で申請していただくようお願いする。

（被保険者証の氏名表記について，平成29年8月31日，保保発0831第6号）

称名」，裏面の備考欄は「戸籍上の氏名は〇〇〇〇」と記載する，あるいは，②被保険者証の表面の氏名欄に「戸籍上の氏名」と記載するとともに「通称名は〇〇〇〇」と併記することなどが考えられます。「通称名」のみを記載すること，すなわち，戸籍上の氏名を省略することは認められていません。

　一方，診療報酬請求に係る取り扱いにおいて，氏名は必ず「被保険者証の表面の氏名欄に印字された氏名」とするよう求められています。また，保険者へのレセプト請求（請求書および明細書の作成）も「被保険者証の表面の氏名欄に印字された氏名」で行うこととされており，もし判断が困難な場合は当該患者が加入する保険者に確認するよう求められています（表3）。

　したがって，保険医療機関において処方箋を交付する際には，患者の氏名欄

に「被保険者証の表面の氏名欄に印字された氏名」が記載されると思いますので，調剤報酬のレセプト請求についても当該氏名で行ってください。すなわち，今回のご質問のケースでは，「通称名」を氏名として記入することになります。

ただし，調剤録や薬歴などのように保険薬局の内部で管理するものについては，「戸籍上の氏名」または「通称名」のどちらを記載すべきかまで示されているわけではありませんが，患者へ配慮しつつ取り扱うことが必要です（表3中のQ11）。個々の保険薬局において検討・判断のうえ，適切に対応することが求められます。

また，マイナ保険証についても，現行の被保険者証の場合と同様の運用が行われることになっています。マイナンバーカードの券面には通称名は印字されませんが，被保険者証に通称名で登録されている場合には，マイナ保険証によるオンライン資格確認データ項目の「氏名」欄に通称名，「氏名（その他）」欄に本名が設定されます（社会保険診療報酬支払基金・国民健康保険中央会作成「オンライン資格確認等システム運用マニュアル」より）。

073 保険処方箋の使用期間については，交付日を含めて4日以内とされていますが，患者から使用期間を過ぎた処方箋の調剤を求められた場合，どのように対応すべきでしょうか。

≫ A

調剤応需できないことを患者へ説明するだけでなく，次回以降に患者が再度同じことで困ることがないよう，処方箋には使用期間があることや，その期間内に処方箋の原本を薬局へ提出して調剤を受ける必要があることなどを伝えてください。

処方箋の使用期間の取り扱いについては，医療保険の場合，特に記載のある場合を除き「交付の日を含めて4日以内に保険薬局へ提出すること」と規定されています。医療機関を受診した際，薬の投与が必要な場合に院外処方箋が交付されることが，今では当たり前のようになりました。しかし，処方箋に使用期間があることを患者が認識しておらず，期間内に薬局で調剤を受けることができなかったケースは，割合は小さいかもしれませんがいまだにあると聞きます。

　実際に，国民からの行政相談を受け付ける総務省行政相談センター（全国50カ所）には，処方箋の使用期間に関する行政相談が寄せられています。これを踏まえて厚生労働省は，処方箋の使用期間について適切に取り扱われるよう，使用期間は原則4日以内であること，併せて，長期の旅行など特殊の事情がある場合には当該期間を延長（または短縮）できる旨が規定されていることなどを，考えられる取組例とともに，薬局および医療機関へ周知するよう都道府県へ依頼しました（表，図）。

　薬局で患者から使用期間を過ぎた処方箋の調剤を求められた場合には，調剤応需できないことを伝えるとともに，**患者が再度同じようなことで困ることがないよう説明し，正しく理解してもらうことが重要です**。たとえば，処方箋には使用期間が設けられていることだけでなく，処方箋の交付日を含めて4日以内に薬局で調剤を受けるのが難しい場合には，**医療機関で処方箋を交付してもらう際に処方医へ使用期間の変更（延長）を相談できること，そして，処方箋は使用期間内に薬局で調剤を受ける必要があること**などを理解してもらえるよう，丁寧に説明することが必要です。

　また，処方された薬剤の内容などによっては，そのような対応だけでは不十分な場合もあると思います。そのような場合には，患者の同意を得た上で，処方医へ連絡して，その後の対応などについて確認することも必要です。

表　処方箋の使用期間の周知に関する相談内容と取組例

1. 処方箋の使用期間に関して寄せられた行政相談の概要 ・処方箋の使用期間が4日以内であることや，使用期間を延長できる場合があることについて，知られていないケースがあるため，周知してほしい。 ・処方箋の文字が小さくて読みづらいこともあるため，高齢者にわかりやすく伝えてほしい。
2. 考えられる取組例 ・会計窓口で支払いをする際や処方箋を交付する際に，患者に処方箋の使用期間について声掛けする。 ・待合室の掲示板や受付窓口，会計窓口等に，処方箋の使用期間に関する事項を記載したものを掲示又は設置する。 ・医療機関のホームページや医療機関が発行する広報誌等に掲載する。 ・処方箋に記載されている使用期間について，患者に分かりやすくするため，文字の大きさや配置等に配慮する。

（処方箋の使用期間について，令和5年3月24日事務連絡，厚生労働省保険局医療課）

処方箋受付

処方箋の使用期間にご留意ください

　保険医療機関（病院や診療所）で交付される処方箋の使用期間は，交付の日を含めて４日以内です。
　これには，休日や祝日が含まれますので，処方箋の使用期間が過ぎないようにご留意ください。
　なお，長期の旅行等特殊の事情があり，医師や歯科医師が，処方箋に別途使用期間を記載した場合には，その日まで有効となります。

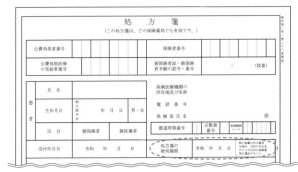

〔厚生労働省ウェブサイトより作成（https://www.mhlw.go.jp/stf/newpage_32041.html）〕

図　処方箋の使用期間の周知に関する掲示例

疑義照会，残薬

074 薬剤名が明らかに間違っているような気がします。疑義照会は行わなければなりませんか。

》A

疑義が生じた場合には，処方医に確認しなければなりません。

薬剤師法では，「薬剤師は，処方せん中に疑わしい点があるときは，その処方せんを交付した医師，歯科医師，又は獣医師に問い合わせて，その疑わしい点を確かめた後でなければ，これによつて調剤してはならない」（第24条，処方せん中の疑義）と規定しています。これは，処方箋に疑義がある限り調剤することを認めないというもので，安全な薬物治療や医薬品の適正使用を確保するうえで，薬剤師に課せられた非常に重要な役割の1つです。

受け付けた処方箋中に少しでも疑義が認められた場合，薬剤師は処方医に確認しなければなりません。しかし，その内容については，事務的な不備から処方そのものに至るまでさまざまです。患者の保険者番号などの疑義であれば，わざわざ処方医に照会するまでもなく，患者に保険証の提示を求める方法やマイナ保険証によるオンライン資格確認ですむかもしれません。一方，調剤を行う前に行う処方箋監査，残薬確認やお薬手帳の確認に基づいた重複投与・相互作用の可能性，さらに用法・用量や薬品名の誤記入の可能性を疑われる場合などには，必ず処方医への確認が必要となります。

また，平成28年4月より，医療機関と薬局が連携して患者の残薬確認と残薬に伴う調整等の疑義照会が実施できるよう，処方医が指示するための記入欄（チェック欄）が設けられています（Q079参照）。

疑義照会は，患者の安全を確保する重要な業務であり，薬剤師に与えられた義務でもあります。少しでも疑問が残るようであれば，薬剤師として処方医に連絡・確認することが必要です。また，状況に応じて書面による情報提供を行うことも必要でしょう。

Q 075 患者から薬を紛失したとの訴えがありました。処方箋を再発行してもらえば保険調剤は可能ですか。

》A

　処方医により再発行された処方箋があれば，それに基づいて調剤することは可能です。ただし，その費用は全額，患者が負担することになります。

　保険処方箋に基づいて調剤された医薬品を紛失・汚損したという理由により，患者から医薬品の再交付を求められる場合があります。そのような場合，保険薬局・保険薬剤師の目前での瓶の破損や汚損などのように，その事実が明らかでない限り，処方箋を再発行してもらうか，処方医の了解を得る必要があります。法令上，必ずしも処方箋の再発行が求められているわけではありませんが，麻薬処方箋の場合には再発行が必要です。

　ただし，これらの場合の費用について，保険請求することは認められません。全額，患者から実費徴収することになります。

Q 076 長期投与が認められていない医薬品が，屯服薬として数十回分処方されていました。問題はないのでしょうか。

》A

　屯服薬とは，1日2回程度を限度として投与するものとされています。したがって，内服薬のように定期的に服用するものではないということを理解しておく必要があります。そのうえで，その医薬品の特性やほかに処方されている薬剤を勘案し判断せざるを得ません。それでも疑義が残るようであれば，処方医に確認しておくべきでしょう。

　屯服薬の解釈は，「1日2回程度を限度として臨時的に投与するものをいい，1日2回以上にわたり時間的，量的に一定の方針のある場合は内服薬とする」（昭和24年10月26日，保険発第310号）とされています。しかし，屯服薬の投与量の限度については，内服薬や外用薬のように具体的な規定がないために，その解釈については若干のばらつきがあるようです。

しかし，近年では医師の裁量のもと長期投与が行われることも多くなっており，例えば投与上限が設定された医薬品（特に向精神薬）について数十回分の屯服薬として処方されることが散見されます。ほかに処方されている医薬品との関係を判断し，疑義照会を行うなどの対応を考慮しておく必要があります。

Q077 疑義照会した時は，何をどこに記録すればよいでしょうか。

≫ A

処方医に疑義照会を行った場合，その内容および回答内容は処方箋の「備考」欄または「処方」欄に記入しなければなりません。また，調剤録，薬歴にも忘れずに記入することが必要です。

薬剤師による疑義照会の義務については，薬剤師法（第24条　処方せん中の疑義）に規定されており，その結果については，「その回答の内容」を処方箋および調剤録に記入することが義務付けられています（薬剤師法施行規則第15条　処方せんの記入事項，第16条　調剤録の記入事項）。一方，健康保険法においても，処方箋の記載上の注意事項の中で「変更内容」もしくは「回答の内容」を，処方箋の「備考」欄または「処方」欄に記入することが求められています。

記入箇所については，「備考」欄または「処方」欄とされていることからわかるように，記載すべき内容に応じて「備考」，「処方」欄の双方を使用することができますが，積極的に「処方」欄に記入することを求めているわけではありません。「処方」欄に記入する場合は，処方内容が記載された「以下余白」以下の部分を使用して記録しましょう。また，記入しておくべき具体的内容としては，①疑義照会した日時・時間，②担当薬剤師氏名，③回答者の氏名，④質問した内容の要旨，⑤回答内容の要旨——などを把握できるようにしておくことが必要です。

Q078

半分の規格の錠剤があるのに半割の指示があり，疑義照会しても「処方通り」と言われてしまいました。どうすればよいのでしょうか。

> ## A

処方箋に記載された錠剤の半分の規格が薬価収載されていることを説明し，それでも「処方通り」半分に分割するとの指示であれば，その通りに調剤しなければなりません。ただし，自家製剤加算は算定することができません。

割線のある錠剤を分割する行為については，平成14年4月より，自家製剤加算の錠剤として算定できることになっています。算定の要件として，「分割した医薬品と同一規格を有する医薬品が薬価基準に収載されている場合は算定できない」とされていることから，例えば10mgの錠剤を半分に分割するよう指示があった場合でも，同一成分の医薬品で5mgの錠剤が薬価収載されていれば，自家製剤加算の算定は認められません。また，200mgの錠剤を半割し1回服用量を300mgとした際に，同一成分の医薬品で300mgの錠剤が薬価収載されている場合も自家製剤加算の算定は認められていません。

処方医によっては，治療上の必要性から，5mg錠ではなく10mg錠を分割したものを投与するよう指示される場合があります。そのような場合には，5mg錠が薬価収載されていることを確認したうえで，それでも「処方通り」に10mg錠を半分に分割するということであれば，当然ながら薬剤師はその指示に従って調剤しなければなりません。

ただし，後発医薬品へ変更不可ではない医薬品や一般名処方による場合は，処方医への疑義照会なしで含量違いまたは類似した別剤形の後発医薬品への変更調剤が認められています。半割の指示がない場合は，

・変更調剤後の薬剤料が変更前と同額またはそれ以下であること

・患者に説明し同意を得ること

が条件となりますが，半分の規格の錠剤に変更することができます。

含量規格が異なる後発医薬品への変更を行った場合には，調剤した薬剤の銘柄，含量規格等について，当該処方箋を発行した医療機関に情報提供を行います。

079 処方箋の「備考」欄に，残薬の取り扱いに関するチェック印がついていますが，どのように取り扱えばよいのでしょうか。

≫ A

　平成28年4月の診療報酬改定に伴い，医薬品の適正使用の推進の観点から，保険医療機関と保険薬局が連携して円滑に残薬確認と残薬に伴う日数調整を実施することができるよう，処方箋様式の「備考」欄が一部改正されました（図）。

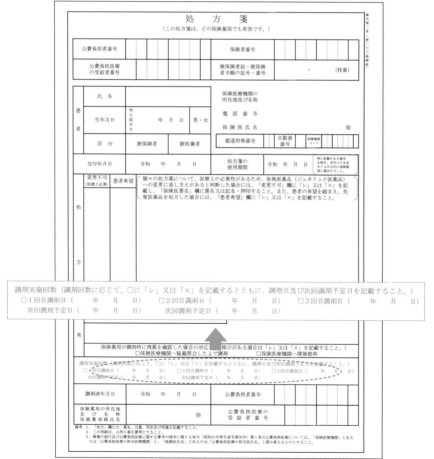

図　残薬の取り扱いに関するチェック欄（処方箋様式）

具体的には，保険薬局における調剤時に残薬を確認した場合の対応を記載するチェック欄として，①左側に「保険医療機関へ疑義照会した上で調剤」と，②右側に「保険医療機関へ情報提供」の2つが設けられました。

もし，①の指示があった場合には，処方医へ疑義照会を行い，投与日数について調整指示を受けたうえで調剤する必要があります。すなわち，従来の取り扱いと概ね同じであるといえるでしょう。一方，②の指示があった場合は，薬局において残薬に係る投与日数の調整は行わず，当該患者の残薬に関する情報を処方医（保険医療機関）へ提供してください。

Q080

あらかじめ医師の指示がある場合は，処方医へ確認することなく残薬分を差し引いて調剤することが可能であると聞きましたが，どのような指示があれば構わないのでしょうか。処方箋の備考欄の「残薬を確認した場合の対応」のところにチェックがあればよいですか。

» A

特に決められた記号や字句はありませんが，処方箋の「備考」欄などに，減数調剤を行った後に残薬状況を情報提供することで差し支えない旨の記載がある場合には，その指示に基づいて対応することが可能です。同欄下部の「保険薬局が調剤時に残薬を確認した場合の対応」のチェック欄は，そのような指示を行うためのものではありません。

保険薬局における調剤時の残薬に係る取り扱いについては，平成28年4月から処方箋様式が一部改正されており，「備考」欄の最下部に「保険薬局が調剤時に残薬を確認した場合の対応」として，①「保険医療機関へ疑義照会した上で調剤」，または，②「保険医療機関へ情報提供」を指示することができるチェック欄が設けられています。

具体的には，保険薬局での調剤の際に，処方箋に記載された薬剤について残薬があることを確認できた患者について，①の指示であった場合は，処方医へ疑義照会を行い，投与日数などの処方変更を行うか否かを確認することが求められます。また，②の指示であった場合には，残薬があったとしても処方医への疑義照会は行わず，処方箋の記載通り調剤したうえで，別途，残薬の状況を

表 残薬分を差し引いた減数調剤に関する取り扱い

> 調剤報酬点数表に関する事項
> ＜通則＞
> 6　処方箋において，残薬分を差し引いた減数調剤（調剤録又は薬剤服用歴の記録等（以下「薬剤服用歴等」という。）及び残薬の外形状態・保管状況その他の残薬の状況を確認した上で，処方箋に記載された医薬品の数量を減らして調剤する業務をいう。）を行った後に，残薬に係る状況を情報提供することで差し支えない旨の指示があり，当該指示に基づき調剤を行った場合は，保険薬剤師は，患者に対して次回受診時に処方医へ残薬の状況を報告することを促すとともに，患者の残薬の状況，その理由及び実際に患者へ交付した薬剤の数量，患者への説明内容等について，遅滞なく当該調剤に係る処方箋を発行した保険医療機関に情報提供すること。

（診療報酬の算定方法の一部改正に伴う実施上の留意事項について，令和6年3月5日，
保医発0305第4号，別添3）

処方医へ情報提供することが求められます。すなわち，①・②いずれの場合も，処方医へ確認することなく残薬分を差し引いて調剤することが認められているわけではありません。

　一方，平成30年4月以降，それらチェック欄による指示とは別の取り扱いとして，処方箋の「備考」欄などに残薬分を差し引いた減数調剤を行った後に残薬に係る状況を情報提供することで差し支えない旨の指示があった場合には，調剤後に処方医へ患者の残薬状況を情報提供することを前提に，処方医へ確認することなく減数調剤を行うことが可能になっています（表）。

　ここでいう「減数調剤」とは，薬剤服用歴もしくは調剤録および残薬の外形状態・保管状況，その他の残薬の状況を確認したうえで，処方箋に記載された医薬品の数量を減らして調剤する業務であると整理されています。すなわち，残薬確認にあたっては，患者の口頭による申告だけでなく，薬歴または調剤録をはじめ，実際の残薬を確認したうえで対応することが求められます。また，そのような減数調剤を行った際には，患者に対して次回受診時に処方医へ残薬の状況を報告するよう伝えるとともに，処方医には，残薬状況や実際に患者へ交付した薬剤の数量などについて情報提供を行うことが必要です。

　ただし，処方医から減数調剤を行って差し支えない旨の指示を受けた場合であっても，残薬の状況や患者の状態などによっては減数調剤を行わず，処方医へ疑義照会を行ったうえで指示を受ける必要があることは言うまでもありません。

疑義照会，残薬

Q081 医師から処方箋の「備考」欄に，患者の残薬分を差し引いて減数調剤して差し支えない旨の指示がありました。どのような対応が必要ですか。

>> **A**

残薬の状況や患者の状態などを確認したうえで，処方箋に記載された医薬品の投与量から患者の残薬分を差し引いて調剤（減数調剤）してください。その際には，処方医へ情報提供することなどが必要です。

調剤時に残薬を確認した場合の対応に関する指示については，平成28年4月から処方箋の「備考」欄の最下部に2つのチェック欄が設けられています（Q079参照）。ただ，これらの指示に基づく対応は，①処方医へ疑義照会を行ったうえで，その際の処方医の指示に基づき調剤するか，②残薬に応じた調剤量の調整は行わず，その情報を処方医へ情報提供する――というもので，ご質問のようなケースを想定して設けられているわけではありません。

平成30年度診療報酬改定では，それら2つのチェック欄の指示に基づくケースとは別に，残薬分を差し引いた減数調剤の取り扱いが通知で明確に示されることになりました（Q080参照）。具体的には，処方箋の「備考」欄に，残薬分を差し引いた減数調剤を行った後で残薬状況を情報提供することで差し支えない旨医師から指示を受けた場合は，①患者に対し，次回受診時に処方医へ残薬の状況を報告するよう促すこと，②処方医に対し，患者の残薬の状況や実際に

表 残薬分を差し引いた減数調剤の際の対応

調剤報酬点数表に関する事項
＜通則＞
6 処方箋において，残薬分を差し引いた減数調剤（調剤録又は薬剤服用歴の記録等（以下「薬剤服用歴等」という。）及び残薬の外形状態・保管状況その他の残薬の状況を確認した上で，処方箋に記載された医薬品の数量を減らして調剤する業務をいう。）を行った後に，残薬に係る状況を情報提供することで差し支えない旨の指示があり，当該指示に基づき調剤を行った場合は，保険薬剤師は，患者に対して次回受診時に処方医へ残薬の状況を報告することを促すとともに，患者の残薬の状況，その理由及び実際に患者へ交付した薬剤の数量，患者への説明内容等について，遅滞なく当該調剤に係る処方箋を発行した保険医療機関に情報提供すること。

（診療報酬の算定方法の一部改正に伴う実施上の留意事項について，令和6年3月5日，保医発0305第4号，別添3）

交付した薬剤数量などを遅滞なく情報提供すること —— を条件として，患者の残薬分を差し引いて減数調剤して差し支えないことになっています（**表**）。

　ただし，減数調剤にあたっては，患者から口頭で残薬量を確認できれば構わないということではなく，当該薬局の薬歴・調剤録，残薬の外形状態や保管状況などを確認したうえで行わなければなりません。令和2年度調剤報酬改定では，医療機関と薬局の連携による残薬への対応を推進する観点から，お薬手帳による医療機関への情報提供を推進する規定が薬剤服用歴管理指導料（現・服薬管理指導料）の要件に追加されました。残薬が一定程度認められる場合には，お薬手帳に残薬の状況，その理由を簡潔に記載して処方医へ情報提供してください。

　しかし，処方医からそのような指示を受けた場合であっても，残薬の状況や患者の状態などによっては，減数調剤は行わず，処方医へ疑義照会を行って指示を受けることが必要です。

疑義照会，残薬

処方箋，調剤録

Q 082 処方箋の裏にメモ書きしてもよいのでしょうか。

A

　どのような内容で，また，何を目的とした記載であるかにもよると思いますが，その処方箋の調剤に関係する内容でない場合には，好ましくないと判断される可能性もあるため，注意が必要です。

　調剤した薬剤師による処方箋への記入については，その具体的な記載事項が決められています。保険処方箋の場合には，調剤年月日，保険薬剤師の氏名，署名または姓名の記載・押印などを所定の欄に記録するほか，疑義照会の内容は「備考」欄または「処方」欄に記入することになっています。また，保険調剤録については，調剤済みの処方箋に調剤録として必要な事項を追記することで，それをもって代えることが認められていることから，実際には調剤済みの処方箋の余白などを利用して記入しているケースがほとんどのようです。そのため，調剤済みとなった処方箋の裏面などには，保険調剤録として必要な事項が記載されているのですが，ここでの問題は，それ以外の事項をそこに記入しても構わないかどうかということです。

　薬剤師法や健康保険法では，記入が必要とされている事項を規定しているのであって，記入が認められない事項まで明記しているわけではありません。しかし，だからといって，どのような内容でも記入して構わないということでもありません。大事なことは，そこに記載された内容が，その処方箋の調剤に関して必要な情報であるかということが，1つの判断基準になるのではないでしょうか。記入されている内容が調剤にまったく関係なく，単なるメモ書き程度であれば好ましくないと判断される可能性が高いようです。関係法規で規定されている記入事項のほかに，処方箋に記入していることとしてふさわしい内容であると判断されるようであれば，特段の問題はないものと考えます。

Q083

処方箋の「調剤済年月日」欄に記入すれば，調剤済みの記載は不要ですか。

› A

　健康保険法に基づく処方箋，すなわち保険処方箋の様式には「調剤済年月日」欄が設けられています。したがって，その欄がきちんと設けられ，そこに調剤済みとなった年月日が記入されていれば「調剤済みの旨」であると解釈して差し支えありません。

　薬剤師は，処方箋を調剤した場合，所定の事項を記載しなければなりません。これらは薬剤師法第26条により，「調剤済みの旨（その調剤によって，当該処方箋が調剤済みとならなかったときは，調剤量），調剤年月日その他厚生労働省令で定める事項」と規定されています。その一方，健康保険法では処方箋様式が規定されており，記入が必要な事項については所定の欄が設けられています。

　薬剤師法第26条では「調剤済みの旨，調剤年月日」とされているのに対し，健康保険法に基づく処方箋には「調剤済年月日」欄だけが設けられていることから，一見，矛盾しているように思うかもしれません。しかし，保険処方箋の「調剤済年月日」欄には，あくまでも調剤済みとなった年月日を記入するのであって，調剤済みとならなかった場合には，調剤年月日と調剤量を別に記入することになっています。したがって，その保険処方箋が調剤済みとなった場合には，保険処方箋の「調剤済年月日」欄に年月日を記入することで，「調剤済みの旨」と解釈されることになります。

　ただし，都道府県によっては，より記入誤りが生じないようにとの観点から，「調剤済年月日」欄への記入とともに，別途「調剤済み」の旨を記入するよう指導している場合もありますので，それぞれの地域での解釈を確認しておくことも必要でしょう。

処方箋，調剤録

Q084

保険薬局において，調剤した処方箋に保険薬剤師の氏名が入っている「調剤済み」のスタンプを押した場合は，それとは別に，調剤を行った保険薬剤師氏名を記入する必要がありますか。また，押印はどうすればよいですか。

» A

調剤した保険薬剤師の「氏名の記名」として取り扱うことが可能です。ただし，押印を省略することはできません。

薬剤師法の規定により，調剤した薬剤師は，①調剤済みの旨（その処方箋が調剤済みとならなかった時は調剤量），②調剤年月日，③薬局の名称および所在地，④処方医の同意を得て処方内容を変更して調剤した場合は，その変更内容，⑤処方医に疑義照会を行った場合は，その回答内容（変更の有無にかかわらず）――を処方箋に記入したうえで，⑥記名押印または署名することが義務付けられています（薬剤師法第26条，薬剤師法施行規則第15条）。

そして，この規定に基づき，保険調剤（すなわち健康保険法）では，（1）処方箋の「調剤済年月日」欄に，処方箋が調剤済みとなった場合の年月日（その処方箋が調剤済みとならなかった場合は，調剤年月日と調剤量を処方箋に記載）【※前述①，②に該当】，（2）同「保険薬局の所在地及び名称」欄に，保険指定の際に地方厚生（支）局長に届け出た薬局の名称および所在地【※前述③に該当】，（3）同「備考」欄または「処方」欄に，処方医の同意を得て処方内容を変更して調剤した場合の変更内容や，処方医に疑義照会を行った場合の回答内容【※前述④，⑤に該当】――を記入するとともに，（4）同「保険薬剤師氏名印」欄に，調剤を行った保険薬剤師による姓名の記載・押印または署名【※前述⑥に該当】を行うことになっています（表1）。

実際の現場では，調剤した保険薬剤師の氏名が入った「調剤済み」のスタンプを処方箋に押しているケースは多いですが，そのようなスタンプを処方箋に押した場合の取り扱いに関して，それとは別に，調剤した保険薬剤師氏名の記名が必要か否かまでは必ずしも明確にされていたわけではありません。

そのため厚生労働省は，薬局における調剤済み処方箋への記名の取り扱いを整理するため，調剤した保険薬剤師の氏名が入った「調剤済み」のスタンプを押した場合について，調剤した保険薬剤師が処方箋に記載しなければならない「氏名の記名」を行ったものとして取り扱って差し支えないことを明確にしま

表1 調剤した際の処方箋への記入事項について

規定法令, 通知	薬剤師法（第26条）薬剤師法施行規則（第15条）	厚生労働省通知「診療報酬請求書等の記載要領等について」（昭和51年8月7日保険発第82号）（医療保険）
項目	・調剤済みの旨（当該処方箋が調剤済みとならなかったときは, 調剤量）	保険処方箋の「調剤済年月日」欄 ・処方箋が調剤済となった場合の年月日を記載（当該処方箋が調剤済とならなかった場合は, 調剤年月日および調剤量を処方箋に記載）
	・調剤年月日	
	・調剤した薬局の名称および所在地	同「保険薬局の所在地及び名称」欄 ・保険薬局指定申請の際等に地方厚生（支）局長に届け出た所在地および名称
	・医師または歯科医師の同意を得て処方箋に記載された医薬品を変更して調剤した場合は, その変更の内容	同「備考」欄または「処方」欄 ・処方箋を交付した医師または歯科医師の同意を得て処方箋に記載された医薬品を変更して調剤した場合には, その変更内容
	・医師または歯科医師に疑わしい点を確かめた場合は, その回答の内容	・医師または歯科医師に照会を行った場合は, その回答の内容
	・記名押印または署名	同「保険薬剤師氏名㊞」欄 ・調剤を行った保険薬剤師が署名, または保険薬剤師の姓名を記載し押印

表2 保険薬剤師による記名・押印の取り扱いについて

保険薬局において調剤した保険薬剤師が, 調剤済みである旨及び調剤した保険薬剤師の氏名が入ったスタンプを処方箋に押した場合は, 調剤した保険薬剤師の氏名の記名を行ったものとして取扱い, この記名を別途しなくても差し支えない。

ただし, 処方箋中に保険薬剤師氏名の記入欄があり, この記入欄への記名に代えて上記のスタンプを利用する場合は, この記入欄の近くにスタンプを押すなど, 調剤した保険薬剤師が容易に分かるようにすること。

また, 保険薬剤師の氏名の記名に代えて上記のスタンプを利用する場合であっても, 調剤した保険薬剤師による押印は省略できない。

（処方箋への保険薬剤師の記名の取扱いについて, 平成26年7月17日事務連絡, 厚生労働省保険局医療課）

した（表2）。

ただし, あくまでもこれは「記名」の取り扱いを示したものであって, そのような場合でも押印を省略することは認められませんので, 誤解しないようご注意ください。

Q085 「記名押印」と「署名」の違いとは何ですか。

≫A

　薬剤師は，処方箋を調剤した場合，法的な責任の所在を明らかにするために，その処方箋に必要事項を記入したうえで「記名押印」または「署名」しなければなりません。これらはどちらか一方を満たしていれば構わないのであって，どちらの手段も個人を特定するための効力としては同じです。

　調剤した処方箋への記入について，薬剤師法では，「調剤済みの旨（その調剤によって，当該処方せんが調剤済みとならなかつたときは，調剤量），調剤年月日その他厚生労働省令で定める事項を記入し，かつ，記名押印し，又は署名しなければならない」（薬剤師法第26条　処方せんへの記入等）と規定されています。また，健康保険法に基づく関係通知では「保険薬剤師氏名㊞」欄に，「調剤を行った保険薬剤師が署名するか又は保険薬剤師の姓名を記載し，押印すること」と求めており，これらはどちらも同じことを意味しています。

　「記名押印」とは，文字通り，「記名」と「押印」の2つの行為を意味しています。ここでいう「記名」とは，その記入者が誰であるかは問われないもので，プリンターによる印字でも，スタンプによるものでも構いません。一方，「押印」とは，その個人を特定するために行われるものであって，通常は印鑑が用いられます。すなわち「記名押印」とは，その書類に記載されている内容と記名の部分まで確認したうえで，最後に印鑑などにより押印することで初めて効力を発するものであるといえます。この手段は，個人を特定するために用いられる最も一般的な証明方法といえるでしょう。

　これに対し「署名」とは，個人を特定するためのもう1つの手段であり，本人が自筆でサインをすることによりその効力を発するとされている方法です。国内でもだいぶ普及してきましたが，従来の印鑑を用いた方法と比べると，その割合は少ないかもしれません。

　しかし，調剤した薬剤師としての責任の所在を明確にするうえでは，その個人を特定するための法的な効力という面からみれば，どちらもきちんとした証明方法です。どちらが好ましいというものではありませんので，実際にどちらの方法で実施しても構いません。

Q086 なぜ処方箋の訂正は二重線なのでしょうか。

» A

　処方箋の記載内容の訂正方法について具体的に明記されているものはありませんが，**診療報酬請求書および診療報酬明細書（レセプトなど）の記載要領では具体的な訂正方法が示されていることから，これに準じるもの**と解釈されています。

　レセプトなどの記載要領には，具体的な訂正方法が示されています。その方法とは，「修正液を使用することなく，誤って記載した数字等を ＝ 線で抹消のうえ，正しい数字等を記載すること」とされており，また，記載に使用する筆記具についても，「黒若しくは青色のインク又はボールペンなどを使用すること」とあります。

　一方，保険処方箋の記載上の注意事項では，具体的な訂正方法まで明記されていません。しかし，レセプトなどの訂正方法が示されていることから考えると，それに準ずることが最も妥当適切であると考えられます。 ＝ 線で抹消のうえ，正しい内容を記載することにより，訂正までの経緯が明らかになるほか，処方箋内容の偽造を防ぐことにもつながります。

Q087 「調剤録」と「保険調剤録」の違いについて教えてください。

» A

規定している法律が異なります。

1. 調剤録

　薬剤師が処方箋に基づき調剤を行った場合には，法の定めによりさまざまな記録を作成しなくてはなりません。その中の1つに「調剤録」があり，薬剤師法で規定されています。

　調剤録は，「薬局」という施設で「薬剤師」が「処方箋」に基づき「調剤を

表1 調剤録の記入事項（調剤時）

> 薬剤師法
>
> （調剤録）
>
> 第28条　薬局開設者は，薬局に調剤録を備えなければならない。
>
> 2　薬剤師は，薬局で調剤したときは，厚生労働省令で定めるところにより，調剤録に厚生労働省令で定める事項を記入しなければならない。
>
> 薬剤師法施行規則
>
> （調剤録の記入事項）
>
> 第16条　法第28条第2項の規定により調剤録に記入しなければならない事項は，次のとおりとする。ただし，その調剤により当該処方せんが調剤済みとなった場合は，第1号，第3号及び第6号に掲げる事項のみ記入することで足りる。
>
> 1　患者の氏名及び年令
> 2　薬名及び分量
> 3　調剤並びに情報の提供及び指導を行った年月日
> 4　調剤量
> 5　調剤並びに情報の提供及び指導を行った薬剤師の氏名
> 6　情報の提供及び指導の内容の要点
> 7　処方箋の発行年月日
> 8　処方箋を交付した医師，歯科医師又は獣医師の氏名
> 9　前号の者の住所又は勤務する病院若しくは診療所若しくは飼育動物診療施設の名称及び所在地
> 10　前条第2号及び第3号に掲げる事項

行ったこと」を示す基本的かつ重要な記録です。言い換えれば，この記録がないといかに正しく調剤が行われても，どんなにていねいな服薬指導を行っても，「調剤をしたという事実はなかった」とされてしまいます。

薬剤師法第28条では，薬剤師に，調剤を行ったときは調剤録を作成することを規定しています。そして，調剤録への具体的な記載事項は，薬剤師法施行規則第16条に示されています（表1）。

令和元年12月4日には薬機法が一部改正され（薬剤師法もこれに伴い一部改正），薬剤師は調剤時に限らず，必要に応じて患者の薬剤の使用状況の把握や服薬指導を行わなければならないこととなりました。そして，その内容は調剤録に記入しなければなりません。これまで，薬剤交付時の内容について調剤録の作成が必要でしたが，服薬期間中のフォローを行った時などにも作成が必要です（表2）。

表2　服薬期間中のフォローと調剤録

> 薬剤師法
>
> （情報の提供及び指導）
> 第25条の2　薬剤師は，調剤した薬剤の適正な使用のため，販売又は授与の目的で調剤したときは，患者又は現にその看護に当たつている者に対し，必要な情報を提供し，及び必要な薬学的知見に基づく指導を行わなければならない。
> 2　薬剤師は，前項に定める場合のほか，調剤した薬剤の適正な使用のため必要があると認める場合には，患者の当該薬剤の使用の状況を継続的かつ的確に把握するとともに，患者又は現にその看護に当たつている者に対し，必要な情報を提供し，及び必要な薬学的知見に基づく指導を行わなければならない。
>
> 薬機法施行規則
>
> 第15条の14の3　法第9条の4第6項の規定により，薬局開設者が，その薬局において薬剤の販売又は授与に従事する薬剤師に記録させなければならない事項は，次のとおりとする。
> 　1　法第9条の4第1項，第4項又は第5項の規定による情報の提供及び指導を行つた年月日
> 　2　前号の情報の提供及び指導の内容の要点
> 　3　第一号の情報の提供及び指導を行つた薬剤師の氏名
> 　4　第一号の情報の提供及び指導を受けた者の氏名及び年齢
> 2　薬局開設者は，前項の記録を，その記載の日から3年間，保存しなければならない。

2. 保険調剤録

　健康保険法に基づき，保険薬局及び保険薬剤師療養担当規則（薬担）にも調剤録（以下，保険調剤録）を作成することが規定されています。薬担第5条には，保険薬局は「調剤録に必要な事項を記載し，これを他の調剤録と区別して整備しなければならない」こと，第10条には，保険薬剤師は「遅滞なく調剤録に必要事項を記載しなければならない」ことを規定しています。

　保険調剤を行った時に，保険薬剤師が保険調剤録に記入しなければならない事項は，次の通りです（昭和36年6月14日，保険発第57号）。

①薬剤師法施行規則第16条に規定する事項

②患者の被保険者証記号番号，保険者名，生年月日及び被保険者，被扶養者の別

③当該薬局で調剤した薬剤について処方箋に記載してある用量，既調剤量及び使用期間

④当該薬局で調剤した薬剤についての薬剤点数，調剤手数料，請求点数及び

患者負担額

　なお，保険調剤録（健康保険法）については，調剤済みとなった処方箋に調剤録と同様の事項を記入したものをもって代えることができるとなっています。そのため，実務面においては，処方箋の余白や裏面などに必要事項を記入している場合が多いようです。また，調剤後の点検で，入力ミス等による誤記入が見つかった場合は，正しい内容となるよう二重線で訂正することが必要です。

　調剤録は，法的にも重要な記録です。薬剤師法，薬担などを理解して，調剤録の作成にあたってください。

Q088 薬機法の改正に伴い，調剤録の記入事項が変更されたと聞きました。どのように変更されたのですか。取り扱いにおいて特に気を付けることはどのようなことでしょうか。

A

　改正薬機法（令和2年9月1日施行分）に伴い，調剤録の記入事項が一部変更・追加され，調剤時ならびに服薬期間中に患者へ行った情報提供・服薬指導に関する情報について記入が必要になっています。

　令和元年12月に公布された改正薬機法では，住み慣れた地域で患者が安心して医薬品を使うことができるようにするための薬剤師・薬局のあり方の見直しとして，①患者への継続的服薬指導の実施，②患者が使用する薬剤の情報に関する他医療提供施設への提供の法制化，③都道府県知事による認定薬局制度（地域連携薬局，専門医療機関連携薬局）の創設，④一定のルール下で行うことができるオンライン服薬指導に関する規定—などが行われました。

　このうち，継続的服薬指導（①）については，薬剤師に対する規定として，調剤時（患者に薬剤を交付したとき）に限らず，必要に応じて服薬期間中における薬剤の使用状況の把握や服薬指導を行う義務があることを法令上明確にしたものです。

　そして，この法制化に伴い，その記録を行うことに関する規定として，調剤録の記入事項についても一部変更・追加されました。具体的には，従来の記入

表1　薬剤師法第28条第2項の規定に基づく調剤録への記入事項

施行前（令和2年8月31日まで）	施行後（令和2年9月1日から）
（調剤録の記入事項） 第16条　法第28条第2項の規定により調剤録に記入しなければならない事項は，次のとおりとする。 　1　患者の氏名及び年令 　2　薬名及び分量 　3　調剤年月日 　4　調剤量 　5　調剤した薬剤師の氏名 　6　処方せんの発行年月日 　7　処方せんを交付した医師，歯科医師又は獣医師の氏名 　8　前号の者の住所又は勤務する病院若しくは診療所若しくは飼育動物診療施設の名称及び所在地 　9　前条第2号及び第3号に掲げる事項	（調剤録の記入事項） 第16条　法第28条第2項の規定により調剤録に記入しなければならない事項は，次のとおりとする。ただし，その調剤により当該処方せんが調剤済みとなつた場合は，第1号，第3号，第5号及び第6号に掲げる事項のみ記入することで足りる。 　1　患者の氏名及び年令 　2　薬名及び分量 　3　調剤並びに情報の提供及び指導を行つた年月日 　4　調剤量 　5　調剤並びに情報の提供及び指導を行つた薬剤師の氏名 　6　情報の提供及び指導の内容の要点 　7　処方せんの発行年月日 　8　処方せんを交付した医師，歯科医師又は獣医師の氏名 　9　前号の者の住所又は勤務する病院若しくは診療所若しくは飼育動物診療施設の名称及び所在地 　10　前条第2号及び第3号に掲げる事項

（薬剤師法施行規則，昭和36年厚生省令第5号）

事項に加えて，患者に対して行った情報提供および服薬指導に関する情報（実施した年月日と薬剤師氏名，実施内容の概要）を記入することが追加されています（表1）。ただし，その記録を行う場所については，調剤済み処方箋，または患者ごとに作成した薬剤服用歴の記録に必要事項を記載することでも構いません（表2）。

　また，この取り扱いは保険調剤録についても同じです。改正薬機法の施行から少し遅れての周知となりましたが，「調剤済となった処方箋又は患者の服薬状況や指導内容等を記録したもの（薬剤服用歴等）に調剤録と同様の事項を記入したものをもって代えることができる」と，薬機法と同様の旨が通知で示されています（令和2年11月10日保医発1110第1号，厚生労働省保険局医療課長）。保険調剤においては，服薬管理指導料を算定した場合は当該要件として前述の事項を記録していますので，運用上，特に大きな問題が生じることは考えにくいですが，これらの内容は薬機法に基づく記録であることを留意しておく必要があります。

処方箋，調剤録

161

表2　調剤録の記入事項について

> 2　服薬指導等の記録
> （1）薬剤師法第28条第2項の調剤録及び医薬品医療機器等法第9条の3第6項の記録については，調剤済みとなった処方箋又は患者の服薬状況や指導内容等を記録したもの（薬剤服用歴等）において，必要事項が記載されていれば当該規定を満たすものであること。また，調剤録に記録した内容については，患者等への情報の提供又は指導（以下「服薬指導等」という。）を行うため必要なときに速やかに確認できるようにしておくこと。

〔医薬品，医療機器等の品質，有効性及び安全性の確保等に関する法律等の一部を改正する法律の一部の施行に当たっての留意事項について（薬局・薬剤師関係）」，令和2年8月31日，薬生総発0831第6号より抜粋〕

調剤

Q089

麻薬ではないけれど，取り扱うために申請が必要な医薬品はありますか。それらを薬局間で譲渡・譲受することはできないのでしょうか。

≫ A

メチルフェニデート塩酸塩製剤（コンサータ，リタリン），クロザピン製剤（クロザリル），ビガバトリン製剤（サブリル）などが該当します。

メチルフェニデート塩酸塩製剤など依存性の高い向精神薬については，不適切な使用や偽造処方箋などによる不正入手が報告され，向精神薬の乱用が社会問題となりました。そのため，厚生労働省からメチルフェニデート塩酸塩製剤の流通管理の徹底を図るため，通知が出されています（平成19年10月26日，薬食総発第1026001号 他）。

メチルフェニデート塩酸塩製剤の流通管理に関し，薬局に求められる対応や留意事項は次の通りです。

1. 第三者委員会のリストへの事前登録

メチルフェニデート塩酸塩製剤を取り扱うためには，事前に，有識者（医師，薬剤師，法律の専門家など）から成る第三者委員会のリストに登録しておかなければなりません。登録薬局以外の薬局に対しては，卸売業者はメチルフェニデート塩酸塩製剤を販売することができません。

2. 調剤

薬局と同様に，メチルフェニデート塩酸塩製剤は，第三者委員会においてリスト化された医師・医療機関しか処方することができません。そのため，メチルフェニデート塩酸塩製剤を含む処方箋を受け付けた登録薬局では，調剤前に処方箋発行医師・医療機関がリストにあるか確認することが必要です。リストにない場合は，調剤拒否をして製造販売業者に連絡します。

3. 薬局間での譲渡・譲受

メチルフェニデート塩酸塩製剤は，第三者委員会のリストに登録している薬局間であっても譲渡・譲受ができません。

クロザピン製剤やビガバトリン製剤に関しても，ほぼ同様の流通管理が求められています。注意してください。

4. 登録薬局でない場合

登録薬局でない薬局においては，メチルフェニデート塩酸塩製剤が処方された処方箋を受け付けることができません。麻薬小売業の許可を受けていない薬局が麻薬処方箋を受けた時と同様に，近隣ではどこの保険薬局であれば対応できるかなど調べておき，きちんと患者に情報提供することが求められます。

5. ADHD適正流通管理システムへの登録

令和元年12月3日にビバンセカプセルが販売されることに伴い，同月2日より新たにADHD適正流通管理システムが稼働しています。薬局でコンサータ錠もしくはビバンセカプセルを調剤する際には，ADHD適正流通管理システムへの登録が必要です。すでにコンサータ錠登録管理システムに登録している薬局が令和2年7月1日以降もコンサータ錠の登録薬局・登録調剤責任者として継続する場合は，同年6月30日までにADHD適正流通管理システムへの登録が必要です。6月30日までに登録しない場合は未登録となり，コンサータ錠の購入および調剤を継続することができません。注意してください。

 Q090 分割調剤とはどんな場合に可能なのでしょうか。

≫ A

①処方薬の長期保存が困難な場合や②後発医薬品を初めて使う場合のほか，③医師が分割指示した場合などに行うことができます。

①投与日数が長期間にわたる処方箋で，処方薬の長期保存の困難その他の理由により分割して調剤する必要がある場合は，処方箋の受付時に当該処方箋を発行した医療機関へ分割調剤を行うことを照会するよう求められています。

②後発医薬品へ変更可能な医薬品または一般名処方であって，後発医薬品の試用を目的として分割調剤を行う場合は，薬局から処方箋を発行した医療機関に分割調剤を行った旨を連絡してください。

③医師が，症状は安定しているが服薬管理が困難な患者であるなどの理由か

ら，分割回数および分割ごとの調剤日数を指示している場合は，その指示に従って調剤しなければなりません。

平成30年4月1日より，医師の指示による分割調剤の手続きの明確化・合理化を図る観点から，分割調剤に係る処方箋様式が新たに追加されています。具体的には，分割回数に応じた複数枚の分割調剤用の処方箋とともに，別紙が交付され，分割指示用の処方箋には，分割回数ごとに調剤する投与日数（回数）が記載されます。

分割指示に係る処方箋は，分割回数に応じて複数枚となりますが，法令上は別紙と合わせて1枚の処方箋として取り扱わなければなりませんので，分割指示に係る処方箋および別紙は調剤が完了するまで切り離さないで取り扱ってください。また，2回目以降の調剤を実施する際に薬局は，患者の服薬状況等を確認し，処方医に対して情報提供を行わなければなりません。

保険薬局において分割調剤を行い，当該薬局において調剤済みとならない場合は，処方箋に薬剤師法第26条に規定する事項など必要な事項を記入し，処方箋を患者に返却します。特に③の場合は，別紙にも忘れずに必要事項を記入したうえで，処方箋とともに患者へ返却してください（調剤済みとなった場合は，処方箋とともに当該薬局で保管します）。

また，保険調剤録には，通常の記載事項のほか分割理由についても記載することを忘れないよう注意してください。

Q091　医師による分割調剤の指示の処方箋を受け付けました。どのような点に留意する必要がありますか。

A

医師の分割指示に係る処方箋については，当該薬局で受け付ける前に，あらかじめいくつかの事項を患者に確認しなければなりません。また，医師の分割指示に係る複数枚の処方箋用紙と1枚の別紙は，それらすべてをまとめたもの（1セット）で「法令上は1枚の処方箋」として取り扱われますので，それらが別々にならないようステープラなどでまとめるとともに，最後の分割調剤が完了するまでは切り離したりすることがないよう注意してください。

現在，保険調剤における分割調剤は，①長期投薬（14日分超）に係る処方箋を，処方薬の長期保存が困難などの理由により分割調剤するケース，②処方箋に記載された先発医薬品を初めて後発医薬品に変更する際に，患者の希望により後発医薬品の試用を目的として分割調剤するケース，③患者の病状は安定しているものの服薬管理が難しい患者について，処方医の指示により分割調剤するケースがあります。

　このうち，③（処方医の指示による分割調剤）については，分割調剤の手続きが必ずしも明確でない部分があることや，分割調剤を想定した処方箋様式となっていないことなどを考慮して，平成30年度診療報酬改定では，通常の処方箋様式とは別に分割調剤に係る処方箋様式を追加するとともに，その具体的な取り扱いについて明確化が図られました。具体的には，次のような事項が示されています（表1，2）。

・患者に対し，当該処方箋の1回目の調剤からすべての調剤が完了するまで（基本的に分割回数は3回まで），同一薬局において調剤を受けるべきであることを説明する。

・患者に対し，次回の分割調剤について，自局を利用する意向とその予定時期を確認する。そして，患者が予定時期に来局しない場合は，電話等により服薬状況を確認のうえ，分割調剤を受けることを促す。

・患者から次回の分割調剤は別の保険薬局を利用する旨の申し出があった場合，患者の了解を得たうえで，当該薬局に対し，調剤状況とともに必要な情報をあらかじめ提供する。

・分割調剤を受ける際には，その都度，分解回数に応じた複数枚（すべて）の処方箋用紙と1枚の別紙を一緒に薬局へ提出する必要があること。

　医師の分割指示に係る処方箋には，全体の分割回数と何回目の分割調剤に相当するかの情報が記載されています（様式の右側上部付近）。また，それぞれの処方箋用紙の「処方」欄には，調剤すべき投与日数（回数）に加えて，分割調剤の1回目から完了までの総投与日数（回数）も記載されます。分割調剤を行った場合には，当該回数に該当する処方箋用紙および別紙に必要事項を記載したうえで，次回以降の分割調剤を受けることができるよう，患者に処方箋用紙（複数枚）と別紙を返却します。

　ただし，医師の分割指示に係る処方箋用紙（複数枚）と別紙は，それらすべ

表1 分割調剤の際の取り扱い

〈調剤技術料〉

区分00　調剤基本料

7　分割調剤

（4）医師の指示による分割調剤

ウ「注11」の医師の指示による分割調剤の場合，保険薬局の保険薬剤師は，以下を実施する。

（イ）　分割指示に係る処方箋の交付を受けた患者に対して，処方箋受付前に，継続的な薬学的管理及び指導のため，当該処方箋の1回目の調剤から全ての調剤が完了するまで，同一の保険薬局に処方箋を持参するべきである旨を説明する。

（ロ）　患者に対し，次回の自局への処方箋持参の意向の有無及び予定時期を確認するとともに，予定時期に患者が来局しない場合は，必要に応じ，電話等で服薬状況を確認し来局を促す。

（ハ）　また，患者から次回は別の保険薬局に処方箋を持参する旨の申し出があった場合は，患者の了解を得た上で，次回の円滑な薬剤交付に資するよう，調剤後遅滞なく，患者が次回処方箋を持参しようとする保険薬局に対し，調剤の状況とともに必要な情報をあらかじめ提供する。

（ニ）　2回目以降の調剤において患者の服薬状況，服薬期間中の体調の変化等について確認し，その結果を処方医に情報提供する。この場合において，次に掲げる事項を含めるものとする。

・残薬の有無

・残薬が生じている場合はその量及び理由

・患者の服薬中の体調の変化（副作用が疑われる症状など）の有無

・副作用が疑われる場合はその原因の可能性がある薬剤の推定

（診療報酬の算定方法の一部改正に伴う実施上の留意事項について，令和6年3月5日，保医発0305第4号，別添3）

表2 分割調剤の際の処方箋・別紙の取り扱い

問6　分割指示に係る処方箋について，何回目の分割調剤であるかにかかわらず，別紙を含む全ての処方箋が提出されない場合は，処方箋を受け付けられないという理解でよいか。

（答）貴見のとおり。

〔疑義解釈資料の送付について（その1），平成30年3月30日事務連絡，厚生労働省保険局医療課，別添4〕

てをセットにしたものが「法令上1枚の処方箋」として取り扱われますので，分割調剤を行った薬局においては，該当する処方箋を切り離したりせず，患者にはすべての処方箋用紙（枚数）および別紙を渡してください。

167

Q092 リフィル処方箋を受け付けました。処方箋への記載などで注意することはありますか。

» A

令和4年4月から，症状が安定している患者について，医師と薬剤師との適切な連携のもと，一定期間内に処方箋を反復利用できる「リフィル処方箋」の仕組みが導入されています。リフィル処方箋の導入に伴い，保険処方箋の様式も変更になっています（図）。

リフィル処方箋を受け付けて1回目または2回目（総使用回数3回の場合）に調剤を行った場合，当該処方箋には調剤日および次回調剤予定日を記載するとともに，調剤を実施した保険薬局の名称および保険薬剤師の氏名を余白または裏面に記載のうえ，リフィル処方箋原本は患者へ返還します。保険薬局においては，当該リフィル処方箋の写しを保管します。当該リフィル処方箋の総使用回数の調剤が終わった場合は，調剤済み処方箋として保管してください。

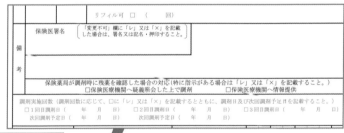

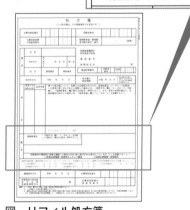

症状が安定している患者について，医師の処方により医師および薬剤師の適切な連携のもと，一定期間内に処方箋を反復利用できるリフィル処方箋の仕組みを設ける

図　リフィル処方箋

Q093 リフィル処方箋を調剤した際，次回の調剤も当薬局で受けることを希望している場合は，処方箋は患者に返さなくても構いませんか。それとも，患者の意向に関係なく，処方箋は患者に返さなければいけないのでしょうか。

» A

　調剤済みとなっていないのであれば，リフィル処方箋に次回の調剤予定日など必要事項を記入したうえで，患者へ返却してください。

　リフィル処方箋の仕組みは，病状が安定している患者について，医師および薬剤師の適切な連携のもとで一定期間内に処方箋を反復利用することができるように，保険処方箋の様式を一部改正して令和4年4月から導入されています。保険薬局においてリフィル処方箋を調剤した場合，調剤を行った保険薬剤師は，調剤済みとなった場合を除き，当該処方箋に今回の調剤年月日（1回目または2回目）および「次回調剤予定日」などの必要事項を記入したうえで，患者が次回調剤を受けるためにリフィル処方箋を返却しなければなりません（表1）。

　また，その際には，リフィル処方箋に記載された「次回調剤予定日」の前後7日以内の間に調剤を受ける必要があることの説明や，「次回調剤予定日」に

調剤

表1　リフィル処方箋の取り扱い（患者への返却など）

調剤報酬点数表に関する事項
〈通則〉 4　保険薬局において，「リフィル可」欄に「✓」が記載されていた場合，当該処方箋を「リフィル処方箋」として取り扱い調剤を行うこと。 　　リフィル処方箋による調剤を行う場合は，1回目の調剤を行うことが可能な期間については，使用期間に記載されている日までとする。2回目以降の調剤については，原則として，前回の調剤日を起点とし，当該調剤に係る投薬期間を経過する日を次回調剤予定日（実際に投薬が終了する日）とし，その前後7日以内とする。 5　保険薬局においてリフィル処方箋による調剤を行い，当該保険薬局において調剤済みとならない場合は，リフィル処方箋に薬剤師法第26条に規定する事項及び次回調剤予定日等の必要な事項を記入し，調剤録等を作成した後，リフィル処方箋を患者に返却すること。その際，必要な事項が記入されたリフィル処方箋の写しを調剤録とともに保管すること。なお，当該リフィル処方箋の総使用回数の調剤が終わった場合，調剤済処方箋として保管すること。

（診療報酬の算定方法の一部改正に伴う実施上の留意事項について，
令和6年3月5日，保医発0305第4号，別添3）

は再度当薬局で調剤を受けることを希望するのか，それとも他の薬局で調剤を受けることを希望しているのかなど，次回調剤に関する患者の意向を確認しておく必要があります。

　リフィル処方箋を活用した薬物治療においては，継続的な薬学的管理指導が重要であるため，リフィル処方箋が交付された患者には，継続して同一薬局で調剤を受けるべきである旨を説明し，理解してもらうことが重要です（表2中のウ）。しかし，例えばA病院を受診してリフィル処方箋を交付された患者が，初回は当該病院に隣接するB薬局で調剤を受けたので，2回目調剤（リ

表2　リフィル処方箋に係る患者への説明，状況確認

〈調剤技術料〉
区分00　調剤基本料
8　リフィル処方箋による調剤
（1）〈略〉
（2）リフィル処方箋による調剤
　ア　保険薬局の保険薬剤師は，リフィル処方箋による1回目又は2回目（総使用回数3回の場合）の調剤を行う場合，リフィル処方箋に調剤日及び次回調剤予定日を所定の欄に記載するとともに，調剤を実施した保険薬局の名称及び保険薬剤師の氏名を余白又は裏面に記載の上，調剤録等を作成した後，リフィル処方箋を患者に返却すること。その際，必要な事項が記入されたリフィル処方箋の写しを調剤録とともに保管すること。また，当該リフィル処方箋の総使用回数の調剤が終わった場合，調剤済処方箋として保管すること。
　イ　保険薬局の保険薬剤師は，リフィル処方箋により調剤を行うに当たって，患者の服薬状況等の確認を行い，リフィル処方箋により調剤を行うことが不適切と判断した場合には，調剤を行わず，受診勧奨を行うとともに，処方医に情報提供を行うこと。また，リフィル処方箋により調剤した場合は，調剤した内容，患者の服薬状況等について必要に応じ処方医へ情報提供を行うこと。
　ウ　保険薬局の保険薬剤師は，リフィル処方箋の交付を受けた患者に対して，継続的な薬学的管理指導のため，同一の保険薬局で調剤を受けるべきである旨を説明すること。
　エ　保険薬局の保険薬剤師は，患者の次回の調剤を受ける予定を確認すること。次回の来局の希望があるにもかかわらず予定される時期に患者が来局しない場合は，電話等により患者の状況を確認すること。
　オ　保険薬局の保険薬剤師は，患者が次回の調剤を他の保険薬局において受けることを申し出た場合は，調剤の状況とともに必要な情報を当該他の保険薬局に提供する又は当該情報を記録したものを患者に提供すること

（診療報酬の算定方法の一部改正に伴う実施上の留意事項について，
令和6年3月5日，保医発0305第4号，別添3）

フィル調剤1回目）も同じB薬局を利用するつもりだったが，次回調剤予定日に自宅から離れたB薬局まで行く時間がなくなってしまったので，自宅近くのC薬局で調剤を受けることに変更した，といったケースがあり得ることは容易に想像がつくのではないでしょうか。そのようなことを考えれば，もし患者が次回調剤も当該薬局で受ける意向であることを確認できたとしても，リフィル処方箋は患者へ返却する必要があります。

ただ，リフィル処方箋は患者に返却しなければなりませんが，患者が次回調剤も当薬局で受けることを希望している場合には，患者に来局予定の時期について相談・確認し，予定時期に来局を確認できない場合は当薬局から電話などで状況確認の連絡を入れることをあらかじめ伝えておきます（表2中のエ）。もし患者が次回調剤予定日を忘れてしまうことがあっても，薬剤師によるそのような対応が，患者のための継続した薬物治療をサポートすることにつながります。

Q094 ファクシミリに基づき準備した薬剤を患者の居宅に届けた際に，患者宅で残薬を確認しました。調剤量の変更をすることができるのでしょうか。

A

薬剤師は，災害の場合など厚生労働省令で定める特別の事情がある場合を除いて，薬局以外の場所で調剤することは認められていません。ただし，その例外として，患者の居宅等において医師が交付した処方箋に基づき調剤する場合には，以下の業務を行うことができます。

・処方箋を受領すること
・処方箋が偽造でないことまたはファクシミリ等で電送された処方内容と処方箋が同一（処方箋の原本）であることを確認すること
・疑義照会を行うこと
・薬剤に飲み残しがある場合等に，処方医に疑義照会したうえで，患者の居宅等で調剤量を減らすこと
・薬剤を交付すること
居宅等で残薬を確認した場合，処方医の同意を得て減数調剤することは可能

です。ただし，居宅等で減数調剤することにより医薬品の品質等に影響のおそれがある場合（調剤された薬剤の全部もしくは一部が不潔になり，もしくは変質もしくは変敗するおそれ，調剤された薬剤に異物が混入し，もしくは付着するおそれまたは調剤された薬剤が病原微生物その他の疾病の原因となるものに汚染されるおそれがあるもの）には，減数調剤することはできません。

Q095 当薬局には無菌設備がありません。他の薬局の無菌室を借りて調剤することは可能ですか。その場合，無菌製剤処理加算は算定できるのでしょうか。

≫ A

在宅医療の進展とともに，抗がん薬や麻薬等を無菌調製する需要が高まっていることを踏まえ，無菌室を有しない薬局の薬剤師が他の薬局に設置された無菌室を共同利用することが可能となりました（表）。その場合，無菌調剤室提供薬局と処方箋受付薬局の間で共同利用に関して必要な事項を記載した契約書

表　無菌調剤室の共同利用について

薬機法施行規則（昭和36年2月1日，厚生省令第1号）

（薬局における調剤）

第11条の8　薬局開設者は，その薬局で調剤に従事する薬剤師でない者に販売又は授与の目的で調剤させてはならない。ただし，高度な無菌製剤処理を行うことができる作業室（以下「無菌調剤室」という。）を有する薬局の薬局開設者が，無菌調剤室を有しない薬局の薬局開設者から依頼を受けて，当該無菌調剤室を有しない薬局で調剤に従事する薬剤師に，当該無菌調剤室を利用した無菌製剤処理を行わせるときは，この限りでない。

2　前項ただし書の場合においては，当該無菌調剤室を有しない薬局の薬局開設者は，当該無菌調剤室を有しない薬局で調剤に従事する薬剤師の行う無菌製剤処理の業務に係る適正な管理を確保するため，事前に，当該無菌調剤室を有する薬局の薬局開設者の協力を得て，指針の策定，当該薬剤師に対する研修の実施その他必要な措置を講じなければならない。

特掲診療料の施設基準等（特掲診療料の施設基準等，平成20年3月5日，厚生労働省告示第63号，最終改正令和6年3月5日）

> 第15 調剤
> 6 薬剤調製料の注2に規定する無菌製剤処理加算の施設基準
> (1) 薬局であること。
> (2) 無菌製剤処理を行うにつき十分な施設又は設備を有していること。ただし、医薬品、医療機器等の品質、有効性及び安全性の確保等に関する法律施行規則〈中略〉第11条の8第1項ただし書の場合は、この限りでない。
> (3) 無菌製剤処理を行うにつき必要な体制が整備されていること。

等を事前に取り交わしておくなど、さまざまな留意点がありますので注意してください（「薬事法施行規則の一部を改正する省令の施行等について」、平成24年8月22日、薬食発0822第2号）。

また、平成26年4月からは、**無菌室を共同利用する場合も無菌製剤処理加算に係る届出を行うことが可能となっています**（表）。無菌室を有しない保険薬局が無菌製剤処理加算を算定する場合には、事前に地方厚生（支）局への届出が必要です。

調剤

Q096 患家で調剤業務を実施する場合、どの程度の範囲まで認められているのですか。

≫ A

処方箋の受領（原本確認を含む）、処方医への疑義照会、疑義照会のうえで調剤量を減らすこと、薬剤の交付 ── が可能です。

調剤の場所については、薬剤師法第22条において薬局以外の場所で行うことが禁止されています。ただし、災害時など特別の事情がある場合のほか、患者の居宅（患家）における処方箋の受領（原本確認を含む）、処方医への疑義照会、薬剤の交付については例外として認められていました。

その後、在宅での薬剤師の業務の実情を踏まえ、居宅等で患者に処方された薬剤に飲み残しがある場合などに、処方医に疑義照会したうえで、患者の居宅等で調剤量を減らすことができるよう（調剤された薬剤の全部もしくは一部が不潔になり、もしくは変質もしくは変敗するおそれまたは調剤された薬剤が病

原微生物その他疾病の原因となるものに汚染されるおそれがない場合に限る）薬剤師法施行規則の一部改正が行われました（平成26年3月31日，厚生労働省令第48号）。

　さらに，薬剤師法第22条における「特別の事情」に関する規定（薬剤師法施行規則第13条の3）についても改正されました。これにより「特殊の事由」として，患者の状態が居宅で急変し特に緊急の場合であると処方医および薬剤師が判断した場合は，その患者を救命するため調剤の業務を行うことができるようになりました。

　ただし，調剤業務のうち，薬剤の計量，粉砕，混合などの調剤行為を患家で行うことは認められていませんので注意してください。

麻薬

Q 097 麻薬小売業者とは何ですか。

≫ A

麻薬小売業者とは，「都道府県知事の免許を受けて，麻薬施用者の麻薬を記載した処方箋（麻薬処方箋）により調剤された麻薬を譲り渡すことを業とする者」（麻薬及び向精神薬取締法）と定められており，**麻薬を調剤するための許可を得ている薬局**のことをいいます（表1）。

処方箋に記載された医薬品に麻薬が含まれていた場合，それを「麻薬処方箋」といいます。1枚の処方箋に複数の医薬品が記載されており，たとえその中に1つでも麻薬が記載されていれば，それは麻薬処方箋として取り扱わなければいけません。そして，**麻薬処方箋を取り扱うためには，都道府県知事の免許が必要**です。

この麻薬小売業者の免許は，薬局の許可を受けている者であれば申請することができますが，免許を受けた後は，保管や管理をはじめ，帳簿の記載，取り扱った麻薬に関する届出や廃棄に至るまでさまざまな規定が定められており，非常に厳しく管理されています。また，麻薬処方箋の交付についても，都道府県知事の許可を受けた医師に限られています。正式にはこうした医師のことを「麻薬施用者」といい，「都道府県知事の免許を得て，疾病の治療の目的で，業務上麻薬を施用し，若しくは施用のために交付し，又は麻薬を記載した処方箋を交付する者」と定められています。

麻薬処方箋の場合，それが麻薬施用者により交付された処方箋であることを明確にするため，麻薬施用者の免許証の番号や，患者の住所を記載することが義務付けられています。保険処方箋の場合は，「備考」欄に記載されることになっています。麻薬処方箋を受け付けた保険薬局の薬剤師は，麻薬処方箋として必要な事項が正しく記載されているか確認しなければなりません。また，麻薬処方箋に係る調剤報酬を保険請求する際は，調剤報酬明細書（レセプト）

表1　麻薬小売業者

麻薬及び向精神薬取締法 （昭和28年3月17日，法律第14号）

（定義等）

第2条　この法律において次の各号に掲げる用語の意義は，それぞれ当該各号に定めるところによる。

1～16　〈略〉

17　麻薬小売業者　都道府県知事の免許を受けて，麻薬施用者の麻薬を記載した処方箋（以下「麻薬処方箋」という。）により調剤された麻薬を譲り渡すことを業とする者をいう。

18　麻薬施用者　都道府県知事の免許を受けて，疾病の治療の目的で，業務上麻薬を施用し，若しくは施用のため交付し，又は麻薬を記載した処方箋を交付する者をいう。

19～47　〈略〉

2　〈略〉

（免許）

第3条　麻薬輸入業者，麻薬輸出業者，麻薬製造業者，麻薬製剤業者，家庭麻薬製造業者又は麻薬元卸売業者の免許は厚生労働大臣が，麻薬卸売業者，麻薬小売業者，麻薬施用者，麻薬管理者又は麻薬研究者の免許は都道府県知事が，それぞれ麻薬業務所ごとに行う。

2　次に掲げる者でなければ，免許を受けることができない。

1～5　〈略〉

6　麻薬小売業者の免許については，医薬品医療機器等法の規定により薬局開設の許可を受けている者

7　麻薬施用者の免許については，医師，歯科医師又は獣医師

8～9　〈略〉

3　次の各号のいずれかに該当する者には，免許を与えないことができる。

1　第51条第1項の規定により免許を取り消され，取消しの日から3年を経過していない者

2　罰金以上の刑に処せられ，その執行を終わり，又は執行を受けることがなくなつた後，3年を経過していない者

3　前2号に該当する者を除くほか，この法律，大麻草の栽培の規制に関する法律，あへん法，薬剤師法（昭和35年法律第146号），医薬品医療機器等法，医師法（昭和23年法律第201号），医療法その他薬事若しくは医事に関する法令又はこれらに基づく処分に違反し，当該違反行為があつた日から2年を経過していない者

4～8　〈略〉

（免許証）

第4条　厚生労働大臣又は都道府県知事は，前条の規定により麻薬取扱者の免許を行つたときは，当該麻薬取扱者に対して免許証を交付しなければならない。

2　免許証には，麻薬取扱者の氏名又は名称及び住所その他厚生労働省令で定める事項を記載しなければならない。

3　免許証は，他人に譲り渡し，又は貸与してはならない。

（免許の有効期間）

第5条　麻薬取扱者の免許の有効期間は，免許の日からその日の属する年の翌々年の12月31日までとする。

176

（譲渡し）

第24条　麻薬営業者でなければ，麻薬を譲り渡してはならない。ただし，次に掲げる場合は，この限りでない。

　　1～4　〈略〉

　2～10　〈略〉

　11　麻薬小売業者は，麻薬処方箋（第27条第3項又は第4項の規定に違反して交付されたものを除く。）を所持する者以外の者に麻薬を譲り渡してはならない。

　12　〈略〉

（麻薬小売業者の譲渡し）

第25条　麻薬小売業者は，麻薬処方箋を所持する者に麻薬を譲り渡すときは，当該処方箋により調剤された麻薬以外の麻薬を譲り渡してはならない。

（施用，施用のための交付及び麻薬処方箋）

第27条　麻薬施用者でなければ，麻薬を施用し，若しくは施用のため交付し，又は麻薬を記載した処方箋を交付してはならない。ただし，次に掲げる場合は，この限りでない。

　　1～2　〈略〉

　　3　麻薬小売業者から麻薬処方箋により調剤された麻薬を譲り受けた者が，その麻薬を施用する場合

　2～5　〈略〉

　6　麻薬施用者は，麻薬を記載した処方箋を交付するときは，当該処方箋に，患者の氏名（患畜にあつては，その種類及びその所有者又は管理者の氏名又は名称），麻薬の品名，分量，用法用量，自己の氏名，免許証の番号その他厚生労働省令で定める事項を記載して，記名押印又は署名をしなければならない。

（廃棄）

第29条　麻薬を廃棄しようとする者（大麻を廃棄しようとする大麻草栽培者を除く。）は，廃棄する麻薬の品名及び数量並びに廃棄の方法について都道府県知事に届け出て，当該職員の立会いの下に行わなければならない。ただし，麻薬小売業者又は麻薬診療施設の開設者が，厚生労働省令で定めるところにより，麻薬処方箋により調剤された麻薬を廃棄する場合は，この限りでない。

（保管）

第34条　麻薬取扱者は，その所有し，又は管理する麻薬を，その麻薬業務所内で保管しなければならない。

　2　前項の保管は，麻薬以外の医薬品（覚醒剤を除く。）と区別し，鍵をかけた堅固な設備内に貯蔵して行わなければならない。

（帳簿）

第38条　麻薬小売業者は，麻薬業務所に帳簿を備え，これに次に掲げる事項を記載しなければならない。

　　1　譲り受けた麻薬の品名及び数量並びにその年月日

　　2　譲り渡した麻薬（コデイン，ジヒドロコデイン，エチルモルヒネ及びこれらの塩類を除く。）の品名及び数量並びにその年月日

　　3　第35条第1項の規定により届け出た麻薬の品名及び数量

　　4　廃棄した麻薬の品名及び数量並びにその年月日

　2　麻薬小売業者は，前項の帳簿を，最終の記載の日から2年間，保存しなければならない。

麻薬

注）一部，令和7年6月1日施行分を含む。

の「保険薬局の所在地及び名称」欄の下部に，麻薬小売業者としての免許番号を「麻：○○○○号」と記載することになっていますので，忘れないよう注意してください。

　また，「地域の自主性及び自立性を高めるための改革の推進を図るための関係法律の整備に関する法律」の施行に伴い，麻薬及び向精神薬取締法および同施行規則が一部改正されました（表2，平成28年4月1日施行）。これにより，麻薬小売業者の免許の有効期間が最長2年から最長3年に延長したほか，麻薬小売業者間の麻薬の譲受・譲渡許可に係る事項〔①当該許可等に係る権限の厚生労働大臣（地方厚生局長）から都道府県知事への移譲および手続きの簡略化

表2　地域の自主性及び自立性を高めるための改革の推進

2　麻薬及び向精神薬取締法関係
（1）　麻薬取扱者の免許の有効期間の延長
麻薬取扱者免許の有効期間は，最長2年（免許の日からその日の属する年の翌年の12月31日まで）となっているが，都道府県の事務負担を軽減するため，この有効期間を最長3年へ延長すること。
（2）　麻薬小売業者間での麻薬の譲渡しの許可等に係る事務・権限の移譲
医療用麻薬に係る麻薬小売業者間の譲受・譲渡許可については，現在厚生労働大臣（地方厚生（支）局長）が行っているが，手続の簡略化により医療用麻薬の在宅医療等での利用推進を図るため，当該権限を都道府県知事へ移譲すること。
あわせて，手続の簡略化のため，医療用麻薬に係る麻薬小売業者間の譲受・譲渡許可について，申請書への免許証の番号及び免許年月日の記載を不要にすること。
（3）　麻薬小売業者間での麻薬の譲渡しの許可の有効期間の延長
麻薬小売業者間での麻薬の譲渡しの許可の有効期間は，最長1年（免許の日からその日の属する年の12月31日まで）となっているが，都道府県の事務負担を軽減するため，この有効期間を最長3年へ延長すること。
（4）　麻薬小売業者間での麻薬の譲渡しの許可に係る軽易な変更届出制度の創設
麻薬小売業者間での麻薬の譲渡しの許可について，共同申請者を追加する場合の軽易な変更届出制度を創設すること。
（5）　経過措置
施行前に厚生労働大臣によりされた麻薬小売業者間での麻薬の譲渡しの許可又は厚生労働大臣に対してされている許可の申請等は，施行後は，都道府県知事によりされた許可等又は都道府県知事に対してされた許可等の申請とみなすこと。
また，麻薬取扱者の免許の有効期間及び麻薬小売業者間での麻薬の譲渡しについては，今般の改正にかかわらず既に与えられた許可の有効期間の満了をもって失効することとすること。

（地域の自主性及び自立性を高めるための改革の推進を図るための関係法律の整備に関する法律の施行等について，平成28年3月16日，薬生発0316第1号）

（申請書への免許証の番号および免許年月日の記載が不要），②当該許可の有効期間を最長1年から3年に延長，③当該許可申請の共同申請者を追加する場合の軽易な変更届出制度の創設〕などの変更が行われています。

Q098

薬局で麻薬を調剤するためには，麻薬小売業者の免許を取得しておく必要がありますが，どのような申請手続きが必要ですか。また，免許の有効期間はどのくらいなのでしょうか。

» A

　麻薬小売業者の免許を取得するためには，所定の申請書に必要な書類を添えて，都道府県知事あてに申請してください。免許は翌々年12月31日まで有効です。

1．麻薬小売業者

　麻薬小売業者とは，麻薬施用者（都道府県知事の免許を受けて，疾病の治療の目的で，①麻薬を施用，②もしくは施用のため交付，③または麻薬を記載した処方箋を交付する者）が交付した麻薬を記載した処方箋（麻薬処方箋）に基

麻薬

表　麻薬小売業者免許の申請に必要な書類

①麻薬小売業者免許申請書
②心身の障害があっても麻薬小売業者の業務を適正に行うことができ，麻薬中毒者又は覚せい剤の中毒者ではない旨の診断書（法人の場合は，業務を行う役員全員の診断書）
③薬局開設許可証の写し
④申請者が法人又は団体であるときは，麻薬関係業務を行う役員についての組織図（代表者の記名押印により証明されたもの）
　〔麻薬関係業務を行う役員について（例）〕
　　ア　合名会社…定款に別段の定めのないときは社員全員
　　イ　合資会社…定款に別段の定めのないときは無限責任社員全員
　　ウ　株式会社（特例有限会社を含む。）…代表取締役及び「麻薬及び向精神薬取締法」の免許に係る業務を担当する取締役
　　エ　民法法人…理事全員

（薬局における麻薬管理マニュアル，平成23年4月，厚生労働省医薬食品局監視指導・麻薬対策課）

づいて，調剤した麻薬を譲り渡すことを業とする者で，都道府県知事の免許を受けることが必要です。

2．申請書類

　薬局が麻薬小売業者の免許申請を行う際には，所定の申請書に必要事項を記入するとともに，診断書や薬局開設許可証の写し，また，法人や団体の場合は，麻薬関係業務を行う役員の範囲を示す書類などを添付して，都道府県知事あてに提出します（表）。

　例として，東京都の申請様式を紹介しますが，実際の申請書様式や添付書類などについては，薬局の所在地を所管する都道府県もしくは保健所にご確認く

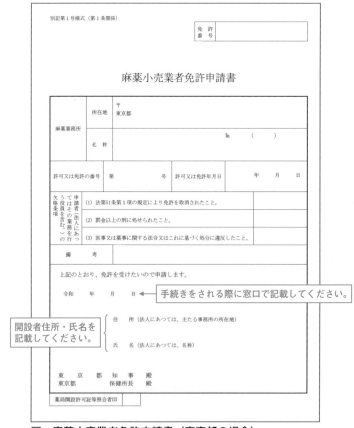

図　麻薬小売業者免許申請書（東京都の場合）

ださい（図）。

3. 免許の有効期間

麻薬小売業者の免許の有効期間は，都道府県知事の免許を受けた日から翌々年の12月31日までです（平成28年4月1日より，免許の有効期間が最長2年から3年に延長されています）。

4. その他の届出

免許証の有効期間中に麻薬に関する業務を廃止したり，薬局の廃止などで麻薬免許の資格を失った場合は「麻薬小売業者業務廃止届」，免許証の有効期間が満了したり，免許を取り消された場合は「麻薬小売業者免許証返納届」，免許証の記載事項に変更が生じた場合は「麻薬小売業者免許証記載事項変更届」など，都道府県知事あてに各種届出を行うことが必要です。

ただし，いずれの届出も，業務の廃止や変更などが生じた時から15日以内に実施しなければなりません。

Q099 麻薬小売業者の免許がありません。麻薬処方箋の調剤を断ってもよいのでしょうか。

麻薬

》A

麻薬を含む処方箋，すなわち「麻薬処方箋」は，麻薬及び向精神薬取締法に基づく麻薬小売業者の免許を受けた薬局でない限り取り扱うことができません。この免許は，その薬局の所在地における都道府県知事より受けることができるもので，麻薬については，他の医薬品に比べ，保管・管理など厳重な取り扱いが求められています。

すべての保険薬局が麻薬小売業者の免許を受けていれば問題はないと思いますが，残念ながら，現時点ではどこの保険薬局でも麻薬処方箋を取り扱うことができるという状況ではありません。そのため，やむを得ず麻薬処方箋の受付を断らなければならないケースがあるようです。

ただし，そのような場合には，ただ断ればいいということではなく，近隣ではどこの保険薬局であれば対応できるのかなど，きちんと情報提供することが求められます。もし免許を受けていないような場合でも，患者がいわゆる「た

らい回し」とならないよう，普段からどこの保険薬局で対応できるかを把握しておきましょう。

　医療提供施設の1つである薬局には，すべての医薬品の供給拠点としての機能を発揮することが期待されています。もはや，麻薬小売業者の免許を取らずに保険薬局として十分に機能することは極めて難しいと認識する必要があります。在宅医療や緩和医療への参画もこれからの医療提供体制の中では大きな柱となります。例えば，終末期医療においては，薬剤師が医療用麻薬の供給・管理はもちろん，医師や看護師などと共同して終末期における治療方針について話し合い，患者が安心できる終末期の薬物治療に貢献することが期待されています。そのためには，すべての保険薬局が麻薬小売業の許可を受けることが不可欠です。

Q100 麻薬小売業者の免許がありません。麻薬以外を調剤して，麻薬だけは別の薬局で調剤してもらってもよいでしょうか。

» A

　麻薬処方箋のうち，麻薬以外の医薬品だけを調剤し，麻薬については調剤しないという行為は認められません。麻薬小売業者の免許を受けていないのであれば，その処方箋自体を受付することができません。

　麻薬処方箋の取り扱いについてはすでに説明しました。麻薬小売業者が免許制である限り，どこの保険薬局でも麻薬処方箋を取り扱うことができるわけではありません。麻薬小売業者の免許を取得していない保険薬局の場合には，麻薬処方箋に一緒に記載されている麻薬以外の医薬品だけ調剤すれば構わないと考えるのではなく，麻薬処方箋に記載されているすべての医薬品を調剤できないと解釈してください。麻薬以外の医薬品だけ調剤するのは保険薬局側の都合であり，決して認められません。

　また，これは麻薬の取り扱いに限ったことではありません。1枚の処方箋のうち，例えば在庫のある一部の医薬品だけを調剤し，残りの医薬品は他の保険薬局で調剤してもらうという行為は，たとえ患者の希望であったとしても認められませんので，十分注意してください。

101 卸売業者から麻薬を受け取る場合，どのような手続きが必要なのでしょうか。

» A

麻薬譲渡証および麻薬譲受証の交換が必要です。

1. 麻薬の購入先

麻薬小売業者の許可を受けた薬局が麻薬を購入することができる相手先は，同一都道府県内の麻薬卸売業者に限られています。そして，麻薬卸売業者から麻薬を譲り受ける場合には，麻薬譲渡証および麻薬譲受証の交換が必要で，麻薬譲受証をあらかじめ麻薬卸売業者に交付するか，麻薬譲渡証と同時交換でなければなりません。

2. 麻薬譲受証の作成

麻薬譲受証は，麻薬小売業者の責任において作成するもので，免許番号，免許の種類，譲受人の氏名，麻薬業務所の所在地・名称，麻薬の品名・数量などの必要事項を記載したうえで押印します。

その際に使用する押印は，法人にあっては代表者印または麻薬専用印（ほかの用務と併用する印は認められません）であることが必要です。

3. 麻薬譲渡証の保存

麻薬卸売業者と交換した麻薬譲渡証の保存期間は，交付を受けた日から2年間とされています。万が一，紛失または棄損した場合には，理由書などを麻薬卸売業者に提出し，再交付を受ける必要があります。

4. 麻薬を受け取る際の確認

麻薬卸売業者から麻薬を受ける際には，麻薬卸売業者の立ち会いのもと（麻薬小売業者が麻薬卸売業者の業務所から遠隔地にある場合は，書留便などの郵便により譲り受けることが認められています），①麻薬譲渡証の記載事項や押印などに不備がないこと，②麻薬譲渡証の品名，数量，製品番号が現品と相違ないこと（数量の確認は，必ずしも開封して行う必要はありません），③麻薬の容器に証紙による封が施されていること —— を確認します。

麻薬

102 麻薬の備蓄が切れてしまいました。麻薬を薬局間で譲渡・譲受してもよいでしょうか。

A

一定の条件のもとで認められています。

医療用麻薬を取り扱うためには，麻薬及び向精神薬取締法に基づき，麻薬小売業者として都道府県知事の免許を受けなければなりません。薬局のうち麻薬小売業者の免許を取得している割合は85.3％（5万3,236薬局，令和4年12月31日）であり，毎年着実に増加しています。在宅医療を推進するためには医療用麻薬の供給体制を構築することは不可欠であることから，一定の条件のもとで，麻薬小売業者間の医療用麻薬の譲渡・譲受が可能となるよう，関係法令が整備されています。

麻薬小売業者の免許を受けた薬局は，同一都道府県内の他の麻薬小売業者の免許を受けた薬局と共同して麻薬の譲り渡しの許可（麻薬小売業者間譲渡許可）を申請することができます。麻薬小売業者間譲渡許可を受けた薬局には「麻薬小売業者間譲渡許可書」が交付され，共同して申請した他の薬局が在庫量の不足のため麻薬処方箋により調剤することができない場合に限り，麻薬を譲り渡すことができます。ただし，譲り渡すことができるのは，不足分の麻薬に限られます。以下，譲渡・譲受時の主な注意点を列挙しておきます。

・麻薬処方箋の写しおよび譲受人が作成した譲受確認書の交付を受けた後，麻薬を交付し，同時に譲渡確認書を譲受人に交付すること
・法第38条の規定による麻薬帳簿への記載を行うこと
・麻薬帳簿の備考欄に譲渡・譲受の相手方の名称を記載すること
・特例を利用した譲渡についても法第47条第2号の届（年間報告）として，毎年11月30日までに都道府県知事または保健所長（所在する地域により異なるので要注意）に届けること
・品目ごとに許可業者間における譲渡・譲受に係る数量の合計を算出し，合計欄に内数としてカッコ書きで併記すること

103 麻薬小売業者間で麻薬を小分けする場合，どのような手続きが必要ですか。

› A

2以上の薬局（麻薬小売業者）が共同で，都道府県知事に許可申請書を提出してください。

1. 麻薬小売業者間での譲渡の要件

基本的に麻薬小売業者間で麻薬を譲渡・譲受することは認められませんが，①在庫量不足のために譲渡するものであり，かつ，②いずれの麻薬小売業者も麻薬業務所が同一都道府県内である ── という要件を満たす場合に限り，麻薬小売業者間で麻薬を譲渡することについて許可を申請することが可能です（表1）。

また，令和3年7月に麻薬及び向精神薬取締法施行規則が一部改正され，令和4年4月からは，前述のようなケースに限らず，新たに麻薬小売業者が麻薬卸売業者から譲り受けた麻薬について，一定の条件の下，90日以上譲渡譲受がない場合には，近隣の麻薬小売業者間での譲渡・譲受が可能となっています（表2）。

2. 許可の申請

麻薬小売業者間で麻薬を譲渡するための許可の申請は，申請者の氏名や住所，免許証番号や免許年月日などの必要事項を記載した申請書を，2以上（複数）の麻薬小売業者が共同で，当該麻薬小売業者の麻薬業務所の所在地を管轄する都道府県知事に提出し，麻薬小売業者間譲渡許可書の交付を受けます（表3）。

麻薬小売業者間譲渡許可書は，許可を受けた日から5年間保存してください。

表1 麻薬小売業者（薬局）間における譲渡許可の要件

①いずれの麻薬小売業者も，共同して申請する他の麻薬小売業者がその在庫量の不足のため麻薬処方せんにより調剤することができない場合に限り，当該不足分を補足するために麻薬を譲り渡そうとする者であること
②いずれの麻薬小売業者も，当該免許に係る麻薬業務所の所在地が同一の都道府県の区域内にあること

（薬局における麻薬管理マニュアル，平成23年4月，厚生労働省医薬食品局監視指導・麻薬対策課）

表2　90日以上譲渡譲受がない場合の取り扱い

麻薬及び向精神薬取締法施行規則

（麻薬小売業者間での麻薬の譲渡しの許可申請の特例）
第9条の2　2以上の麻薬小売業者は，次に掲げる全ての要件を満たす場合に限り，前条の規定にかかわらず，次項に定める手続により共同して，法第24条第12項第1号の規定による麻薬の譲渡しの許可を申請することができる。
1　いずれの麻薬小売業者も，次に掲げる場合に限り，麻薬を譲り渡そうとする者であること
　　イ　共同して申請する他の麻薬小売業者がその在庫量の不足のため麻薬処方せんにより調剤することができない場合において，当該不足分を補足する必要があると認めるとき
　　ロ　麻薬卸売業者から譲り受けた麻薬であつて，その譲受けの日から90日を経過したものを保管しているとき，又は麻薬卸売業者から譲り受けた麻薬について，その一部を法第24条第11項若しくは第12項の規定に基づき譲り渡した場合において，その残部であつて，その譲渡しの日から90日を経過したものを保管しているとき
2　いずれの麻薬小売業者も，当該免許に係る麻薬業務所の所在地が同一の都道府県の区域内にあること

表3　麻薬小売業者譲渡許可申請書への記載事項

---

①申請者の氏名及び住所（法人にあっては，その名称及び主たる事務所の所在地）
②免許証の番号及び免許年月日
③麻薬業務所の名称及び所在地
④期間を限定して許可を受けようとする場合は，その期間
⑤いずれの申請者も，他の申請者がその在庫量の不足のため，麻薬処方せんにより調剤することができない場合に限り，当該不足分を補足するため麻薬を譲り渡す旨

（薬局における麻薬管理マニュアル，平成23年4月，厚生労働省医薬食品局監視指導・麻薬対策課）

　また，令和3年7月に麻薬及び向精神薬取締法施行規則が一部改正され，令和4年4月からは，申請書類の簡素化が図られています。具体的には，①麻薬小売業者間譲渡許可申請において，代表者が当該届出の内容について当該麻薬小売業者間譲渡許可を受けた他の麻薬小売業者全員の同意を得た場合には，代表者のみが届け出ることを持って足りること，②麻薬小売業者間譲渡許可に当該許可業者以外の麻薬小売業者を加える必要があるときは，代表者および追加となる麻薬小売業者のみが届け出ることを持って足りること，となっています。

3. 譲渡許可の有効期間

麻薬小売業者間における麻薬の譲渡許可の有効期間は，許可日から翌々年の12月31日，または，期間を限定した場合は当該期間の最後の日（いずれか早い日）までとなります。

4. 申請できる麻薬小売業者の数，移動時間

同一市区町村内の麻薬小売業者間で申請する場合に限り，申請できる麻薬小売業者の数および移動時間については，原則制限が設けられていません。同一市区町村以外の麻薬小売業者の場合には，各地域の実情に応じ，数と移動時間が合理的と判断される場合に認めることとなっていますので，管轄する都道府県に確認のうえで申請する必要があります。

5. その他

許可申請後，申請内容などに変更が生じた場合には「麻薬小売業者間譲渡許可変更届」を提出しなければならないなど，いくつかの留意事項があります。申請した麻薬小売業者は，それらを十分確認しておきましょう。

麻薬

Q104 麻薬を保管する場合，どのような設備が必要ですか。

≫ A

薬局内での麻薬の保管は，**施錠設備のある麻薬専用の金庫**で行ってください。

麻薬の譲受，保管，交付などの管理は，薬剤師である麻薬小売業者（薬局開設者）自ら，もしくは，管理薬剤師が行います。そして，麻薬小売業者が所有する麻薬については，薬局内に設けた鍵をかけた堅固な設備内に保管しなければなりません。

この「鍵をかけた堅固な設備」とは，麻薬専用の固定金庫または重量金庫（容易に移動できないもの）で，施錠設備のあるものでなければなりません。手提げ金庫やスチール製のロッカー，事務机の引き出しなどは，たとえ施錠可能であっても認められません。

また，保管庫の設置場所は，盗難防止を考慮し，人目につかず，関係者以外

の出入りがない場所を選ぶことが望まれます。また，保管庫の中には，麻薬以外の医薬品や現金などを一緒に入れることはできません。

Q105 調剤済みの麻薬処方箋は，何年間保存しておくことが必要ですか。

» A

調剤済みの麻薬処方箋は，一般の処方箋と同様，調剤済みとなった日から3年間保存しなければなりません。

また，保管の際には，「一般の処方箋と分けて保存すると便利」（「薬局における麻薬管理マニュアル」厚生労働省医薬食品局監視指導・麻薬対策課）とされています。

Q106 麻薬帳簿には，どのようなことを記載するのでしょうか。

» A

麻薬小売業者は，麻薬の受け払いに関する帳簿を備えたうえで，譲渡・譲受または廃棄などに関する事項を記載します（表1）。

表1　麻薬帳簿への記載事項

①譲り受け又は廃棄した麻薬の品名，数量及びその年月日
②譲り渡した麻薬の品名，数量及びその年月日
　（コデイン，ジヒドロコデイン，エチルモルヒネ及びこれらの塩類については，記載する必要はありません。）
③麻薬事故届を提出した場合は，届け出た麻薬の品名，数量及び事故年月日（届出年月日については備考欄に記載）
④廃棄した麻薬については，備考欄に届出年月日

（薬局における麻薬管理マニュアル，平成23年4月，厚生労働省医薬食品局監視指導・麻薬対策課）

表2　麻薬帳簿の記載方法

①麻薬卸売業者から譲り受けた麻薬の受入年月日は，麻薬卸売業者が作成した麻薬譲渡証に記載された年月日としてください。このほか備考欄には，購入先の麻薬卸売業者の名称及び製品の製品番号を記載してください。また，譲渡証の日付と納品日（到着日）が異なる場合，納品日（到着日）を備考欄に記載してください。

②患者等からの譲受け

　患者の死亡等の理由により患者の家族等から返却された麻薬についても品名，数量，年月日を帳簿，若しくは補助簿を作成して記載してください。

　また，同じ日に複数の患者から返却があった場合は，個々に返却された数量が分かるように記載してください。

　譲り受けた麻薬を廃棄する場合は，備考欄に廃棄年月日，調剤済麻薬廃棄届の提出年月日を記載し，廃棄の立会者が署名又は記名押印してください。

　※ 外来患者から返却された麻薬はすべて廃棄してください。

③処方せんによる譲渡し

　麻薬処方せんにより調剤した患者の氏名を備考欄に記載してください。（コデイン，ジヒドロコデイン，エチルモルヒネ及びこれらの塩類は，記載する必要はありません。）

④麻薬小売業者間譲渡許可による譲渡・譲受

　麻薬小売業者間譲渡・譲受の相手方の名称を備考欄に記載してください。

⑤慢性疼痛患者へのフェンタニル経皮吸収型製剤の交付

　慢性疼痛緩和の目的でフェンタニル経皮吸収型製剤を払い出す際には，麻薬帳簿の備考欄に，⊛などと記載することにより，慢性疼痛緩和の目的での受け払いであることを明確にしてください。

（薬局における麻薬管理マニュアル，平成23年4月，厚生労働省医薬食品局監視指導・麻薬対策課）

麻薬

　帳簿への記載は，譲渡・譲受の都度行うことが原則です。また，帳簿は，最終の記載日から2年間保存することが義務付けられています。具体的な記載方法は，「薬局における麻薬管理マニュアル」にも解説されていますので，参考にしてください（表2）。

107 麻薬の残数が麻薬帳簿と合わない場合，どのような対応が必要ですか。

≫ **A**

　麻薬帳簿の残高と在庫現品は，定期的に確認することが必要です。その際，

アヘンチンキなどの自然減量やモルヒネ原末などの秤量誤差については，麻薬帳簿にその旨を記載したうえで，立会人に備考欄へ署名または記名押印してもらってください。

Q108 調剤ミスや期限切れの麻薬は，どのように廃棄すればよいですか。

» A

　古くなったり変質などにより使用しない麻薬，また，調剤ミスにより使用できなくなった麻薬を廃棄する際は，あらかじめ「麻薬廃棄届」を都道府県知事に提出した後に，麻薬取締員などの立ち会いのもとに行ってください。

Q109 患者の家族から，残った麻薬を持ち込まれました。どうやって廃棄すればよいのでしょうか。

» A

　薬局で在庫していた麻薬が期限切れになったり，変質や破損などにより使用できなくなった場合には，麻薬の品名・数量・廃棄の方法について都道府県知事に届け出て，当該職員の立ち会いのもとに廃棄します。廃棄した麻薬は，その品名・数量・廃棄年月日を帳簿に記載しなければなりません。

　また，薬局では，患者の死亡などにより使用しなくなった薬が家族などから持ち込まれ，その中に麻薬が含まれていることがあると思います。麻薬処方箋により調剤した麻薬が家族などから持ち込まれた場合には，薬局の他の職員の立ち会いのもと，焼却もしくは酸・アルカリによる分解など麻薬の回収が困難な方法で廃棄します。廃棄後，帳簿に廃棄した麻薬の品名・数量・年月日を記載し，30日以内に廃棄した麻薬の品名・数量その他厚生労働省令で定める事項を都道府県知事に届け出ます。

　なお，麻薬の具体的な取り扱いについては，各都道府県でマニュアルもしく

は手引きが作成され，ウェブサイトなどからも入手可能ですので参照してください。それでも不明確なことがある場合には，麻薬小売業者の許可・管理を所管する市区町村の保健所などの担当部署に確認し，より確実かつ適切な取り扱いに努めてください。

Q110 麻薬を紛失した場合，どのような手続きが必要ですか。

» A

麻薬小売業者が所有している麻薬が，滅失，盗取，破損，流出，所在不明その他の事故が生じた場合，速やかに「麻薬事故届」を都道府県知事に提出する必要があります。

届出を提出した場合は，帳簿（受払簿）の備考欄にその旨を記載し，麻薬事故届の写しを保管するほか，麻薬を盗取された場合には警察署に届け出ることなど，いくつかの留意事項がありますので注意してください（表）。

表　麻薬の事故届にあたっての留意事項

①麻薬を盗取された場合は，すみやかに警察署にも届出
②麻薬事故届を提出した場合は，帳簿（受払簿）の備考欄にその旨記載し，麻薬事故届の写しを保管
③アンプル注射剤の事故に伴い，廃棄する必要がある場合，麻薬事故届にその経過を詳細に記入することで麻薬廃棄届，調剤済麻薬廃棄届の提出は不要
④麻薬小売業者間譲渡許可による譲渡・譲受において，麻薬の交付時までに破損等が確認された場合は，譲渡側の許可業者が事故届を提出，交付後に破損等が確認された場合は，譲受側の許可業者が事故届を提出

（薬局における麻薬管理マニュアル，平成23年4月，厚生労働省医薬食品局監視指導・麻薬対策課より抜粋）

麻薬

191

Q111 麻薬を投与されている患者が海外旅行に行くそうですが，どのような手続きが必要ですか。

麻薬の輸入（輸出）に関する申請書と医師の診断書を地方厚生（支）局長に提出し，事前に許可を受けておかなければなりません。

麻薬は，厚生労働大臣の許可を受けた麻薬輸入（輸出）業者でなければ輸入（輸出）することができませんが，自己の疾病の治療の目的（麻薬中毒の治療の目的は除く）で，麻薬を施用されている患者が出入国する場合には例外規定が設けられており，事前に地方厚生（支）局長の許可を受ければ，その麻薬を携帯して輸入（輸出）することが可能です。

申請書には，携帯する麻薬の品名・数量をはじめ，麻薬の施用を必要とする理由などを記載し，医師の診断書と返信用封筒を添えて提出します（**表**，**図1**，**2**）。

詳細については，厚生労働省地方厚生局麻薬取締部「許可申請手続き」のウェブサイト（https://www.ncd.mhlw.go.jp/shinsei6.html）にも掲載されていますので，適宜確認されるようお願いします。また，渡航先においては日本と異なる法規制が行われている場合がありますので，トラブルなどが発生しないよう，不明な点がある場合は各国の在日大使館などにお問い合わせください。

表　麻薬の携帯輸出入のための申請書への記載事項

①申請者の氏名，住所
②携帯して輸入し，又は輸出しようとする麻薬の品名及び数量
③入国し，又は出国する理由
④麻薬の施用を必要とする理由
⑤入国又は出国の期間
⑥入国又は出国の港

（薬局における麻薬管理マニュアル，平成23年4月，厚生労働省医薬食品局監視指導・麻薬対策課）

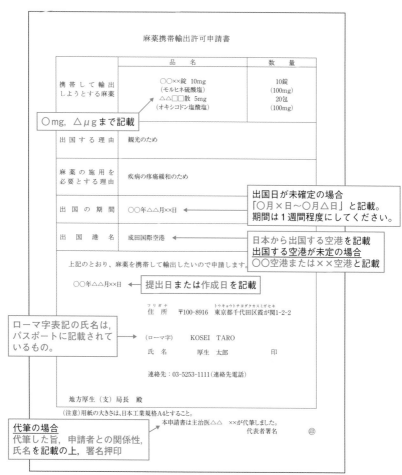

図1　麻薬携帯輸出許可申請書

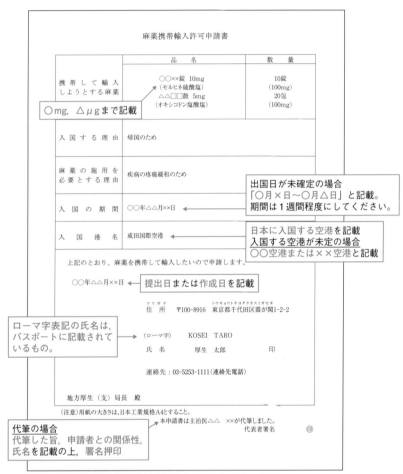

麻薬携帯輸入許可申請書

	品 名	数 量
携帯して輸入しようとする麻薬	○○××錠 10mg （モルヒネ硫酸塩） △△□□散 5mg （オキシコドン塩酸塩）	10錠 (100mg) 20包 (100mg)

○mg，△μgまで記載

入 国 す る 理 由	帰国のため
麻薬の施用を必要とする理由	疾病の疼痛緩和のため
入 国 の 期 間	○○年△△月××日
入 国 港 名	成田国際空港

出国日が未確定の場合
「○月×日～○月△日」と記載。
期間は1週間程度にしてください。

日本に入国する空港を記載
入国する空港が未定の場合
○○空港または××空港と記載

上記のとおり、麻薬を携帯して輸入したいので申請します。

　　　○○年△△月××日　　　提出日または作成日を記載

　　　　　　　　　　　　　フリガナ　　　　　　　　トウキョウトチヨダクカスミガセキ
　　　　　　　　　　住　所　〒100-8916　東京都千代田区霞が関1-2-2

ローマ字表記の氏名は、
パスポートに記載されて
いるもの。

　　　　　　→（ローマ字）　　　KOSEI TARO

　　　　　　　　　氏　名　　　厚生 太郎　　　　　印

　　　　　　　　　連絡先：03-5253-1111（連絡先電話）

　　地方厚生（支）局長　殿

　　（注意）用紙の大きさは、日本工業規格A4とすること。

代筆の場合
代筆した旨，申請者との関係性，
氏名を記載の上，署名押印

　　　　　　　　　→本申請書は主治医△△　××が代筆しました。
　　　　　　　　　　　　　　　　　　代表者署名　　　　　　㊞

図2　麻薬携帯輸入許可申請書

194

112 麻薬小売業者の許可を受けた場合，定期的に報告することが必要なのでしょうか。

» A

麻薬小売業者は，麻薬の譲渡・譲受に関する年間報告として，**毎年11月30日までに「年間麻薬譲渡・譲受届」を都道府県知事に提出**しなければなりません。

年間報告として届出が求められている内容が，①前年10月1日に麻薬小売業者（薬局開設者）が所有していた麻薬の品名・数量，②当年9月30日に所有していた麻薬の品名・数量，③前年10月1日～当年9月30日の間に譲渡・譲受した麻薬の品名・数量 —— です。

届出期間中に麻薬を所有していなかった場合であっても，「在庫なし」として届出を行う必要があるほか，いくつか留意事項がありますので注意してください（表）。

表　年間報告の届出にあたっての留意事項

①届出期間中に麻薬を所有していなかった場合であっても，「在庫なし」と届け出る必要があります。

②年間報告の記載は，同じ品名のものでも含有量，剤型が異なれば，別品目として記載してください。

③譲り受け欄には，麻薬卸売業者から譲り受けた麻薬の数量と麻薬小売業者間譲渡許可に基づいて譲り受けた麻薬の数量の合計を記載してください。また，麻薬小売業者間譲渡許可に基づいて譲り受けた麻薬の数量の合計を内数として括弧書きで併記してください。

④譲り渡し欄には，麻薬処方せんを所持した者に譲り渡した麻薬の数量と麻薬小売業者間譲渡許可に基づいて譲り渡した麻薬の数量の合計を記載してください。また，麻薬小売業者間譲渡許可に基づいて譲り渡した麻薬の数量の合計を内数として括弧書きで併記してください。

④麻薬廃棄届により廃棄した数量及び事故のあった数量を備考欄に記載してください。調剤済麻薬廃棄届により廃棄した数量は記載する必要はありません。

⑥年間届に誤りを発見した場合は，訂正する必要がありますので，早急に都道府県薬務主管課又は保健所に問い合わせてください。

（薬局における麻薬管理マニュアル，平成23年4月，厚生労働省医薬食品局監視指導・麻薬対策課）

麻薬

Q113

ファクシミリにより麻薬処方箋を応需しましたが，患者が受け取りに来ませんでした。その際の麻薬は，どうすればよいですか。

» A

　麻薬処方箋の場合，以前は認められていませんでしたが，現在は，一般の処方箋の取り扱いと同様，ファクシミリ送信された麻薬処方箋（写し）の処方内容に基づく調剤の準備行為（麻薬の調製などを開始すること）が認められています。

　しかし，患者が麻薬を受け取りに来なかった場合には，**調剤前の麻薬として再利用すること**が認められています。また，液剤などのように再利用できずに廃棄する場合は，事前に「麻薬廃棄届」を都道府県知事に提出することが必要です（**表**）。

表　電子メール等による処方内容の電送の取り扱い

8　処方・交付 1）麻薬処方せん （1）交付 　〈略〉 （2）電子メール等による処方内容の電送等について 　• 麻薬小売業者は電送により受け付けた麻薬処方せんの内容に基づき麻薬の調整等を開始することができる。 　• 処方内容の電送方法としては，ファクシミリにより電送する方法のほか，処方せんをスキャナ等により画像情報として電子化したものを電子メール等により電送することも可能である。 　• 麻薬処方せんの原本を受領し，麻薬を交付する際は，電送されたものと麻薬処方せんの原本とが同一の内容であることを確認すること。 　• 患者等が受け取りに来ない場合，薬剤は調剤前の麻薬として再利用可能である。また，液剤等で再利用できず廃棄する場合は，事前に麻薬廃棄届を都道府県知事に提出すること。 （3）〜（6）〈略〉

（医療用麻薬適正使用ガイダンス 令和6年，令和6年3月，厚生労働省医薬局監視指導・麻薬対策課）

後発医薬品

114 処方箋には「後発医薬品への変更不可」の指示があります
が，患者は後発医薬品を希望しています。変更してもよい
のでしょうか。

» A

処方医の了解が必要です。

保険医療機関では，処方医が処方箋に記載した医薬品について後発医薬品への変更に差し支えがあると判断した場合，処方箋の「変更不可」欄に「✓」または「×」を記載することとされています。

また，「変更不可」欄の取り扱いなどについては，総務省から厚生労働省へ，「医療機関に対し，後発医薬品への変更に差し支えがあると判断した場合を除いては，処方箋の『変更不可』欄にチェックしないこととし，その旨を周知すること」，「医療機関に対し，患者が後発医薬品を選択しやすくするための対応に努めなければならないことについて，一層の周知徹底を図ること」と勧告があるなど，後発医薬品のより一層の使用促進が求められています。

後発医薬品への変更不可の指示があっても，患者が後発医薬品への変更を希望する場合もあるでしょう。そのような場合には，その旨を処方医に疑義照会したうえで，処方医の了解が得られれば，後発医薬品へ変更して調剤することが可能です。

疑義照会の内容は，忘れずに調剤録および薬歴に記録してください。

後発医薬品

Q115 後発医薬品へ変更可能な処方箋なのですが，すべてを後発医薬品に変更しなければいけませんか。

》A

患者の同意が得られた範囲で構いません。

後発医薬品に変更するか否かは，患者にその意向を確認し，同意を得ることが必要であるため，患者が拒否する場合には変更できません。1度に複数の医薬品を後発医薬品に変更しなければならないのか，という質問を受けますが，薬局では患者の意向を確認のうえ変更することになります。しかしながら，処方されている医薬品やこれまでの患者の状態などの理由を踏まえ，薬学的観点から支障を来す可能性があると考えられる場合も発生します。また，先発医薬品と後発医薬品で効能・効果などに違いがある場合もありますので，十分な確認が必要です（Q118参照）。

患者の意向を確認するとともに，変更後の患者の体調などの変化に問題がないことを確認するためにも，必要に応じて分割調剤を利用するなどして先発医薬品を後発医薬品に変更していくという判断も必要でしょう。

Q116 後発医薬品に変更する場合，剤形の変更などが可能とされていますが，注意点はありますか。

》A

平成22年4月1日より，一定の範囲内（変更調剤後の薬剤料が変更前のものと比較して同額以下である場合に限る）において，処方箋に記載された医薬品を処方医に事前に確認することなく含量違いまたは類似する別剤形の後発医薬品に変更して調剤することが可能になっています。

その場合，当然ながら患者の同意は必要であり，また，調剤した後発医薬品に関する処方医（処方箋発行医療機関）への情報提供も必要です。

117 処方箋に基づいて後発医薬品に変更しました。医師への情報提供は必要でしょうか。

》A

処方医へ情報提供しなければなりません。一般名処方に係る処方薬について調剤を行った場合（先発医薬品または後発医薬品を調剤したかにかかわらず）も同様です（表）。

ただし，情報提供の手段・方法については，薬局と医療機関との間で，情報提供の要・不要をはじめ，その方法（ファクシミリ，お薬手帳，電話など），頻度（いつ情報提供を行うか，どのような頻度で行うか）などについて，あらかじめ同意が得られている場合には，それに従って実施されていれば問題ありません。

表 変更調剤を行った際の情報提供

第3 変更調剤を行う際の留意点について 1～6〈略〉 7 保険薬局において，銘柄名処方に係る処方等について後発医薬品（含量規格が異なるもの及び類似する別剤形のものを含む。）への変更調剤を行ったとき又は一般名処方に係る処方薬について調剤を行ったときは，調剤した薬剤の銘柄（含量規格が異なる後発医薬品を調剤した場合にあっては含量規格を，類似する別剤形の後発医薬品を調剤した場合にあっては剤形を含む。）等について，当該調剤に係る処方箋を発行した保険医療機関に情報提供すること。ただし，当該保険医療機関との間で，調剤した薬剤の銘柄等に係る情報提供の要否，方法，頻度等に関してあらかじめ合意が得られている場合は，当該合意に基づいた方法等により情報提供を行うことで差し支えない。

（処方箋に記載された医薬品の後発医薬品への変更について，平成24年3月5日，保医発0305第12号）

後発医薬品

Q118

処方箋に基づいて後発医薬品に変更する場合，先発医薬品と効能に差がある後発医薬品に変更しても大丈夫でしょうか。

» A

効能・効果（適応症）などに差がある場合，先発医薬品から後発医薬品に変更することや，処方箋に記載された後発医薬品を他の後発医薬品に変更することには留意が必要です。

こうしたことが発生しないように厚生労働省は，先発医薬品と後発医薬品の効能・効果等の違いを是正するため，平成18年6月に後発医薬品の製薬企業に対して指導（通知）しています（表1）。また，平成23年2月には，後発医薬品の公知申請に関する通知により，効能違いの問題を是正するための措置も図られています（表2）。

このほか，日本ジェネリック製薬協会では，「効能効果，用法用量等に違いのある後発医薬品リスト」をウェブサイトで公表しています（https://www.jga.gr.jp）。これらの情報を事前に収集・管理する体制を整備することにより，適切な対応をすることが求められます。

表1　先発医薬品との効能・効果等の相違の是正について

1. 医薬品製造販売業者は，自社が製造販売する後発医薬品の効能効果等とその承認に当たって標準製剤とされた先発医薬品（以下「標準先発品」という。）の効能効果等が合致しているか否かを定期的に自己点検し，相違がある場合には，合致させるべく可及的速やかに対処すること。
2. 現在承認されている後発医薬品について，その標準先発品が有する効能効果等であって，後発医薬品が取得していない効能効果等がある場合には，当該後発医薬品の製造販売業者は，平成18年8月末日までに効能効果等の相違を是正するための承認事項一部変更承認申請（以下「一変申請」という。）を行うこと。

　なお，当該一変申請については，再評価指定中の品目であっても認めることとするものであること。

〈以下，略〉

（後発医薬品における効能効果等の是正について，平成18年6月22日）

表2 薬事・食品衛生審議会において公知申請に関する事前評価を受けた医薬品の後発医薬品の取扱いについて

> 1. 標準製剤とされた先発医薬品（以下，「標準先発品」）について，薬事・食品衛生審議会における事前評価が終了した場合には，通常，後発医薬品についても，標準先発品と同様に検討会議で作成された報告書を利用した公知申請を行っても差し支えないものとして取り扱っていることから，標準先発品と同時期の公知申請を積極的に検討されたいこと。なお，その場合は，平成22年9月1日付医薬食品局総務課・審査管理課・安全対策課事務連絡「「薬事・食品衛生審議会において公知申請に関する事前評価を受けた医薬品の適応外使用について」に関する質疑応答について」に留意されたいこと。
> 2. 平成18年6月22日付医政経発第0622001号・薬食審発第0622001号厚生労働省医政局経済課長及び医薬食品局審査管理課長通知「後発医薬品における効能効果等の是正について」により，標準先発品に効能効果等の追加が行われた場合の速やかな効能効果等の是正を指導しているところであるが，標準先発品と同時期に公知申請しなかった場合には，標準先発品の承認後に遺漏なく迅速に対応されたいこと。
> 3. 検討会議の公知申請への該当性に係る報告書については，以下の厚生労働省のホームページに掲載しているため参照されたいこと。
>   http://www.mhlw.go.jp/shingi/2010/05/s0521-5.html

（薬事・食品衛生審議会において公知申請に関する事前評価を受けた医薬品の後発医薬品の取扱いについて，平成23年2月23日，医政経発0223第1号・薬食審査発0223第1号）

119 後発医薬品調剤体制加算（施設基準）の届出は，1度行えば大丈夫ですか。

》A

　毎月，直近3カ月間の後発医薬品の調剤数量割合が，各区分の基準（80%，85%，90%）を満たしていることを確認してください。届出後も引き続きその基準（割合）を満たしていれば，改めて届出を行う必要はありません（診療報酬改定により基準の見直しが生じた場合を除く）。

　ただし，直近3カ月間の後発医薬品の調剤数量割合が，各区分の基準を下回った場合には，速やかに地方厚生（支）局に変更の届出を行う必要があります。その後，再び後発医薬品の調剤数量割合が基準を満たし，当該加算を算定する場合には，改めて届出を行う必要があります。

【参考】

$$後発医薬品の調剤数量割合 = \frac{後発医薬品}{後発医薬品あり先発医薬品 + 後発医薬品}$$

　ただし，当該保険薬局において調剤したすべての薬剤の規格単位数量のうち，後発医薬品のある先発医薬品と後発医薬品を合算した規格単位数量の割合が50％以上であること。

$$\frac{後発医薬品あり先発医薬品 + 後発医薬品}{全医薬品} = 50％以上（カットオフ）$$

Q120 一般名処方とは何ですか。

≫ A

　一般名処方とは，「一般的名称＋剤形＋含量」により記載されることを言います。有効成分が同一であれば，それに該当する後発医薬品を選択・調剤することが容易となるため，後発医薬品の使用を一層推進することが期待されています。また保険薬局における後発医薬品の在庫管理の負担軽減にもつながるでしょう。

　平成24年4月から，医科点数表の「処方箋料」に一般名処方を行った場合の加算が設けられたことに伴い，処方箋を記載する際の参考として，厚生労働省のウェブサイトに一般名処方マスタが公表されています（Q121を参照）。

　ただし，当然のことですが，受け付けた処方箋を調剤する際，薬剤の特定（銘柄の選択）にあたり疑問が生じるような場合は，処方医に確認する（疑義照会を行う）ことが必要です。

Q121 一般名での処方の場合，何を調剤すればよいのでしょうか。

» A

銘柄名処方の場合には，患者が後発医薬品（または，他の銘柄の後発医薬品）への変更を希望しなければ，原則として当該銘柄を用いて調剤することになりますが，一般名処方の場合には，**有効成分が同一であればいずれの医薬品も調剤可能です。**

ただし，平成26年4月からは，**一般名処方が行われた医薬品について，患者に対して後発医薬品の有効性，安全性や品質について懇切丁寧に説明し，後発医薬品を選択するよう努める旨が明確に規定**されました。

また，一般名処方が行われた医薬品について後発医薬品を調剤しなかった場合は，その理由について，「患者の意向」，「保険薬局の備蓄」，「後発医薬品なし」または「その他」から最も当てはまる理由を1つだけレセプトの摘要欄に記載することになりました。

①銘柄名処方の場合
　例）「ノルバスク錠5mg」
　　　　または
　　　「アムロジピン錠5mg「○○○」」

➡ 当該銘柄を用いて調剤
　（ただし，患者が後発医薬品への変更調剤を希望しない場合）

②一般名処方の場合
　例）「アムロジピン錠5mg」

➡ 有効成分が同一であれば，患者と相談のうえ，いずれの医薬品も調剤可能

③一般名処方が行われた場合の注意点

厚生労働省では，「処方箋に記載する一般名処方の標準的な記載」（一般名処方マスタ）を作成し，ウェブサイトなどを通じて公表しています。

同マスタは，内用薬および外用薬を対象として，平成24年度改定当初，後発医薬品が存在する先発医薬品の主な単味製剤について作成されましたが，その後，対象範囲が拡充され，現在は配合剤や徐放性製剤なども含めた内容に整備されています。

「処方箋に記載する一般名処方の標準的な記載（一般名処方マスタ）について」（https://www.mhlw.go.jp/seisakunitsuite/bunya/kenkou_iryou/iryouhoken/shohosen_240401.html）

後発医薬品

薬歴，お薬手帳

Q122 薬学的管理とは何ですか。

　医薬品を適正かつ安全に使用してもらうために必要な，服薬管理や指導・説明，薬剤情報提供，重複投薬や相互作用の防止など，薬剤師が薬学的知見に基づいて行わなければならない業務を指しています。

　「21世紀の医薬品のあり方に関する懇談会」の最終報告書（平成5年5月）では，「医薬品の適正使用」について，「医薬品の適正使用とは，まず，的確な診断に基づき患者の状態にかなった最適の薬剤，剤形と適切な用法・用量が決定され，これに基づき調剤され，次いで，患者に薬剤についての説明が十分理解され，正確に使用された後，その効果や副作用が評価され，処方にフィードバックされるという一連のサイクルと言えよう」と説明しています。

　言い換えれば，「薬学的管理」とは，医薬品使用時の重複投薬・相互作用，患者の薬物アレルギーチェック，患者情報と薬物療法の履歴との突合・確認，適切な服薬指導のほか，調剤後における服薬状況・残薬・効果・体調変化・副作用，患者からの訴え（ADL・QOLへの影響を含む）の確認や服薬モニタリング，そして，得られた情報に対応した服薬指導，さらに必要と認められる場合には処方医への情報提供・意見具申など，極めて広い業務であると言っても過言ではありません。これらの確認事項やそれに基づく薬学的管理・指導は，調剤したすべての医薬品について行いますが，中には「休薬期間が設けられていたり服薬期間の管理が必要な医薬品」，「投与量に注意が必要な医薬品」，「併用禁忌や多くの薬剤との相互作用に注意を要する医薬品」など，その取り扱いや患者への指導，服薬管理等に特に注意を要する医薬品も少なくありません。

　たとえば特定薬剤管理指導加算1は，こうした医薬品（特定薬剤）に対する特にきめの細かな指導を行うことを評価したものとして平成22年度改定で導入されました。こうした患者情報や薬剤師が行った一連の業務の内容を，特定

の薬剤師のみならず，同一薬局の複数の薬剤師が共有できるよう記録するということが，薬学的管理を有効かつ継続して提供できる源となることを忘れてはなりません。

Q123 服薬管理指導料とは何ですか。

≫ A

薬剤師が行うべき薬学的管理業務の根幹となる，薬剤服用歴に基づく服薬指導を包括的に評価する薬学管理料の項目の1つです。

「保険薬局及び保険薬剤師療養担当規則」では，調剤の一般的方針として，保険薬局に対し，「患者の療養上妥当適切に調剤並びに薬学的管理及び指導を行わねばならない」，保険薬剤師に対し，「患者の服薬状況及び薬剤服用歴を確認しなければならない」と規定しています。

薬剤師は，処方箋調剤にあたり，患者が安全かつ安心して，継続した薬物治療を受けることができるよう，使用医薬品の情報に限らず，患者の嗜好や職業などの生活像に至るまでの情報を患者本人や家族から収集します。そして，その情報を患者の薬剤服用歴（薬歴）として記録するとともに，調剤の都度，この記録を参照・活用し，薬物治療における患者の安全確保に努めなければなりません。

すなわち，薬歴には，処方箋による調剤時や患者からの問い合わせの都度参照し，必要に応じて情報を追加することで，常に患者の最新情報が蓄積されます。言い換えれば，薬歴とは「患者の薬物治療の経過を薬剤師の視点で時系的にモニターし整理した，いわばその患者の服薬・指導の履歴」と考えてもよいでしょう。これらの情報に基づいた薬剤師による服薬指導業務を評価したものが，「服薬管理指導料」です。

患者への服薬管理指導のためには，処方箋の受付後，薬を取りそろえたり調製作業に入る前に，保険薬剤師が患者の体質，アレルギー歴，副作用歴，併用薬，他科受診の有無，服薬状況，体調の変化，副作用が疑われる症状の有無，残薬の状況，後発医薬品使用に関する意向等を患者に確認します。それら情報

に基づいて薬剤師は，調剤した薬剤の名称をはじめ，用法・用量，効能・効果，副作用・相互作用，服用保管上の注意事項，保険薬局・薬剤師の連絡先などの事項を情報提供するとともに，手帳に調剤日，調剤を行った薬剤についての名称，用法，用量その他必要に応じて服用に際して注意すべき事項を記載し，必要な服薬指導を行います。

令和4年3月までは，薬剤服用歴の管理とそれに基づく薬剤情報提供や服薬指導に係る業務は「薬剤服用歴管理指導料」により評価されてきましたが，令和4年調剤報酬改定により同4月からは，主に薬剤服用歴の管理に係る業務は「調剤管理料」として，薬剤情報提供・服薬指導に係る業務は「服薬管理指導料」として評価する形に再編されています。

また，令和元年12月に公布された改正薬機法では，調剤時に限らず必要に応じて患者の薬剤の使用状況の把握や服薬指導を行うことや，患者の服用状況に関する情報等を医師等に提供するよう努めることが明記されました。これにより，患者が使用する薬剤の使用状況の継続的かつ的確な把握，情報提供や薬学的知見に基づく指導等を通じて，安全な薬物治療を確保するものであることがより明確に位置付けられました。

124 薬歴には，毎回すべての項目について記載しないと薬学管理料等の算定はできないのでしょうか。

》A

必ずしも，毎回，すべての項目について記載しないと算定できないということではありません。

処方内容や患者から得られた情報などにより，必要な服薬指導や薬剤情報提供の内容は異なります。患者から聞き取れなかった事項や次回確認を要する事項がある場合には，例えば「申し送り」として薬歴に記載しておき，次回以降の処方箋受付時に確認するようにしておくことが必要でしょう。

調剤管理料・服薬管理指導料は，患者または家族から必要な情報収集をしたうえで，その薬歴に基づき，薬剤師として薬剤の適正な使用のために必要な服薬指導を実施した場合に算定できるものです。薬歴には，患者やその家族から

聞き取った情報や服薬指導の際の「要点」を簡潔に記載することが必要です。これら点数は具体的な指導を行うことと合わせて，その要点を記録することが求められているのであって，指導を行った実態もなく記録された内容によって算定の可否を判断するものではありません。ただし，行政による個別指導などの際には，薬歴に記載されている内容から算定の妥当性を判断するしか方法がありません。薬歴に記載されている情報は，薬剤師として実施した業務の証拠でもありますので，忘れずに要点を記録するようにしましょう。

なお，服薬指導の際，副作用に係る自覚症状の有無の確認に当たっては，「重篤副作用疾患別対応マニュアル」（厚生労働省）を参考にするよう求められています。また平成30年度調剤報酬改定では「抗微生物薬適正使用の手引き」を参考として服薬指導にあたることなども明記されました。

Q125 患者がお薬手帳を忘れたので，必要な情報が記載されたシールを交付しました。服薬管理指導料はどうしたらよいのでしょうか。

》A

お薬手帳を持参しなかった患者に薬剤情報等が記載されたシールを交付した場合，服薬管理指導料については59点を算定します（表）。

表　手帳を持参しない患者の取り扱い

区分10の3　服薬管理指導料	
1　原則3月以内に再度処方箋を持参した患者に対して行った場合	45点
2　1の患者以外の患者に対して行った場合	59点
3　介護老人福祉施設等に入所している患者に訪問して行った場合	45点
4　情報通信機器を用いた服薬指導を行った場合	
イ　原則3月以内に再度処方箋を提出した患者に対して行った場合	45点
ロ　イの患者以外の患者に対して行った場合	59点
注1　1及び2については，患者に対して，次に掲げる指導等の全てを行った場合に，処方箋受付1回につき所定点数を算定する。ただし，1の患者であって手帳を提示しないものに対して，次に掲げる指導等の全てを行った場合は，2により算定する。〈略〉	
イ～ヘ　〈略〉	

（診療報酬の算定方法の一部を改正する告示，令和6年3月5日，厚生労働省告示第57号）

3カ月以内にお薬手帳を持参した場合に服薬管理指導料の所定点数が低く設定される仕組みは，患者に同一の薬局を継続的に利用してもらうことで，薬剤師によるかかりつけ機能を活用して，服薬状況の一元的な把握などの薬学的管理をより充実させるためのものです。薬剤情報が記載されたシールを交付した場合でも，薬学管理の一環として，患者に対してお薬手帳を保有することの意義や利用方法について説明していない場合には，服薬管理指導料は算定できません。

Q126

服薬管理指導料の算定要件において，お薬手帳には患者が日常的に利用する保険薬局の名称などを記載する欄が必要とされています。患者のお薬手帳にその欄がない場合は，当該内容を記載するためのシールを貼付してもよいですか。また，その欄は薬局側で記入して構わないのでしょうか。

» A

　患者のお薬手帳に「日常的に利用する薬局名」などを記載するための欄がない場合は，シール貼付などにより当該欄を取り繕うことでも差し支えありません。ただし，その欄は薬局側が記入するのではなく，患者またはその家族などに自ら記入してもらうようお願いしましょう。

　服薬管理指導料の算定にあたっては，患者がお薬手帳を利用していることが要件とされています。そして，当該手帳には，①患者の氏名や連絡先などの情報，②アレルギー歴や副作用歴などの薬物療法の基礎となる情報，③主な既往歴など疾患に関する情報のほか，④日常的に利用する保険薬局の名称・連絡先などの情報を，それぞれ記入できる欄が必要とされています。

　このうち④については，同一薬局の利用推進および対物業務から対人業務への構造的転換という観点から，令和2年4月より追加されているものです。そのため，患者が使用しているお薬手帳に当該欄が設けられていない場合，当該情報の記載欄をシール貼付などの方法により取り繕うことでも全く問題ありません（表1）。

　また，患者のお薬手帳に記載が求められている「患者が日常的に利用する保

表1　お薬手帳の記録欄

> | 通　知 | （診療報酬の算定方法の一部改正に伴う実施上の留意事項について，令和6年3月5日保医発0305第4号別添3）
>
> **区分10の3　服薬管理指導料**
> 2　服薬管理指導料「1」及び「2」
> 　（1）～（4）〈略〉
> 　（5）指導等に係る留意点
> 　　（2）から（4）までの業務を行うに当たっては，以下の点に留意すること。
> ア　〈略〉
> イ　手帳
> 　（イ）「手帳」とは，経時的に薬剤の記録が記入でき，かつ次の①から④までに掲げる事項を記録する欄がある薬剤の記録用の手帳をいう。
> 　　　①患者の氏名，生年月日，連絡先等患者に関する記録
> 　　　②患者のアレルギー歴，副作用歴等薬物療法の基礎となる記録
> 　　　③患者の主な既往歴等疾患に関する記録
> 　　　**④患者が日常的に利用する保険薬局の名称，保険薬局又は保険薬剤師の連絡先等**
> 　　　　①から③までの手帳の欄については，保険薬局において適切に記載されていることを確認する。手帳を有効に活用する観点から，記載されていない場合には，患者に聴取の上記入する，又は患者本人による記入を指導する。④については，当該保険薬局と他の保険薬局又は保険医療機関等の間で円滑に連携が行えるよう，患者が当該薬局を日常的に利用している場合には，当該保険薬局が手帳に記入し，患者が他の保険薬局を日常的に利用している場合には，その名称及び保険薬局又は保険薬剤師の連絡先等を手帳に記載するよう患者に促すこと。
> 　（ロ）～（チ）〈略〉

表2　患者が日常的に利用する保険薬局名などの記載

> | 通　知 | （診療報酬の算定方法の一部改正に伴う実施上の留意事項について，令和6年3月5日保医発0305第4号別添3）
>
> **区分10の3　服薬管理指導料**
> 2　服薬管理指導料「1」及び「2」
> 　（1），（2）〈略〉
> 　（3）患者への薬剤の服用等に関する必要な指導
> 　ア，イ　〈略〉
> 　ウ　手帳を用いる場合は，調剤を行った薬剤について，調剤日，当該薬剤の名称（一般名処方による処方箋又は後発医薬品への変更が可能な処方箋の場合においては，現に調剤した薬剤の名称），用法，用量その他必要に応じて服用に際して注意すべき事項等を患者の手帳に経時的に記載すること。
> 　エ　〈略〉
> 　オ　当該保険薬局と他の保険薬局又は保険医療機関等の間で円滑に連携が行えるよう，**患者が日常的に利用する薬局があれば，その名称及び保険薬局又は保険薬剤師の連絡先等を手帳に記載するよう**患者に促すこと。
> 　カ～ク　〈略〉

薬歴，お薬手帳

険薬局の名称」などの情報については，薬局から「手帳に記載するよう患者に促すこと」とされています。すなわち，お薬手帳を所有する患者または家族などにより記載されるものですので，もし当該情報が記載されていなかった場合には，薬局側で記入するのではなく，原則として患者本人またはその家族などに記載してもらうようお願いしましょう（表2）。

127 患者が薬剤師や医師だった場合，薬学管理料は算定できないのですか。

» A

患者が医師や薬剤師だったという理由だけで，直ちに算定できないということはありませんが，当該患者に服薬指導の必要性があるのか否かをどう判断したのかが重要です。

考えられるケースとしては，専門外の疾患やその疾患に係る医薬品である場合などのように，一般の患者と同様にその必要性があれば算定は問題ないでしょう。ただし，保険請求の客観性を担保するという観点からも，取り扱いについては注意しておくことが必要です。

なお，算定しない場合であっても，薬歴には薬学的な管理に関する記録を適切に記載するよう心がけてください。

128 患者から「自分で管理するから」と言われたら，調剤管理料や服薬管理指導料は算定できないのでしょうか。

» A

調剤管理料や服薬管理指導料に係る業務は，患者の求めに応じて実施するものではありません。仮に患者から「服薬管理や情報提供は不要」という申し出があったとしても，薬の専門家である薬剤師として，患者が安全に医薬品を使用するために必要であると判断した場合は，業務を実施したうえで過不足なく

算定することが求められます。

　医薬品の適正使用のため，必要な服薬管理や指導・説明をはじめ，重複投薬・相互作用・薬物アレルギー等に関する患者からの情報収集などは，薬剤師に課されている使命です。すなわち，調剤管理料や服薬管理指導料において求められている内容は，患者が安全に医薬品を使用するうえで，薬剤師が患者に対して実施もしくは伝えなければならない必要不可欠な業務であるといえるでしょう。安全な服薬のために，重複投薬・相互作用・薬物アレルギーなどの確認や文書による薬剤情報提供などをはじめとする，患者にとって必要不可欠な行為，そして，薬剤師にとって行わなければならない業務に対する点数である

表　薬剤情報提供

薬機法 （昭和35年8月10日，法律第145号）

（医薬関係者の責務）

第1条の5　医師，歯科医師，薬剤師，獣医師その他の医薬関係者は，医薬品等の有効性及び安全性その他これらの適正な使用に関する知識と理解を深めるとともに，これらの使用の対象者〈略〉及びこれらを購入し，又は譲り受けようとする者に対し，これらの適正な使用に関する事項に関する正確かつ適切な情報の提供に努めなければならない。

2　薬局において調剤又は調剤された薬剤若しくは医薬品の販売若しくは授与の業務に従事する薬剤師は，薬剤又は医薬品の適切かつ効率的な提供に資するため，医療を受ける者の薬剤又は医薬品の使用に関する情報を他の医療提供施設〈中略〉において診療又は調剤に従事する医師若しくは歯科医師又は薬剤師に提供することにより，医療提供施設相互間の業務の連携の推進に努めなければならない。

3　薬局開設者は，医療を受ける者に必要な薬剤及び医薬品の安定的な供給を図るとともに，当該薬局において薬剤師による前項の情報の提供が円滑になされるよう配慮しなければならない。

薬剤師法 （昭和35年8月10日，法律第146号）

（情報の提供及び指導）

第25条の2　薬剤師は，調剤した薬剤の適正な使用のため，販売又は授与の目的で調剤したときは，患者又は現にその看護に当たつている者に対し，必要な情報を提供し，及び必要な薬学的知見に基づく指導を行わなければならない。

2　薬剤師は，前項に定める場合のほか，調剤した薬剤の適正な使用のため必要があると認める場合には，患者の当該薬剤の使用の状況を継続的かつ的確に把握するとともに，患者又は現にその看護に当たつている者に対し，必要な情報を提供し，及び必要な薬学的知見に基づく指導を行わなければならない。

ことを十分かつ丁寧に説明し、患者の理解を求めましょう（表）。

　また、薬剤師が行う薬学的管理の意義や目的を説明するとともに、「かかりつけ薬局」、「かかりつけ薬剤師」を活用してもらうことの有効性など、薬剤師としての業務をきちんと理解してもらえるよう努めることも必要です。

Q129　「かかりつけ薬剤師指導料」を算定する際、文書による患者の同意が必要とされていますが、所定の様式はあるのでしょうか。

» A

様式例が示されています。

　平成28年度調剤報酬改定では、地域包括ケアシステム推進のための取組の強化、患者にとって安心・安全で納得できる効果的・効率的で質が高い医療を実現する視点から、服薬情報の一元的な把握とそれに基づく薬学的管理・指導が行われるよう「かかりつけ薬剤師・薬局の機能」を評価するという方針に従い、「かかりつけ薬剤師指導料」と「かかりつけ薬剤師包括管理料」（以下、かかりつけ薬剤師指導料等）が設けられました。

　「かかりつけ薬剤師指導料」は、患者が選択した「かかりつけ薬剤師」が、薬物治療の安全性・有効性を確保するため、処方医と連携して患者の服薬状況を一元的・継続的に把握したうえで患者に対して服薬指導等を行うことを評価したものです。一方、「かかりつけ薬剤師包括管理料」は、地域包括診療料または地域包括診療加算等が算定されている患者を対象として、「かかりつけ薬剤師指導料」と同様の業務を行った場合に、調剤料と薬学管理料に係る業務を包括的な点数で評価したものです。

　かかりつけ薬剤師指導料等を算定するには、あらかじめ「かかりつけ薬剤師指導料」および「かかりつけ薬剤師包括管理料」の施設基準に係る届出を地方厚生（支）局長あてに行っておくことが必要です。そのうえで、患者さんに算定にあたっての文書による同意を得た後、服薬指導等の業務を実施した場合に算定することができます。

　かかりつけ薬剤師指導料等が設けられた当初は、同意書の所定の様式はなかったため、日本薬剤師会では「様式例」を作成し公表していました。

表1　様式例①

（別紙様式2）

様式例　　　かかりつけ薬剤師指導料（かかりつけ薬剤師包括管理料）について

○○薬局
（連絡先：　　　　　　）

　　患者さんの「かかりつけ薬剤師」として，安心して薬を使用していただけるよう，複数の医療機関にかかった場合でも処方箋をまとめて受け付けることで，使用している薬の情報を一元的・継続的に把握し，薬の飲み合わせの確認や説明を行っています。こうした取組を通じ，多職種と連携することで患者さんの安心・安全や健康に貢献します。
　　次の内容を薬剤師が説明いたしますので，同意していただける場合はご署名ください。

《かかりつけ薬剤師が実施すること》

> 薬剤師の＿＿＿＿＿＿＿＿が
> 1. 安心して薬を使用していただけるよう，使用している薬の情報を一元的・継続的に把握します。
> 2. お薬の飲み合わせの確認や説明などは，かかりつけ薬剤師が担当します。
> 3. お薬手帳に，調剤した薬の情報を記入します。
> 4. 処方医や地域の医療に関わる他の医療者（看護師等）との連携を図ります。
> 5. 医療機関への入院時や医療機関からの退院時においても医療機関と連携を図り，継続的に担当します。
> 6. いつでもお薬についてご相談に応じます。
> 7. 血液検査などの結果を提供いただいた場合，それを参考に薬学的な確認を行います。
> 8. 調剤後も，必要に応じてご連絡することがあります。
> 9. 飲み残したお薬，余っているお薬の整理をお手伝いします。
> 10. 在宅での療養が必要となった場合でも，継続してお伺いすることができます。
> 注）かかりつけ薬剤師包括管理料は，医療機関で地域包括診療料／加算等が算定されている方が対象です。

《薬学的観点から必要と判断した理由》（かかりつけ薬剤師記入欄）

※《希望する場合》（かかりつけ薬剤師記入欄）

> 連携する薬剤師の氏名（　　　　　　　　　　）

薬剤師による説明を理解し，かかりつけ薬剤師による服薬指導を受けることに同意します。

年　　　月　　　日

お名前（ご署名）：＿＿＿＿＿＿＿＿＿＿＿

薬歴，お薬手帳

表2　説明用資料

（別紙）
　　　かかりつけ薬剤師指導料（かかりつけ薬剤師包括管理料）について〈説明用資料〉

| マイナンバーカード |
　　　　　　　　　　　　　　　　　　　　　※薬剤師名（＿＿＿＿＿＿＿＿＿＿）
- マイナンバーカードの健康保険証（マイナ保険証）をご提示ください。
- 診療情報や薬剤情報などを確認し，これらの情報に基づいた薬に関する相談などが行えます。

| お薬手帳 |
- マイナ保険証とともに，お薬手帳を忘れずにご提示ください。
- 医療機関を受診したり，ほかの薬局を利用される際にも，その手帳を提出してください。

| かかりつけ薬剤師による薬の説明や指導 |
- 医療機関を受診したり，ほかの薬局を利用される際には，「かかりつけ薬剤師」を決めていることをお伝えください。
- 当薬局の連絡先や薬剤師名が記載されているお薬手帳を提示していただくと便利です。
- やむを得ない理由により「かかりつけ薬剤師」が対応できない場合は，ほかの薬剤師が責任をもって担当いたします。

| 費用 |
- かかりつけ薬剤師指導料（76点）に要する費用は，3割負担の場合約230円です（※現在のご負担（服薬管理指導料）との実際の差額は，約60円または約100円程度の増）。
- かかりつけ薬剤師包括管理料（291点）は3割負担の場合870円ですが，調剤基本料，薬剤調製料と調剤管理料のご負担は生じません。
- かかりつけ薬剤師が対応できない場合は，服薬管理指導料（45点または59点）もしくは服薬管理指導料の特例（59点）を算定します。

　　　　　　　　　　　　　　　　　　　　　※　同意はいつでも取り下げることができます。

　平成30年度調剤報酬改定では，患者の同意取得時に患者の状態などを踏まえたかかりつけ薬剤師の必要性や患者の要望などを確認することが要件として追加されたことと併せて，厚生労働省より「参考」としての様式例が示されることになりました。内容については，日薬版「様式例」をもとに一部修正したものとなっています（表1，2）。

　患者から同意を得る際に重要なことは，薬剤師が同意書を用いながら丁寧に説明を行い，患者がかかりつけ薬剤師を持つことの意義・メリット等を十分に理解・納得したうえで署名してもらうことです。適切な説明を心がけてください。

Q 130 保険医療機関と連携した保険薬局による減薬に係る取り組みの評価として，服用薬剤調整支援料が設けられていますが，ポリファーマシーについてはどのような取り組みが求められるのでしょうか。

》A

「ポリファーマシー」とは，単に服用する薬剤数が多いのみならず，それに関連して薬物有害事象のリスク増加，服用過誤，服薬アドヒアランス低下等の問題につながる状態をいいます。高齢化の進展に伴う疾患構造や多科受診の影響などを踏まえ，適正化に向けた対応を講ずることが喫緊の課題となっています。そのため厚生労働省は平成29年4月に「高齢者医薬品適正使用検討会」を設置し，高齢者の薬物療法の安全対策を推進するため，安全性確保に必要な事項の調査・検討を進めており，平成30年5月29日には「高齢者の医薬品適正使用の指針（総論編）」を策定・公表しました（https://www.mhlw.go.jp/stf/shingi2/0000208848.html）。

調剤報酬点数表の薬学管理料の服用薬剤調整支援料には，服用薬剤調整支援料1と服用薬剤調整支援料2が設けられており，ポリファーマシーの解消に係る取り組みを評価したものは服用薬剤調整支援料1が該当します（服用薬剤調整支援料2は，重複投薬等の解消に係る取り組みを評価した点数。表）。

服用薬剤調剤支援料1は，服用開始から4週間以上経過した「6種類以上の内服薬」を使用している患者を対象としていますが，ポリファーマシーの是正は，服薬する剤数もしくは種類数が多いことのみに着目して評価・判断するこ

表 服用薬剤調整支援料1・2の主な違い

	服用薬剤調整支援料1	服用薬剤調整支援料2
算定期間	月に1回	3月に1回
対象となる処方・調剤情報	4週間以上経過した6種類以上の内服薬	複数の医療機関から合計6種類以上の内服薬
連携方法	処方医に文書で情報提供・減薬の提案	処方医に文書で情報提供・重複投薬等の解消の提案
算定条件	2種類以上減薬が4週間以上継続（アウトカム評価）	重複投薬・副作用の可能性等を踏まえ薬剤種類数の減少提案（プロセス評価）
同意条件	患者の意向	患者・家族の求め

薬歴，お薬手帳

とはできません。薬物療法の有効性と安全性の観点から，その患者に対する処方内容を総合的に最適化するための取り組みであり，減薬が目的と勘違いしないよう，その趣旨を正しく理解することが必要です。

　同指針の内容からもわかる通り，ポリファーマシーの是正には医学的・薬学的な評価と判断が求められ，すなわち，医師と薬剤師による連携が不可欠です。また，患者自身の理解や多職種との協力も重要な要素になります。薬剤師の取り組みとして，患者が服薬している医薬品や服薬状況を一元的・継続的に把握する中で，薬学的知見に基づいてポリファーマシーの可能性を見いだし，主治医・処方医にその情報を提供することが第一歩になると考えられます。その際，薬剤師から処方に関する提案や根拠となる医薬品情報などの提供も求められます。また，医師の判断で処方変更や減薬が行われた場合，変更内容やその理由を患者に説明したうえで，その影響を継続的にモニタリングすること等も薬剤師に求められる役割と考えられます。

　現時点では，ポリファーマシーの是正に関する減薬の手順は必ずしも確立されているとはいえませんが，同指針を参考に，薬剤師が能動的に薬学的専門性を発揮し，医師・患者と連携して取り組みを進める意識を持つことが重要です。

Q131

在宅療養中の患者ではありませんが，ケガをしたために薬局を訪問することが困難であるとの理由から，家族からの依頼を受け，患家に薬剤を持参して服薬指導を実施しました。このような場合，服薬管理指導料は算定できるのでしょうか。

≫ A

算定できます。

　薬剤師法において，薬剤師が「薬局以外の場所」で調剤することは禁止されていますが，患者の居宅（以下，患家）において調剤業務の一部を実施することは認められています（表1）。

　その具体的な業務とは，①処方箋の受領，②処方箋の原本確認，③疑義照会，④処方医の同意を得たうえで医薬品の数量を減らして調剤すること（変質・変敗，異物混入などのおそれがない場合に限る），⑤薬剤の交付──と

表1　調剤の場所

> （調剤の場所）
> 第22条　薬剤師は，医療を受ける者の居宅等〈中略〉において医師又は歯科医師が交付した処方せんにより，当該居宅等において調剤の業務のうち厚生労働省令で定めるものを行う場合を除き，薬局以外の場所で，販売又は授与の目的で調剤してはならない。ただし，病院若しくは診療所又は飼育動物診療施設〈中略〉の調剤所において，その病院若しくは診療所又は飼育動物診療施設で診療に従事する医師若しくは歯科医師又は獣医師の処方せんによつて調剤する場合及び災害その他特殊の事由により薬剤師が薬局において調剤することができない場合その他の厚生労働省令で定める特別の事情がある場合は，この限りでない。

（薬剤師法，昭和35年8月10日，法律第146号）

表2　調剤の業務，場所

> （居宅等において行うことのできる調剤の業務）
> 第13条の2　法第22条に規定する厚生労働省令で定める調剤の業務は，次に掲げるものとする。
> 　1　薬剤師が，処方せん中に疑わしい点があるかどうかを確認する業務及び処方せん中に疑わしい点があるときは，その処方せんを交付した医師又は歯科医師に問い合わせて，その疑わしい点を確かめる業務
> 　2　薬剤師が，処方せんを交付した医師又は歯科医師の同意を得て，当該処方せんに記載された医薬品の数量を減らして調剤する業務（調剤された薬剤の全部若しくは一部が不潔になり，若しくは変質若しくは変敗するおそれ，調剤された薬剤に異物が混入し，若しくは付着するおそれ又は調剤された薬剤が病原微生物その他疾病の原因となるものに汚染されるおそれがない場合に限る。）
> （調剤の場所の特例に関する特別の事情）
> 第13条の3　法第22条ただし書に規定する厚生労働省令で定める特別の事情は，次のとおりとする。
> 　1　災害その他特殊の事由により薬剤師が薬局において調剤することができない場合
> 　2　患者が負傷等により寝たきりの状態にあり，又は歩行が困難である場合，患者又は現にその看護に当たつている者が運搬することが困難な物が処方された場合その他これらに準ずる場合に，薬剤師が医療を受ける者の居宅等〈中略〉を訪問して前条の業務を行う場合

（薬剤師法施行規則，昭和36年2月1日，厚生省令第5号）

いった行為が該当します（表2，第13条の2）。

　また，同法では，在宅療養の患者ではなくても，調剤の場所に関する特例として，患者が寝たきり状態や歩行困難，運搬困難な薬剤が処方されたなど「特

表3 薬剤情報提供および服薬指導に関する規定

（調剤された薬剤に関する情報提供及び指導等）
第9条の4 薬局開設者は，医師又は歯科医師から交付された処方箋により調剤された薬剤の適正な使用のため，当該薬剤を販売し，又は授与する場合には，厚生労働省令で定めるところにより，その薬局において薬剤の販売又は授与に従事する薬剤師に，対面〈中略〉により，厚生労働省令で定める事項を記載した書面〈中略〉を用いて必要な情報を提供させ，及び必要な薬学的知見に基づく指導を行わせなければならない。
2 薬局開設者は，前項の規定による情報の提供及び指導を行わせるに当たつては，当該薬剤師に，あらかじめ，当該薬剤を使用しようとする者の年齢，他の薬剤又は医薬品の使用の状況その他の厚生労働省令で定める事項を確認させなければならない。
3 薬局開設者は，第1項に規定する場合において，同項の規定による情報の提供又は指導ができないとき，その他同項に規定する薬剤の適正な使用を確保することができないと認められるときは，当該薬剤を販売し，又は授与してはならない。
4 薬局開設者は，医師又は歯科医師から交付された処方箋により調剤された薬剤の適正な使用のため，当該薬剤を購入し，若しくは譲り受けようとする者又は当該薬局開設者から当該薬剤を購入し，若しくは譲り受けた者から相談があつた場合には，厚生労働省令で定めるところにより，その薬局において薬剤の販売又は授与に従事する薬剤師に，必要な情報を提供させ，又は必要な薬学的知見に基づく指導を行わせなければならない。
5，6 〈略〉

（薬機法，昭和35年8月10日，法律第145号）

別の事情」がある場合には，薬局の薬剤師が患家を訪問して前述の①〜⑤の業務を実施することが認められています（表2，第13条の3）。

　さらに，調剤された薬剤に関する情報提供および服薬指導については，薬機法においてその方法が規定されており，薬局開設者は「その薬局において薬剤の販売又は授与に従事する薬剤師に，対面により」実施させることになっています（表3）。

　したがって，ご質問のケースのように，「特別の事情」があるとの理由から薬局を訪問することができない患者に対し，調剤を行った薬局の薬剤師が患家において「対面により」薬剤情報提供および服薬指導を実施した場合には，服薬管理指導料を算定することが可能です。

Q132

要介護・要支援である患者については，介護保険が優先されるため，在宅患者訪問薬剤管理指導料ではなく居宅療養管理指導費を算定することになっていますが，服薬管理指導料は算定できないのでしょうか。

> ## A

同一月に居宅療養管理指導費および介護予防居宅療養管理指導費が算定されていない場合は，服薬管理指導料を算定することができます。

介護保険の要介護者または要支援者については，健康保険法により，原則として介護保険給付が医療保険給付より優先されることになっています（表1）。すなわち，保険調剤の場合には，処方箋が交付された患者が要介護または要支援であり，処方医から在宅薬剤管理の指示があれば，在宅患者訪問薬剤管理指導料（医療保険）ではなく居宅療養管理指導費（介護保険）を算定します。

ただし，要介護または要支援の患者であっても，介護保険給付が優先されないケース（すなわち，医療保険給付を適用）については，医療保険と介護保険の給付調整告示により整理されています。具体的には，処方箋が交付された患者が要介護または要支援であっても，同一月に居宅療養管理指導費および介護予防居宅療養管理指導費が算定されていない場合は，服薬管理指導料を算定することが可能です（表2）。

表1 介護保険給付と医療保険給付の優先について

> 健康保険法 （大正11年4月22日，法律第70号）
> （他の法令による保険給付との調整）
> 第55条〈略〉
> 2 被保険者に係る療養の給付又は入院時食事療養費，入院時生活療養費，保険外併用療養費，療養費，訪問看護療養費，家族療養費若しくは家族訪問看護療養費の支給は，同一の疾病又は負傷について，介護保険法の規定によりこれらに相当する給付を受けることができる場合には，行わない。
> 3 〈略〉
>
> 診療報酬の算定方法 （平成20年3月5日，厚生労働省告示第59号）
> 6 前各号の規定により保険医療機関又は保険薬局において算定する療養に要する費用の額は，別に厚生労働大臣が定める場合を除き，介護保険法（平成9年法律第123号）第62条に規定する要介護被保険者等については，算定しないものとする。

219

表2　要介護被保険者等の患者に対して算定できる診療報酬点数表に掲げる療養

区分	1．入院中の患者以外の患者	2．入院中の患者		3．入所中の患者		
		保険医療機関（短期入所療養介護又は介護予防短期療養介護を受けている患者を除く。）	短期入所療養介護及び介護予防短期入所療養介護（介護老人保健施設又は介護医療院の療養室を除く。）を受けている患者	ア．介護老人保健施設 イ．短期入所療養介護又は介護予防短期入所療養介護（介護老人保健施設の療養室に限る）を受けている患者		ア．地域密着型介護老人福祉施設又は地域密着型介護老人福祉施設 イ．短期入所生活介護又は介護予防短期入所生活介護を受けている患者
				併設保険医療機関	併設保険医療機関以外の保険医療機関	
10の3　服薬管理指導料	○（同一月において，居宅療養管理指導費又は介護予防居宅療養管理指導費が算定されている場合を除く。ただし，当該患者の薬学的管理指導計画に係る疾病と別の疾病又は負傷に係る臨時の投薬が行われた場合には算定可）	×		○	○	○
⋮	⋮	⋮		⋮		⋮
15　在宅患者訪問薬剤管理指導料	×	×		×		○（末期の悪性腫瘍の患者に限る。）

（「医療保険と介護保険の給付調整に関する留意事項及び医療保険と介護保険の相互に関連する事項等について」の一部改正について，令和6年3月27日，老老発0327第1号・保医発0327第8号）

訪問薬剤管理指導

Q 133 「在宅患者訪問薬剤管理指導料」と「居宅療養管理指導費」の違いとは何ですか。

> **A**

薬剤師として実施すべき内容は基本的に同じです。ただし，規定されている法律がそれぞれ異なるため，事務手続き上の違いがあるほか，保険請求上の名称や費用の請求先が異なります。

「在宅患者訪問薬剤管理指導料」は健康保険法で規定されている調剤報酬点数の項目ですが，「居宅療養管理指導費」は介護保険法で規定されている項目です。処方医の指示に基づいて患家を訪問して薬剤管理指導を実施する場合，当該患者が，介護保険の給付対象となっている場合は，居宅療養管理指導として薬学管理料の部分は介護保険に請求を行い，介護保険の給付対象でない場合には，調剤基本料を含めて在宅患者訪問薬剤管理指導料として医療保険に請求します。

また，「在宅患者訪問薬剤管理指導料」を算定する薬局は，あらかじめ地方厚生（支）局長に届出が必要ですが，「居宅療養管理指導費」の算定にあたっては，みなし規定により，保険薬局であれば特に届出は不要です（この場合でも，国民健康保険団体連合会に対し，介護給付費の請求および受領に関する届出は必要です）。

ただし，介護保険（居宅療養管理指導費）の場合には，重要事項説明書，契約書，個人情報保護に関する確認書等，医療保険としては規定されていない書類を作成する必要があり，介護サービス利用者の記名押印による同意が必要です。さらに，運営規定や介護保険サービス提供事業者としての掲示が必要であるなど，健康保険法と介護保険法では取り扱いが異なる事項がいくつかあります。

Q 134 居宅療養管理指導費および介護予防居宅療養管理指導費は，その利用者が使用中の薬剤を調剤した保険薬局は算定できますが，調剤を担当していない保険薬局であっても算定できるのでしょうか。

» A

患者（利用者）が使用中の薬剤を調剤した保険薬局でなければ算定できません。

薬局薬剤師が行う居宅療養管理指導（居宅療養管理指導費および介護予防居宅療養管理指導費。以下，居宅療養管理指導費等）は，医師または歯科医師の指示に基づき，薬学的管理指導計画を策定のうえ，利用者の居宅を訪問して薬学的管理指導を行い，その内容を医師やケアマネジャーに報告もしくは情報提供したことを評価する介護報酬の項目です。その業務内容や位置付けは，調剤報酬（医療保険）の在宅患者訪問薬剤管理指導料と基本的に同じであり（表1），そのため，同一の患者に対する居宅療養管理指導費等と在宅患者訪問薬剤管理指導料の併算定は認められていません。

保険請求上の事務的な流れとしては，処方箋が交付された在宅療養中の患者について，処方医から在宅薬剤管理指導の実施が必要であると指示を受けた場合に，①要支援または要介護（すなわち，介護保険利用者）であれば「居宅療養管理指導費」または「介護予防居宅療養管理指導費」として介護報酬（介護保険）を請求し，②介護保険利用者でなければ「在宅患者訪問薬剤管理指導料」として調剤報酬（医療保険）を請求します。

薬局薬剤師が行う居宅療養管理指導については，通知上「医師又は歯科医師の指示に基づき」と明示されていることから，「処方医以外の医師による指示でも認められるのか」，「処方箋を調剤した薬局でなくても構わないのか」といった質問を受けることはありますが，ここでいう「医師又は歯科医師」とは，対象患者（利用者）が現に使用している薬剤を処方した医師もしくは歯科医師（処方医）のことを指しています。

処方医が存在するにもかかわらず，それとは関係ない医師が在宅薬剤管理指導の実施を指示しなければならないケースは考えにくく，医療保険・介護保険（在宅患者訪問薬剤管理指導料，居宅療養管理指導費等）のいずれにおいても，そのようなことを想定して設計されているわけではありません。医科診療報酬

表1　薬局薬剤師が行う在宅薬剤管理指導（医療保険，介護保険）

医療保険（調剤報酬）*¹	介護保険*²
区分15　在宅患者訪問薬剤管理指導料 1　在宅患者訪問薬剤管理指導料 (1)　在宅患者訪問薬剤管理指導料は，在宅での療養を行っている患者であって通院が困難なものに対して，あらかじめ名称，所在地，開設者の氏名及び在宅患者訪問薬剤管理指導〈略〉を行う旨を地方厚生（支）局長に届け出た保険薬局の保険薬剤師が，医師の指示に基づき，薬学的管理指導計画を策定し，患家を訪問して，薬歴管理，服薬指導，服薬支援，薬剤服用状況，薬剤保管状況及び残薬の有無の確認等の薬学的管理指導を行い，当該指示を行った医師に対して訪問結果について必要な情報提供を文書で行った場合に，在宅患者訪問薬剤管理指導料1から3まで及び在宅患者オンライン薬剤管理指導料を合わせて月4回（末期の悪性腫瘍の患者，注射による麻薬の投与が必要な患者及び中心静脈栄養法の対象患者にあっては，週2回かつ月8回）に限り算定する。〈以下，略〉	6　居宅療養管理指導費 (4)　薬剤師が行う居宅療養管理指導について ①　薬局薬剤師が行う居宅療養管理指導については，医師又は歯科医師の指示に基づき，薬剤師が薬学的管理指導計画を策定し〈中略〉，利用者の居宅を訪問して，薬歴管理，服薬指導，薬剤服用状況及び薬剤保管状況の確認等の薬学的管理指導を行い，提供した居宅療養管理指導の内容について，利用者又はその家族等に対して積極的に文書等にて提出するよう努め，速やかに記録（薬局薬剤師にあっては，薬剤服用歴の記録〈中略〉）を作成するとともに，医師又は歯科医師に報告した上で，ケアマネジャーに対するケアプランの作成等に必要な情報提供を行うこととする。〈中略〉 　　併せて，利用者の服薬状況や薬剤の保管状況に問題がある場合等，その改善のため訪問介護員等の援助が必要と判断される場合には，関連事業者等に対して情報提供及び必要な助言を行うこととする。薬局薬剤師にあっては当該居宅療養管理指導の指示を行った医師又は歯科医師に対し訪問結果について必要な情報提供を文書で行うこととする。また，必要に応じて，(3) ①の社会生活面の課題にも目を向けた地域社会における様々な支援につながる情報を把握し，関連する情報を指示を行った医師又は歯科医師に提供するよう努めることとする。提供した文書等の写しがある場合は，記録に添付する等により保存することとする。〈以下，略〉

*1：診療報酬の算定方法の一部改正に伴う実施上の留意事項について，令和6年3月5日，保医発0305第4号，別添3

*2：指定居宅サービスに要する費用の額の算定に関する基準（訪問通所サービス，居宅療養管理指導及び福祉用具貸与に係る部分）及び指定居宅介護支援に要する費用の額の算定に関する基準の制定に伴う実施上の留意事項について，平成12年3月1日，老企第36号

点数表にも調剤報酬と同一名称の項目が設けられていますが，考え方はどちらも同じです。

　また，薬機法では，薬局開設者に対して，処方箋により調剤された薬剤の適正な使用のため，当該薬剤を販売または授与する場合には，その薬局において薬剤の販売または授与に従事する薬剤師に「必要な薬学的知見に基づく指導を行わせなければならない」と規定しています（表2）。薬学的管理指導の項目として位置付けられている在宅患者訪問薬剤管理指導料・居宅療養管理指導費

訪問薬剤管理指導

表2　薬剤情報提供および服薬指導に関する規定

> （調剤された薬剤に関する情報提供及び指導等）
> 第9条の4　薬局開設者は，医師又は歯科医師から交付された処方箋により調剤された薬剤の適正な使用のため，当該薬剤を販売し，又は授与する場合には，厚生労働省令で定めるところにより，その薬局において薬剤の販売又は授与に従事する薬剤師に，対面により〈中略〉，厚生労働省令で定める事項を記載した書面〈中略〉を用いて必要な情報を提供させ，及び必要な薬学的知見に基づく指導を行わせなければならない。
> 2〜6　〈略〉

（薬機法，昭和35年8月10日，法律第145号）

等による業務は，当然ながら「必要な薬学的知見に基づく指導」に該当するものであり，処方箋により調剤された薬剤に係る行為であることがわかります。

Q135　在宅患者訪問薬剤管理指導料の算定対象となる施設について教えてください。どのような施設の入所者は算定できないのでしょうか。

A

　医師もしくは薬剤師の配置が法的に義務付けられている養護老人ホーム，特別養護老人ホーム，軽費老人ホームのA型に入居もしくは入所している患者については，在宅患者訪問薬剤管理指導料は算定できません（表）。

　ただし，特別養護老人ホームの入所者であっても，がん末期の患者であり，医師の指示により訪問薬剤管理指導を実施した場合には「在宅患者訪問薬剤管理指導料」を算定することが可能です（介護保険の適用者の場合も「在宅患者訪問薬剤管理指導料」として算定します）。

表　施設の種類と在宅患者訪問薬剤管理指導料の算定の可否

施設の種類	規定法令	職員の配置基準[*1]		在宅患者訪問薬剤管理指導料[*2]
養護老人ホーム　①	老人福祉法第20条の4	医　師 ○[*3] 薬剤師 ×		×
軽費老人ホーム　②	老人福祉法第20条の6	医　師 △[*4] 薬剤師 ×		△ （A型のみ不可）
有料老人ホーム　③	老人福祉法第29条第1項	医　師 × 薬剤師 ×		×
特別養護老人ホーム	老人福祉法第20条の5	医　師 ○[*5] 薬剤師 ×		△
特定施設（①〜④を除く）	介護保険法第8条第11項（特定施設），同条第19項（地域密着型特定施設），同法施行規則第15条	医　師 × 薬剤師 ×		○
高齢者専用賃貸住宅　④	高齢者の居住の安定確保に関する法律施行規則第3条第6号	医　師 × 薬剤師 ×		○
認知症対応型共同生活介護（グループホーム）他	介護保険法第8条第18項　他	医　師 × 薬剤師 ×		○

＊1：配置義務あり → ○，配置義務一部あり → △，配置義務なし → ×

＊2：算定可 → ○，一部算定可 → △，算定不可 → ×。また，必要に応じて「居宅療養管理指導費」
　　　（介護保険）として読み替え

＊3：老人福祉法第17条第1項，「養護老人ホームの設備及び運営に関する基準」（昭和41年7月1日，
　　　厚生省令第19号）第12条第1項において規定

＊4：「軽費老人ホームの設備及び運営について」（昭和47年2月26日，社老第17号）において規定

＊5：老人福祉法第17条第1項，「特別養護老人ホームの設備及び運営に関する基準」（平成11年3月31日，
　　　厚生省令第46号）第12条第1項において規定

136 介護老人福祉施設等（特別養護老人ホーム）に入所している患者の服薬指導について（服薬管理指導料3），施設職員を介した服薬指導とは，どのようなことを実施すればよいのでしょうか。

》A

　服薬管理指導料3は「保険薬剤師が（中略）介護老人福祉施設等に入所中の患者を訪問し，服薬状況等を把握したうえで，必要に応じて当該施設職員と協力」し，当該患者等（当該患者の薬剤を管理している当該施設の職員を含む）に対して必要な指導等を行った場合に算定できます（**表**）。

訪問薬剤管理指導

表　服薬管理指導料3

区分10の3　服薬管理指導料
1・2　〈略〉
3　介護老人福祉施設等に入所している患者に訪問して行った場合　45点
4　〈略〉
注1　〈略〉
注2　3については，保険薬剤師が別に厚生労働大臣が定める患者を訪問し，服薬状
　　　況等を把握した上で，必要に応じて当該施設職員と協力し，次に掲げる指導等の
　　　全てを行った場合に，月4回に限り，処方箋受付1回につき所定点数を算定する。
　　〈略〉
　　イ　患者ごとに作成された薬剤服用歴に基づき，薬剤情報提供文書により患者又
　　　　は現に薬剤を管理している者（以下この区分番号において「患者等」という。）
　　　　に提供し，薬剤の服用に関して基本的な説明を行うこと。
　　ロ　服薬状況等の情報を踏まえた薬学的知見に基づき，処方された薬剤につい
　　　　て，薬剤の服用等に関して必要な指導を行うこと。
　　ハ　手帳を用いる場合は，調剤日，投薬に係る薬剤の名称，用法，用量その他服
　　　　用に際して注意すべき事項を手帳に記載すること。
　　ニ　これまでに投薬された薬剤のうち服薬していないものの有無の確認に基づ
　　　　き，必要な指導を行うこと。
　　ホ　必要に応じて薬剤情報提供文書により，投薬に係る薬剤に対する後発医薬品
　　　　に関する情報（後発医薬品の有無及び価格に関する情報を含む。）を患者に提
　　　　供すること。
　　ヘ　処方された薬剤について，保険薬剤師が必要と認める場合は，患者の薬剤の
　　　　使用の状況等を継続的かつ的確に把握するとともに，必要な指導等を実施する
　　　　こと。

（診療報酬の算定方法の一部を改正する告示，令和6年3月5日，厚生労働省告示第57号，別表第3）

　　介護老人福祉施設等（特別養護老人ホーム）の入所中の患者は，要介護度の
高い高齢者の方が中心で（原則3以上），複数診療科・多剤投薬，服薬困難状
況などに関して適切な薬学的な管理が必要となりますが，施設には薬剤師の配
置が義務付けられていません。また，末期の悪性腫瘍の患者である場合などを
除き，在宅患者訪問薬剤管理指導料を算定できません。
　　特別養護老人ホームの入所者に対する薬学的管理は，基本的に通常の外来調
剤や在宅患者訪問薬剤管理指導料の考え方と変わることはありませんが，各施
設の特性を踏まえた関与方法を考える必要があるでしょう。特別養護老人ホー
ムにおける薬剤や服薬管理は，多くの場合，患者自身ではなく施設職員（看護
師または介護福祉士等）の方々が実施しています。そのため，薬剤師による薬

学的関与にあたっては，施設職員との連携が重要となります。

　例えば，服薬状況の確認や副作用モニタリングについては，施設職員が実施している日々の看護，身体・生活・服薬介助などで積み重ねられた情報等を聴取することが求められます。また，薬剤師の情報提供や服薬指導に関しても，施設職員に対して実施する場合が多いと考えられます。特養ホームの施設職員が適切な服薬介助や体調モニタリングを実施できるようにするためには，薬剤師が薬学的知見に基づいて情報の要点を絞り，より簡潔な情報提供と説明を心掛ける必要があります。また，施設において医薬品の管理や服薬介助に関する困難事例や不明な点がある場合には，「薬剤師に相談する」という連携関係を構築していくことも求められるでしょう。

Q 137 訪問指導に必要な「薬学的管理指導計画」とは何ですか。決められた様式があるのですか。

» A

　特に決められた様式はありません。それぞれの薬局で工夫・作成したものを使用して構いません。

　「薬学的管理指導計画」とは，処方医から提供された診療状況を示す文書に基づき，処方医や他の医療関連職種の間で情報を共有しながら，患者の心身の特性や処方された薬剤の情報（保管方法・副作用・相互作用等）を確認したうえで，指導すべき内容をはじめ，訪問回数，訪問間隔等を決めるもので，原則としてあらかじめ患家を訪問する前に作成するものです。

　作成した計画書は，処方薬の変更や患者の状況の変化，他職種からの情報提供等により計画を見直すことはもちろん，必要に応じて（月に1回程度），計画内容を見直すことが求められています。図にその書式例を示します。

訪問薬剤管理指導

図　薬学的管理指導計画書（例）

薬学的管理指導計画書（例）

年　　月　　日作成

作成者　○○薬局　薬剤師氏名：

年　　月分	患者氏名	年　　月　　日生（　　歳）
訪問回数	2週間ごと　　　　　　　1週間ごと　　　　　　　1カ月ごと その他（　　　　　　　　　） ○曜日訪問	
医師からの情報	（診断名） （既往歴）	
患者の心身の特性		
注目すべき点問題・課題など	（管理方法・副作用・ADLへの影響・相互作用など）	
今月行った主な指導内容（確認項目・指導項目）		
計画に加味すべき追加・変更項目⇒次回に反映させる		

Q138　在宅訪問を実施するにあたって，ケアマネジャーとの連携はどのようにすればよいでしょうか。

» A

平成24年度の介護報酬改定において，薬剤師が行った居宅療養管理指導の内容を，医師または歯科医師だけでなくケアマネジャーにも報告することが義務付けられました。これにより，薬剤師が確認した処方薬（他科の処方を含む）の内容や服薬状況，服薬指導等の内容等をケアマネジャーに対しても書面で報

告することが薬剤師に求められる業務に加わりました。そして，平成30年の介護報酬改定では，ケアマネジャーの役割として，訪問介護事業所等から伝達された利用者の服薬状況，モニタリング等の際に把握した利用者の状態等について，主治医や歯科医師，薬剤師に必要な情報伝達を行うことが求められることになりました。

　これにより，今後，医師やケアマネジャーなどとのさらなる患者情報の共有が進むことが期待されています。ケアマネジャーから患者に係るさまざまな情報の報告を受け取り，その内容に基づいた薬学的管理指導計画の見直しや医師との連携など，薬物治療への薬剤師のさらなる貢献が求められることになります。また，かかりつけ薬剤師包括管理料では，調剤の都度，患者の服薬状況，指導等の内容を処方医に情報提供し，必要に応じて処方提案することが要件として設けられています。

　一方，医療と介護の連携・機能分担のさらなる推進のため，医療機関の地域包括診療料等の算定要件では，当該患者の院外処方を担当する保険薬局から文書で情報提供を受けることや，必要に応じ，医師の指示を受けた看護師等が患者情報の把握等を行うことも可能であることとされています。つまり，薬剤師は保険医療機関の医師や場合によっては看護師からの求めにより，患者の服用薬および服薬状況，服薬指導の要点，患者の状況，調剤上の工夫等を文書等で情報提供することになります。

　このように，地域包括ケアにおける医療連携のさらなる推進に向けて，関係する職種がそれぞれの役割で収集した情報を共有し，切れ目のない医療を提供する体制が求められています。これからのかかりつけ薬剤師の業務として，ひとたび情報提供の要請があれば，すぐさま把握している情報を要望された内容に合わせて整理し提供する対応が求められます。常日頃からの担当医やケアマネジャーそして看護師との顔の見える関係，すなわち対面での関係構築が，情報交換をよりスムーズにするものとなるでしょう。

訪問薬剤管理指導

229

Q 139 駐車禁止除外指定とは何ですか。

薬局・薬剤師が患家を訪問する際，患者の住環境や周辺の道路事情により，やむを得ず駐車禁止の場所に車両を駐車せざるを得ない状況があります。このような場合に，駐車禁止の除外の指定を受けることにより，訪問薬剤管理指導の業務に支障が生じないようにすることが可能です。これを「駐車禁止除外指定」といいます。

道路交通法施行細則によれば，駐車禁止（法第45条第1項各号を除く）および時間制限駐車区間の規制の対象から除く車両は，

- ア 緊急自動車その他の車両であって，公共性が極めて高く，緊急に，広域かつ不特定な場所に対応することが必要な用務に使用中のもの
- イ 緊急自動車その他の車両であって，前記アの用務に準ずる程度の公益性が高く，広域かつ不特定な場所に対応することが必要な用務に使用中のもの
- ウ 身体障害者等で歩行が困難な者が現に使用中の車両及び患者輸送車その他専ら歩行が困難な者を輸送するための車両であってその輸送に使用中のもの

とされており，訪問薬剤管理指導の業務については，アまたはイに該当することになります。

申請にあたっては，除外標章交付申請書2通のほか，自動車検査証，運転者（主たる運転者）の運転免許証，細則第3条の2第3項第9号に掲げる車両に該当することを証明する書面を，当該車両の運転者または使用者の住所地（法人の場合は，事業所の所在地）を管轄する警察署に提出します（都道府県により異なっている場合がありますので，詳しくは所轄の警察署に相談してください）。

なお，駐車禁止等の規制の対象から除外される場所は，公安委員会が道路標識等により指定した駐車禁止等として規制した場所に限られています。法第44条に定める駐停車禁止場所，法第45条第1項に定める法定の駐車禁止場所，同条第2項に定める無余地駐車となる場所，法第47条に定める駐車の方法は除外とはなりませんので注意してください。

オンライン服薬指導

140 オンライン服薬指導のルールが見直されたと聞きました。どのような部分が変更になったのですか。

» A

　オンライン服薬指導の対象となる患者や薬剤などについて見直しが行われたほか，服薬指導計画の策定を必要とする規定がなくなりました。

　オンライン服薬指導については，薬機法の改正により令和2年9月1日から認められていました。その後，新型コロナウイルス感染症の拡大に伴い，医療機関や薬局に行くことが困難になりつつあることを鑑みた時限的・特例的な対応として，電話や情報通信を用いた服薬指導の取り扱いが可能とされてきたこれまでの対応を踏まえ，令和4年3月31日に薬機法施行規則が一部改正され，オンライン服薬指導に関する実施要件が変更されています。

　令和4年4月以降の調剤報酬点数表における服薬管理指導料（情報通信機器を使用した場合）や在宅患者オンライン薬剤管理指導料などについては，これら要件に基づいて実施することになります。

1. オンライン服薬指導の対象となる患者・処方箋の範囲

　主な変更点としては，まず，オンライン服薬指導の対象となる患者・処方箋の範囲が拡大されたことが挙げられます。今回の改正前までは，オンライン服薬指導の対象となる患者と薬剤師について「日頃から継続して対面による服薬指導を行うなど，当該患者の服薬状況等を一元的・継続的に把握し，当該薬剤師と当該患者との信頼関係が築かれているべき」とされていました。すなわち，過去に当該薬局で調剤を受け，対面による服薬指導を行った患者であることを求めており，さらにそのうえで，対象となる処方箋は，オンライン診療の際に交付された処方箋または訪問診療の際に交付された処方箋（ただし，介護施設などの患者である場合は除く）に限られていました。

　現在の実施要件においては，これら制限は特に設けないこととなり，当該薬局において服薬指導を実施したことがない患者の場合であっても，対面による服薬

指導の場合と同様，対象となる患者の服薬状況など必要な情報を把握したうえでオンライン服薬指導を実施するものであることが明記されています（表1）。また，複数の患者が居住する介護施設などの場合であっても，患者ごとにオンライン服薬指導の実施の可否を判断すること，実施可能と判断した場合には，患者のプライバシーに配慮したうえで実施することとされています（表2）。

2. オンライン服薬指導の対象となる薬剤の範囲

次に，対象となる薬剤の範囲が拡大された点です。改正前までは，オンライン服薬指導の対象となる薬剤について「同一内容又はこれに準じる内容の処方箋により調剤された薬剤について，あらかじめ，当該患者本人に対して対面による服薬指導を行ったことがある場合」と限られており，同一成分・同一効能の先発医薬品と後発医薬品の変更である場合を除いて，新たに処方された薬剤は対象外となっていました。

表1　オンライン服薬指導の対象となる患者・薬剤

第2　オンライン服薬指導の内容
（1）〈略〉
（2）オンライン服薬指導の実施要件（改正省令第15条の13第2項第1号及び第2号関係）
①薬剤師の判断（第1号関係）
　　薬局開設者は，オンライン服薬指導の実施に際して，その都度，当該薬局の薬剤師の判断と責任に基づき，行わせること。
　　当該薬局において服薬指導を実施したことがない患者及び処方内容に変更のあった患者に対してオンライン服薬指導を行う場合においては，当該患者の服薬状況等を把握した上で実施すること。患者の服薬状況の把握は，対面と同様に，例えば，以下の情報のいずれか又は組み合せによることが考えられる。
（ア）患者が保有するお薬手帳に基づく情報
（イ）患者の同意の下で，当該患者が利用した他の薬局から情報提供を受けて得られる情報
（ウ）処方箋を発行した医師の診療情報（患者から聴取した情報も含む）
（エ）患者から聴取した併用薬，副作用歴その他参考となる情報
　　ただし，注射薬や吸入薬など，使用にあたり手技が必要な薬剤については，（ア）から（エ）までの情報に加え，受診時の医師による指導の状況や患者の理解度等に応じ，薬剤師がオンライン服薬指導の実施を困難とする事情がないか確認すること。
　　〈以下，略〉

〔医薬品，医療機器等の品質，有効性及び安全性の確保等に関する法律施行規則の一部を改正する省令の施行について（オンライン服薬指導関係），令和4年3月31日，薬生発0331第17号〕

表2　オンライン服薬指導の対象となる患者（介護施設などの居住者）

第2　オンライン服薬指導の内容
(1) ～ (3) 〈略〉
(4) オンライン服薬指導に関するその他の留意事項
　① 〈略〉
　②訪問診療を受ける患者への対応
　　　複数の患者が居住する介護施設等においては，患者ごとにオンライン服薬指導
　の実施可否を判断すること。複数人が入居する居室の場合においても，(4) 7に
　留意しつつ，患者のプライバシーに対面による服薬指導と同程度配慮したうえで
　患者ごとにオンライン服薬指導を行うこと。
　③～⑥ 〈略〉
　⑦服薬指導を受ける場所
　　　患者がオンライン服薬指導を受ける場所は，適切な服薬指導を行うために必要
　な患者の心身の状態を確認する観点から，プライバシーが保たれるよう配慮する
　こと。ただし，患者の同意があればその限りではない。
　〈以下，略〉

〔医薬品，医療機器等の品質，有効性及び安全性の確保等に関する法律施行規則の一部を改正する
　省令の施行について（オンライン服薬指導関係)，令和4年3月31日，薬生発0331第17号〕

表3　初診からオンライン診療を実施する場合の処方制限

第2　オンライン服薬指導の内容
(1) ～ (3) 〈略〉
(4) オンライン服薬指導に関するその他の留意事項
　①～⑤ 〈略〉
　⑥薬剤の交付
　〈中略〉
　　　初診からオンライン診療を実施する医療機関に関して，オンライン診療指針に
　規定する以下の要件について，これまでの来局の記録等から判断して疑義がある
　場合には，対面による服薬指導と同様に，処方した医師に遵守しているかどうか
　確認すること。

　　┌─────────────────────────────────
　　│ 初診の場合には以下の処方は行わないこと。
　　│ ・麻薬及び向精神薬の処方
　　│ ・基礎疾患等の情報が把握できていない患者に対する，特に安全管理が必要な
　　│ 　薬品（診療報酬における薬剤管理指導料の「1」の対象となる薬剤）の処方
　　│ ・基礎疾患等の情報が把握できていない患者に対する8日分以上の処方
　　└─────────────────────────────────

　〈以下，略〉

〔医薬品，医療機器等の品質，有効性及び安全性の確保等に関する法律施行規則の一部を改正する
　省令の施行について（オンライン服薬指導関係)，令和4年3月31日，薬生発0331第17号〕

オンライン服薬指導

現在の実施要件ではこれに該当する制限は設けられておらず，新たに処方された薬剤の場合であっても，患者から必要な情報を把握したうえでオンライン服薬指導を実施することが明記されています（表1）。

ただし，初診からオンライン診療を実施する場合は，オンライン診療指針において制限が設けられていますので注意が必要です（表3）。

3. 服薬指導計画の策定

さらにもう1つの変更点は，服薬指導計画の策定を必要とする規定がなくなったことです。改正前までは，オンライン服薬指導の実施にあたっては，患

表4　オンライン服薬指導を実施する患者へ明らかにする事項

第2　オンライン服薬指導の内容
（1）〈略〉
（2）オンライン服薬指導の実施要件（改正省令第15条の13第2項第1号及び第2号関係）
　①〈略〉
　②患者に対し明らかにする事項（第2号関係）
　　薬局開設者は，当該薬局の薬剤師に，次の（ア）及び（イ）に掲げるオンライン服薬指導に関する必要事項を明らかにした上でオンライン服薬指導を実施させること。
　　なお，当該事項を明らかにするに当たっては，服薬指導に利用する情報通信機器やアプリケーション，当該薬局のホームページに表示する方法等によることも可能とすること。
　（ア）オンライン服薬指導を行うことの可否についての判断の基礎となる事項
　　服用にあたり手技が必要な薬剤の初回処方時等，薬剤師がオンライン服薬指導を行わないと判断した場合にオンライン服薬指導を中止した上で，対面による服薬指導を促す旨（情報通信環境の障害等によりオンライン服薬指導を行うことが困難になる場合を含む。）を説明すること。
　（イ）オンライン服薬指導に係る情報の漏えい等の危険に関する事項
　　オンライン服薬指導時の情報の漏洩等に関する責任の所在が明確にされるようにすること。
　　なお，オンライン服薬指導に関する必要事項を説明するに当たっては，以下について留意すべきであること。
　・患者に重度の認知機能障害がある等により薬剤師と十分に意思疎通を図ることができない場合は，説明の際に，患者の家族等を患者の代わりに指導の対象とすることができること。
　・必要事項に変更が生じた場合には，改めて患者に明らかにすること。

〔医薬品，医療機器等の品質，有効性及び安全性の確保等に関する法律施行規則の一部を改正する省令の施行について（オンライン服薬指導関係），令和4年3月31日，薬生発0331第17号〕

表5　患者と薬剤師の関係

第2　オンライン服薬指導の内容
（1）～（3）〈略〉
（4）オンライン服薬指導に関するその他の留意事項
　①オンライン服薬指導の体制
　　　薬歴管理が適切に行われるために，オンライン服薬指導は，患者の意向の範囲
　内で，かかりつけ薬剤師・薬局により行われることが望ましいこと。
　②～⑩〈略〉

〔医薬品，医療機器等の品質，有効性及び安全性の確保等に関する法律施行規則の一部を改正する
省令の施行について（オンライン服薬指導関係），令和4年3月31日，薬生発0331第17号〕

者ごとに服薬指導計画を策定し，当該計画に基づいて実施する必要があること
が明記されていました。服薬指導計画では，オンライン服薬指導で取り扱う薬
剤の種類とその授受の方法，オンラインと対面による服薬指導の組み合わせ，
オンライン服薬指導を行うことができない場合の対応，オンライン服薬指導を
受ける場所，オンライン服薬指導の実施方法（使用する情報通信機器，家族や
看護者の同席の有無など）などを規定するほか，情報漏洩等のリスクを踏まえ
たセキュリティリスクに関する責任の範囲などを明示する必要があり，かつ，
その内容を患者に説明することとされていました。
　現在の実施要件では，「計画」の策定を求める旨の規定はなくなりました。
ただし，患者に明示することが必要な事項については，「計画」という形では
なく，それぞれ別の規定として整理・明示されています（表4）。

4. 患者と薬剤師の関係（かかりつけ薬剤師・薬局）

　一方，実施要件の変更ということではありませんが，改正前は，オンライン
服薬指導における患者と薬剤師の関係について「信頼関係が築かれているべ
き」という表現に留まっていましたが，現在の実施要件では「かかりつけ薬剤
師・薬局により行われることが望ましい」と明示されています（表5）。

オンライン服薬指導

Q141

オンライン服薬指導とは，どういうものですか。情報通信機器を使用していれば，例えば電話でも構わないのでしょうか。

> ## A

オンライン服薬指導には，映像および音声の情報が必要です。電話は音声のみのため，認められません。

薬剤師は処方箋を調剤した場合，当該薬剤の適正な使用のため，「対面」により必要な情報提供および薬学的知見に基づく指導を行わなければなりません。ただし，一定のルールのもとで，情報通信機器を活用した「オンライン服薬指導」の実施が認められています（表）。

オンライン服薬指導は，対面指導の場合と比較して，得られる情報が限られていることから，対面指導を補完するための手段として活用するものです。薬局の薬剤師が行うオンライン服薬指導とは，映像および音声の送受信により，患者もしくは薬剤師が相手の状態を相互に認識しながら通話することが可能な方法であり，法令（薬機法）に基づく一定のルールを満たしている場合に限り実施することが認められています。テレビ電話などの使用は想定されていますが，電話は音声情報のみであるためオンライン服薬指導には該当しません。

表　調剤された薬剤に関する情報提供・指導について

薬機法

（調剤された薬剤に関する情報提供及び指導等）

第9条の4　薬局開設者は，医師又は歯科医師から交付された処方箋により調剤された薬剤の適正な使用のため，当該薬剤を販売し，又は授与する場合には，厚生労働省令で定めるところにより，その薬局において薬剤の販売又は授与に従事する薬剤師に，対面（映像及び音声の送受信により相手の状態を相互に認識しながら通話をすることが可能な方法その他の方法により薬剤の適正な使用を確保することが可能であると認められる方法として厚生労働省令で定めるものを含む。）により，厚生労働省令で定める事項を記載した書面（当該事項が電磁的記録〈中略〉に記録されているときは，当該電磁的記録に記録された事項を厚生労働省令で定める方法により表示したものを含む。）を用いて必要な情報を提供させ，及び必要な薬学的知見に基づく指導を行わせなければならない。

2～6　〈略〉

薬機法施行規則

（調剤された薬剤に係る情報提供及び指導の方法等）

第15条の13　〈略〉

2　法第9条の4第1項の薬剤の適正な使用を確保することが可能であると認められる方法として厚生労働省令で定めるものは，映像及び音声の送受信により相手の状態を相互に認識しながら通話をすることが可能な方法であつて，次の各号に掲げる要件を満たすものとする。この場合において，前項第一号中「設備がある場所」とあるのは「設備がある場所（次項第二号に規定するオンライン服薬指導を行う場合にあつては，当該薬局内の場所）」とする。

一　薬局開設者が，その薬局において薬剤の販売又は授与に従事する薬剤師に，同一内容又はこれに準じる内容の処方箋により調剤された薬剤について，あらかじめ，対面により，当該薬剤を使用しようとする者に対して法第9条の4第1項の規定による情報の提供及び指導（以下この号及び次号において「オンライン服薬指導」という。）を行わせている場合であって，当該薬剤師が，当該オンライン服薬指導を行うことが困難な事情の有無を確認した上で，当該オンライン服薬指導を行うことができるとその都度責任をもって判断するときに行われること。

二　次に掲げる事項について，薬剤を使用しようとする者に対して明らかにした上で行われること。

イ　情報通信に係る障害が発生した場合における当該障害の程度，服用に当たり複雑な操作が必要な薬剤を当該薬剤を使用しようとする者に対してはじめて処方する場合における当該者の当該薬剤に関する理解の程度等のオンライン服薬指導を行うことの可否についての判断の基礎となる事項

ロ　オンライン服薬指導に係る情報の漏えい等の危険に関する事項

3〜5　〈略〉

142　オンライン服薬指導については，どのようなルールがあるのでしょうか。

≫ **A**

オンライン服薬指導に関する具体的なルール（実施要件）については，法令上の規定を踏まえ，**厚生労働省より通知が示されています**（令和4年3月31日薬生発0331第17号，厚生労働省医薬・生活衛生局長通知）。

同通知では，オンライン服薬指導の実施に際しての薬剤師の判断の必要性，患者に対して明らかにする事項をはじめ，具体的な留意事項が整理されています。オンライン服薬指導を実施する薬局においては，この内容を十分理解のうえ，取り組んでください。

オンライン服薬指導

Q143 オンライン服薬指導を実施した場合，調剤報酬はどの点数を算定できますか。

» A

オンライン服薬指導を実施した場合は，服薬管理指導料4（情報通信機器を用いた服薬指導を行った場合）として45点（3カ月以内の再調剤）または59点（それ以外）を算定してください。在宅患者（緊急）訪問薬剤管理指導料を算定している患者についてオンライン服薬指導を実施した場合は，在宅患者（緊急）オンライン薬剤管理指導料として59点（在宅患者（緊急）訪問薬剤管理指導料と合わせて月4回まで）を算定します。

具体的な要件は，厚生労働省通知や疑義解釈資料などを確認してください。

Q144 オンライン服薬指導は，患者からその求めがあった場合，必ず実施しなければならないのでしょうか。

» A

患者の求めに応じて，その都度，薬剤師が実施の可否を判断します。

オンライン服薬指導は，患者の求めに応じて実施しますが，薬歴管理が適切に行われるよう，患者の意向の範囲内で，「かかりつけ薬剤師・薬局により行われることが望ましい」とされており，そして，その都度，薬剤師の判断と責任に基づき行うものです（表1）。

ただし，服薬指導を担当する薬剤師が，当該患者に対してオンライン服薬指導を実施することは不適切であると判断した場合には，オンライン服薬指導ではなく，対面による服薬指導を実施しなければなりません（表2）。

表1　薬剤師の判断と責任，患者との関係

第2　オンライン服薬指導の内容
（1）オンライン服薬指導の実施（改正省令第15条の13第2項第1号関係）
　　　オンライン服薬指導については，映像及び音声の送受信により相手の状態を相互
　　に認識しながら通話をすることが可能な方法であって，患者の求めに応じて，その
　　都度薬剤師の判断と責任に基づき，行うことができるものとすること。
（2）～（3）〈略〉
（4）オンライン服薬指導に関するその他の留意事項
　　①　オンライン服薬指導の体制
　　　　薬歴管理が適切に行われるために，オンライン服薬指導は，患者の意向の範囲
　　　内で，かかりつけ薬剤師・薬局により行われることが望ましいこと。
　　②～⑩　〈略〉

〔医薬品，医療機器等の品質，有効性及び安全性の確保等に関する法律施行規則の一部を改正する省令
の施行について（オンライン服薬指導関係），令和4年3月31日，薬生発0331第17号〕

表2　オンライン服薬指導を行わない判断

第2　オンライン服薬指導の内容
（1）〈略〉
（2）オンライン服薬指導の実施要件（改正省令第15条の13第2項第1号及び第2号
　　関係）
　　①　〈略〉
　　②患者に対し明らかにする事項（第2号関係）
　　　　薬局開設者は，当該薬局の薬剤師に，次の（ア）及び（イ）に掲げるオンライ
　　　ン服薬指導に関する必要事項を明らかにした上でオンライン服薬指導を実施させ
　　　ること。
　　　　なお，当該事項を明らかにするに当たっては，服薬指導に利用する情報通信機
　　　器やアプリケーション，当該薬局のホームページに表示する方法等によることも
　　　可能とすること。
　　　（ア）オンライン服薬指導を行うことの可否についての判断の基礎となる事項
　　　　　　服用にあたり手技が必要な薬剤の初回処方時等，薬剤師がオンライン服薬指
　　　　導を行わないと判断した場合にオンライン服薬指導を中止した上で，対面によ
　　　　る服薬指導を促す旨（情報通信環境の障害等によりオンライン服薬指導を行う
　　　　ことが困難になる場合を含む。）を説明すること。
　　　（イ）〈略〉

〔医薬品，医療機器等の品質，有効性及び安全性の確保等に関する法律施行規則の一部を改正する省令
の施行について（オンライン服薬指導関係），令和4年3月31日，薬生発0331第17号〕

オンライン服薬指導

Q 145

オンライン服薬指導は，どのような患者の処方箋が対象となるのでしょうか。また，当薬局を初めて利用する患者の場合でも，オンライン服薬指導を実施することは可能ですか。

》A

どのような処方箋の場合でも，オンライン服薬指導の対象となり得ます。初めて来局した患者の場合も同様です。ただし，患者の服薬状況など，服薬指導にあたり必要な情報を把握できなければ，オンライン服薬指導を実施することはできません。

オンライン服薬指導が実施できるようになった当初（令和2年9月1日以降），対象となるケースは，①オンライン診療を受診した際に交付された処方箋，または，②訪問診療の際に交付された処方箋に限られており，②については，複数の患者が居住する介護施設などの患者は認められていませんでした。

その後，薬機法施行規則が一部改正され，令和4年3月31日からは，①または②のケースについても，オンライン服薬指導の対象となり得るものとして見直されています。ただし，当該薬局を初めて利用する患者や初めて処方された薬剤などの場合は，患者から服薬状況や併用薬・副作用歴など必要な情報を確認した上でなければ，オンライン服薬指導を実施することはできないこととされています（表）。また，複数の患者が居住する介護施設などの場合には，患者ごとにオンライン服薬指導の実施の可否を判断すること，そして，プライバシーの配慮が必要です。

表 オンライン服薬指導にあたり必要な情報

第2 オンライン服薬指導の内容
（1）〈略〉
（2）オンライン服薬指導の実施要件（改正省令第15条の13第2項第1号及び第2号関係）
　①薬剤師の判断（第1号関係）
　　薬局開設者は，オンライン服薬指導の実施に際して，その都度，当該薬局の薬剤師の判断と責任に基づき，行わせること。
　　当該薬局において服薬指導を実施したことがない患者及び処方内容に変更のあった患者に対してオンライン服薬指導を行う場合においては，当該患者の服薬状況等を把握した上で実施すること。患者の服薬状況の把握は，対面と同様に，例えば，以下の情報のいずれか又は組み合せによることが考えられる。

（ア）患者が保有するお薬手帳に基づく情報

（イ）患者の同意の下で，当該患者が利用した他の薬局から情報提供を受けて得られる情報

（ウ）処方箋を発行した医師の診療情報（患者から聴取した情報も含む）

（エ）患者から聴取した併用薬，副作用歴その他参考となる情報

　　　ただし，注射薬や吸入薬など，使用にあたり手技が必要な薬剤については，（ア）から（エ）までの情報に加え，受診時の医師による指導の状況や患者の理解度等に応じ，薬剤師がオンライン服薬指導の実施を困難とする事情がないか確認すること。

　　　なお，当該薬剤師がオンライン服薬指導を適切に行うことが困難であると判断し，対面での服薬指導を受けるよう促すことは薬剤師法（昭和35年法律第146号）第21条に規定する調剤応需義務に違反するものではないこと。

②　〈略〉

(3)　〈略〉

(4)　オンライン服薬指導に関するその他の留意事項

①　〈略〉

②　訪問診療を受ける患者への対応

　　複数の患者が居住する介護施設等においては，患者ごとにオンライン服薬指導の実施可否を判断すること。複数人が入居する居室の場合においても，(4)⑦に留意しつつ，患者のプライバシーに対面による服薬指導と同程度配慮したうえで患者ごとにオンライン服薬指導を行うこと。

③〜⑥　〈略〉

⑦服薬指導を受ける場所

　　患者がオンライン服薬指導を受ける場所は，適切な服薬指導を行うために必要な患者の心身の状態を確認する観点から，プライバシーが保たれるよう配慮すること。ただし，患者の同意があればその限りではない。

⑧〜⑩　〈略〉

〔医薬品，医療機器等の品質，有効性及び安全性の確保等に関する法律施行規則の一部を改正する省令の施行について（オンライン服薬指導関係），令和4年3月31日，薬生発0331第17号〕

Q146 オンライン服薬指導を実施する場合，患者にはどのようなことを説明しておく必要があるのでしょうか。

≫ A

　オンライン服薬指導の可否の判断に関する事項や，オンライン服薬指導に係る情報漏えいの危険に関する事項などを説明しておかなければなりません。ただし，その方法については，当該薬局のウェブサイトに表示する方法などによ

ることも認められています。

　オンライン服薬指導が実施できるようになった当初（令和2年9月1日以降）は、患者ごとに服薬指導計画を策定し、当該計画に基づいて実施する必要があることが明記されていました。その後、薬機法施行規則が一部改正され、令和4年3月31日からは「計画」の策定を求める旨の規定はありませんが、「患者に対し明らかにする事項」として整理されています（表）。

表　患者に対し明らかにする事項

第2　オンライン服薬指導の内容
(1)〈略〉
(2) オンライン服薬指導の実施要件（改正省令第15条の13第2項第1号及び第2号関係）
　①〈略〉
　②患者に対し明らかにする事項（第2号関係）
　　薬局開設者は、当該薬局の薬剤師に、次の（ア）及び（イ）に掲げるオンライン服薬指導に関する必要事項を明らかにした上でオンライン服薬指導を実施させること。
　　なお、当該事項を明らかにするに当たっては、服薬指導に利用する情報通信機器やアプリケーション、当該薬局のホームページに表示する方法等によることも可能とすること。
　　（ア）オンライン服薬指導を行うことの可否についての判断の基礎となる事項
　　　服用にあたり手技が必要な薬剤の初回処方時等、薬剤師がオンライン服薬指導を行わないと判断した場合にオンライン服薬指導を中止した上で、対面による服薬指導を促す旨（情報通信環境の障害等によりオンライン服薬指導を行うことが困難になる場合を含む。）を説明すること。
　　（イ）オンライン服薬指導に係る情報の漏えい等の危険に関する事項
　　　オンライン服薬指導時の情報の漏洩等に関する責任の所在が明確にされるようにすること。
　　　なお、オンライン服薬指導に関する必要事項を説明するに当たっては、以下について留意すべきであること。
　　・患者に重度の認知機能障害がある等により薬剤師と十分に意思疎通を図ることができない場合は、説明の際に、患者の家族等を患者の代わりに指導の対象とすることができること。
　　・必要事項に変更が生じた場合には、改めて患者に明らかにすること。

〔医薬品，医療機器等の品質，有効性及び安全性の確保等に関する法律施行規則の一部を改正する省令の施行について（オンライン服薬指導関係），令和4年3月31日，薬生発0331第17号〕

147 オンライン服薬指導は，患者はどこにいても受けられるのですか。また，薬局の薬剤師は，どこにいても実施できるのでしょうか。

≫ A

　患者がオンライン服薬指導を受ける場所は，**患家（居宅）のほか，患者の職場などが想定されます。薬剤師がオンライン服薬指導を実施する場所は，その調剤を行った薬局内**でなければなりません。

　患者がオンライン服薬指導を受ける場所は，適切な服薬指導を行うために必要な患者の心身の状態を確認する観点から，プライバシーが保たれるよう配慮しなければなりません（表1中，(4)⑦）。

　また，その具体的な場所については，患者の居宅のほか，療養生活を営むことができる場合があります（表2）。この「療養を営むことができる場所」とは，例えば当該患者が勤務する職場などを想定していますが，その場合は，会

表1　服薬指導の場所

（4）オンライン服薬指導に関するその他の留意事項 　①～⑥〈略〉 　⑦服薬指導を受ける場所 　　　患者がオンライン服薬指導を受ける場所は，適切な服薬指導を行うために必要な患者の心身の状態を確認する観点から，プライバシーが保たれるよう配慮すること。ただし，患者の同意があればその限りではない。 　⑧服薬指導を行う場所 　　　薬剤師がオンライン服薬指導を行う場所は，その調剤を行った薬局内の場所とすること。この場合において，当該場所は，対面による服薬指導が行われる場合と同程度にプライバシーに配慮すること。 　⑨，⑩〈略〉

〔医薬品，医療機器等の品質，有効性及び安全性の確保等に関する法律施行規則の一部を改正する省令の施行について（オンライン服薬指導関係），令和4年3月31日，薬生発0331第17号〕

表2　医療を受ける者の場所

薬剤師法 （調剤の場所） 第22条　薬剤師は，医療を受ける者の居宅等（居宅その他の厚生労働省令で定める場所をいう。）において医師又は歯科医師が交付した処方せんにより，当該居宅等

オンライン服薬指導

において調剤の業務のうち厚生労働省令で定めるものを行う場合を除き，薬局以外の場所で，販売又は授与の目的で調剤してはならない。〈以下，省略〉

> 薬剤師法施行規則
> （調剤の場所）
> 第13条　法第22条に規定する厚生労働省令で定める場所は，次のとおりとする。
> 　一　居宅
> 　二　次に掲げる施設の居室
> 　　イ〜ホ　〈略〉
> 　三　前各号に掲げる場所のほか，医療法施行規則（昭和23年厚生省令第50号）第1条第五号に規定する医療を受ける者が療養生活を営むことができる場所であつて，医療法（昭和23年法律第205号）第1条の2第2項に規定する医療提供施設以外の場所

議室などのようなスペースであることが必要です。

　一方，薬剤師がオンライン服薬指導を行う場所については，その調剤を行った薬局内の場所でなければなりません。そして，当該場所は，対面指導の場合と同程度にプライバシーが保たれるよう配慮が必要です（表1中, (4)⑧）。

 Q148 オンライン服薬指導は，薬剤師であれば誰でも実施できるのでしょうか。それとも何か制限があるのでしょうか。

≫ A

　特に制限は設けられていませんが，研修を受講しておくことなどが求められます。

　オンライン服薬指導の実施にあたっては，日頃から継続して対面による服薬指導を行うなど，担当する薬剤師と当該患者との信頼関係が築かれているべきであることは言うまでもありませんが，薬剤師であれば特に制限はありません。

　ただし，オンライン服薬指導を適切に実施するために必要な知識や技能を習得していることが求められています（表）。したがって，オンライン服薬指導を実施・担当する薬剤師として必要な知識や技能の確保のため，適宜，研修を受講することなどが必要です。

表　必要な知識および技能の確保

> （4）オンライン服薬指導に関するその他の留意事項
> 　①〜④〈略〉
> 　⑤薬剤師に必要な知識及び技能の確保
> 　　オンライン服薬指導の実施に当たっては，薬学的知識のみならず，<u>情報通信機器の使用や情報セキュリティ等に関する知識が必要</u>となるため，薬局開設者は，オンライン服薬指導を実施する薬剤師に対しオンライン服薬指導に特有の知識等を習得させるための研修材料等を充実させること。その際，厚生労働省HPに掲載予定のオンライン服薬指導に関するe-learning等が教材として活用可能であるので，参考にすること。
> 　⑥〜⑩〈略〉

〔医薬品，医療機器等の品質，有効性及び安全性の確保等に関する法律施行規則の一部を改正する省令の施行について（オンライン服薬指導関係），令和4年3月31日，薬生発0331第17号〕

Q149　オンライン服薬指導は，どのような種類の薬剤でも可能でしょうか。

≫ A

　薬剤の種類別にその可否が決められているわけではありませんが，医療機関におけるオンライン診療の初診の場合には，いくつか制限が設けられていますので，注意が必要です（表）。

表　初診からオンライン診療を実施する場合の処方制限

> 第2　オンライン服薬指導の内容
> （1）〜（3）〈略〉
> （4）オンライン服薬指導に関するその他の留意事項
> 　①〜⑤〈略〉
> 　⑥薬剤の交付
> 　〈中略〉
> 　<u>初診からオンライン診療を実施する医療機関に関して，オンライン診療指針に規定する以下の要件</u>について，これまでの来局の記録等から判断して疑義がある場合には，対面による服薬指導と同様に，処方した医師に遵守しているかどうか確認すること。
>
> > <u>初診の場合には以下の処方は行わないこと。</u>
> > ・麻薬及び向精神薬の処方

245

> ・基礎疾患等の情報が把握できていない患者に対する，特に安全管理が必要な薬品（診療報酬における薬剤管理指導料の「1」の対象となる薬剤）の処方
> ・基礎疾患等の情報が把握できていない患者に対する8日分以上の処方
>
> ⑦〜⑩〈略〉

〔医薬品，医療機器等の品質，有効性及び安全性の確保等に関する法律施行規則の一部を改正する省令の施行について（オンライン服薬指導関係），令和4年3月31日，薬生発0331第17号〕

Q150 オンライン服薬指導の対象となった薬剤を配送する場合，どのような方法でもよいですか。また，その費用は誰が負担するのでしょうか。

» A

　薬剤の配送方法については，特に決められているわけではありませんが，担当の薬剤師は，品質を確保した状態で，「速やか」に患者に届けなければなりません（表1）。適切な配送方法を選択・判断のうえ，配送業者を利用する，当該薬局のスタッフが届ける，患者または家族に来局を求めることなどが想定されます。

　また，配送に要する費用負担についても定められていませんが，健康保険法（保険調剤）の場合は，療養の給付と直接関係ないサービスに係る費用として，患者からその実費を徴収することが認められています（表2）。

表1　薬剤の交付，配送料

> 第2　オンライン服薬指導の内容
> （1）〜（3）〈略〉
> （4）オンライン服薬指導に関するその他の留意事項
> 　①〜⑤〈略〉
> 　⑥　薬剤の交付
> 　　薬局開設者は，オンライン服薬指導後，当該薬局において当該薬局の薬剤師が調剤した薬剤を，品質を確保した状態で速やかに患者に届けさせること。
> 　　調剤済みの薬剤の郵送又は配送を行う場合には，薬剤師による患者への直接の授与と同視しうる程度に，当該薬局の品質の保持や，患者本人への授与等がなされることを確保するため，薬局開設者は，あらかじめ配送のための手順を定め，配送の際に必要な措置を講ずること。なお，薬局は，薬剤の配送後，当該薬剤が確実

246

に患者に授与されたことを電話等により確認すること（配達業者の配達記録やアプリケーション等での受領確認，配達記録が記載されたメール等による確認も含む）。

　また，品質の保持（温度管理を含む。）に特別の注意を要する薬剤や，早急に授与する必要のある薬剤，麻薬・向精神薬や覚醒剤原料，放射性医薬品，毒薬・劇薬等流通上厳格な管理を要する薬剤等については，適切な配送方法を利用する，薬局の従事者が届ける，患者又はその家族等に来局を求める等，工夫して対応すること。

〈以下，略〉

⑦～⑨〈略〉

⑩その他

　患者が支払う配送料及び薬剤費等については，配送業者による代金引換の他，銀行振込，クレジットカード決済，その他電子決済等の支払方法により実施して差し支えないこと。

　また，薬局は，オンライン服薬指導等を行う場合の以下の点について，薬局内の掲示やホームページへの掲載等を通じて，あらかじめ患者等に周知すること。

　ア　オンライン服薬指導の時間に関する事項（予約制等）

　イ　オンライン服薬指導の方法（使用可能なソフトウェア，アプリケーション等）

　ウ　薬剤の配送方法

　エ　費用の支払方法（代金引換サービス，クレジットカード決済等）

〔医薬品，医療機器等の品質，有効性及び安全性の確保等に関する法律施行規則の一部を改正する省令の施行について（オンライン服薬指導関係），令和4年3月31日，薬生発0331第17号〕

表2　薬剤の配送費用

1　費用徴収する場合の手続について

　療養の給付と直接関係ないサービス等については，社会保険医療とは別に提供されるものであることから，もとより，その提供及び提供に係る費用の徴収については，関係法令を遵守した上で，保険医療機関等と患者の同意に基づき行われるものであるが，保険医療機関等は，その提供及び提供に係る費用の徴収に当たっては，患者の選択に資するよう次の事項に留意すること。

　（1）～（4）〈略〉

2　療養の給付と直接関係ないサービス等

　療養の給付と直接関係ないサービス等の具体例としては，次に掲げるものが挙げられること。

　（1）～（4）〈略〉

　（5）その他

　ア　保険薬局における患家等への薬剤の持参料及び郵送代

〈以下，略〉

（療養の給付と直接関係ないサービス等の取扱いについて，令和2年3月23日，保医0323第1号）

オンライン服薬指導

Q151 オンライン服薬指導の場合，処方箋の原本はどのように入手するのでしょうか。

A

医療機関から薬局へ直接送付されることになっています。

患者が医療機関を受診した際（オンライン診療を含む），薬局によるオンライン服薬指導を希望する場合には，当該医療機関から患者が希望する薬局へ，ファクシミリまたはメールなどにより処方箋情報が送付されます。その際，処方箋の備考欄には「オンライン服薬指導希望」と記載されることになっています（表）。

そして薬局では，ファクシミリやメールなどで送付されたものを処方箋とみなして調剤およびオンライン服薬指導を行います。また，処方箋の原本については，医療機関では患者へ渡さずに，後日，当該医療機関から薬局へ直接送付することになっています。

表　オンライン服薬指導における処方箋の取り扱い

> 1. 医療機関における処方箋の取扱いについて
>   患者が，薬局においてオンライン服薬指導を希望する場合は，処方箋の備考欄に「オンライン服薬指導希望」と記載し，当該患者の同意を得て，医療機関から患者が希望する薬局にファクシミリ，メール等により処方箋情報を送付すること。その際，医師は診療録に送付先の薬局を記載すること。また，医療機関は，対面診療及びオンライン診療のいずれの場合にも患者に処方箋原本を渡さずに，処方箋情報を送付した薬局に当該処方箋原本を送付すること。
> 2. 薬局における処方箋の取扱いについて
>   医療機関から処方箋情報の送付を受けた薬局は，医療機関から処方箋原本を入手するまでの間は，ファクシミリ，メール等により送付された処方箋を薬剤師法〈中略〉第23条から第27条まで及び医薬品，医療機器等の品質，有効性及び安全性の確保等に関する法律〈中略〉第49条における処方箋とみなして調剤等を行うこと。
>   薬局は，医療機関から処方箋原本を入手し，以前にファクシミリ，メール等で送付された処方箋情報とともに保管すること。

（オンライン服薬指導における処方箋の取扱いについて，令和4年3月31日事務連絡，厚生労働省医薬・生活衛生局総務課・同医政局医事課）

その他

∨

Q152

患者への服薬指導にあたり認められる「実技指導」とは，どのようなものですか。

» A

調剤された外用薬について，医学的な判断や技術を伴わない範囲内で，その使用方法などを指導することができます。

薬剤師は医薬品の適正使用のため，患者に対して，調剤した薬剤について情報提供するとともに服薬指導を行います。その際，使用方法がわかりにくい薬剤である場合には，実技指導が必要になることもあるでしょう。しかし，これまでは，調剤した薬剤に関する実技指導を薬剤師が実施することについて，その可否が明確に示されていませんでした。

そのため，在宅医療の現場における薬剤師の業務の現状を踏まえ，厚生労働省は平成26年3月，薬剤師が調剤した薬剤のうち外用薬の貼付・塗布・噴射については，医学的な判断や技術を伴わない範囲内で，使用方法に関する服薬指導の一環として実技指導を行うことが可能であると整理しました（表）。

表　薬剤の使用方法に関する実技指導について

〈中略〉
　今般，在宅等での薬剤師の業務の現状等を踏まえ，服薬指導の一環として行う薬剤の使用方法に関する実技指導のうち，関係法令に照らし，薬剤師が実施できるものを下記のとおり整理しましたので，貴職におかれては，その内容について御了知の上，貴管下関係者への周知をよろしくお願いいたします。
　なお，下記の実技指導に際し，薬剤師が患部に異常等を発見したときは，医師又は歯科医師へ速やかに連絡するよう，あわせて貴管下関係者への周知をお願いいたします。
記
　薬剤師が，調剤された外用剤の貼付，塗布又は噴射に関し，医学的な判断や技術を伴わない範囲内での実技指導を行うこと。

（薬剤の使用方法に関する実技指導の取扱いについて，平成26年3月19日，医政医発0319第2号・薬食総発0319第2号）

その他

令和2年4月からは，吸入薬を初めて使用する患者に対して，実技指導を行った場合の評価（吸入薬指導加算）が設けられています。

　当然ですが，実技指導の際に患部に異常などを発見した場合は，速やかに処方医へ連絡することが求められます。

153 患者から「薬局によって料金が違う」と指摘されました。どうすればよいですか。

》A

　処方箋の内容が全く同一であるか否かはもちろん，他の薬局で交付された領収証もしくは明細書の内容をもとに，どの部分（項目）の費用が異なるのかをきちんと確認したうえで，推測される理由について懇切丁寧に説明することが必要です。

　患者から「処方内容は同じなのに」と言われた場合でも，実際には投与日数や用量などが違っていたというケースもよくあります。また，処方内容が全く同じということであれば，調剤基本料の区分の違い，地域支援体制加算，後発医薬品調剤体制加算，夜間・休日等加算，薬学管理料の算定の有無など費用が異なる理由が判明したら，自局で算定した調剤報酬の内容，特に他局と異なった点数項目とその背景について懇切丁寧に説明してください。「国が決めたものだから」といった説明や態度では，患者の理解は得られないどころか，信頼を失うことにもつながりかねないということを肝に銘じてください。

154 薬価収載前でも保険調剤できる医薬品はありますか。

》A

　「評価療養」として，保険診療との併用が認められています。ただし，当該薬剤費については全額患者負担となります。

表　評価療養と選定療養

> 【評価療養】
> 　先進医療，医薬品の治験に係る診療，医療機器の治験に係る診療，薬価基準収載前の承認医薬品の投与，保険適用前の承認医療機器の使用，薬価基準に収載されている医薬品の適応外使用
> 【選定療養】
> 　特別の療養環境の提供，予約診療，時間外診療，200床以上の病院の未紹介患者の初診，200床以上の病院の再診，制限回数を超える医療行為，180日を超える入院，前歯部の材料差額，金属床総義歯，小児う蝕の治療後の継続管理

　多様な患者ニーズに対応する観点から，薬機法の承認は得ている薬価基準収載前の医薬品を使用する場合などについては，一定のルールのもと，厚生労働大臣の定める「評価療養」と「選定医療」として保険診療との併用が認められています。この場合，通常の治療と共通する部分（診察・検査・投薬・入院料等）の費用は一般の保険診療と同様に扱われ（一部負担金を支払う），残りの部分は「保険外併用療養費」として全額自己負担とすることになっています（表）。

　保険薬局としては，①薬価基準収載前の承認医薬品の投与，②保険適用前の承認医療機器の使用，③薬価基準に収載されている医薬品の適応外使用——が対象となり，当該薬剤料については地方厚生（支）局に届出を行ったうえで，その費用を患者に請求します。また，地域支援体制加算に係る届出をしている保険薬局に限られます。

　さらに，これらを取り扱う施設では，施設内の患者の見やすい場所にサービスの内容と費用等について掲示し，患者が選択しやすいようにするとともに，領収書の発行も必要です。

その他

Q155 一部負担金のほかに，患者から実費徴収できる代金とは何ですか。

» A

　在宅医療に係る交通費や薬剤の容器代をはじめ，保険薬局における患家等への薬剤の持参料および薬剤の郵送代，日本語を理解できない患者に対する通訳料，患者の希望に基づく内服薬の一包化（治療上の必要性がない場合），患者の希望に基づく甘味剤等の添加（治療上の必要性がなく，かつ，治療上問題がない場合）などがあります。

　通常，保険診療と自由診療を同時に提供することは「混合診療」といい，健康保険の仕組み上，認められていません。処方箋の中に1つでも保険適用外の医薬品があれば，その調剤自体が保険調剤とは認められず，保険外（自費）となります。したがって，患者としては，すべての医療費を全額自費負担しなければなりません。

　ただし，治療と関係のないサービスやものについては，保険診療との混合診療に当たらないため，実費の徴収が認められています。

　なお，これらについては，患者への説明や同意が必要であるほか，施設内の掲示や領収書の発行が必要であることは言うまでもありません。

Q156 投薬時に薬剤の容器を交付する場合，容器代を徴収できるようになったと聞きましたが本当ですか。

» A

　薬剤の容器は，原則として薬局から患者に貸与するものとなっていました。しかし，衛生上の理由等から再利用されていない現状を踏まえ，令和6年の調剤報酬改定では貸与ではなく「投薬時において薬剤の容器を交付する場合は，その実費を徴収できる」ものとして整理されました。

　ただし，患者に直接投薬する目的で製品化されている薬剤入りチューブや，薬剤入り使い捨て容器のように再使用できない薬剤の容器については，患者に

容器代金を負担させることはできませんので注意してください。

157 令和２年７月１日から，いわゆるレジ袋の有料化が始まっていますが，保険調剤の際に提供したレジ袋も対象ですか。有料化の対象である場合，どのようなことに気を付ける必要があるのでしょうか。

» A

薬局では，保険調剤に関するものか否かにかかわらず，いわゆるレジ袋の提供は有料化の対象です。

プラスチックが短期間で経済社会に浸透し，生活に利便性と恩恵をもたらしてきた一方で，資源・廃棄物規制や海洋ごみ問題，地球温暖化といった地球規模の課題が深刻さを増しています。こうした背景を踏まえ，プラスチックの過剰な使用の抑制を進めていくための取り組みの一環として，プラスチック製買い物袋の有料化を通じて消費者のライフスタイルの変革を促すため，「容器包装に係る分別収集及び再商品化の促進等に関する法律」（容器包装リサイクル法）の枠組みを基本として，令和元年12月27日に関連省令（小売業に属する事業を行う者の容器包装の使用の合理化による容器包装廃棄物の排出の抑制の促進に関する判断の基準となるべき事項を定める省令）が改正されました（施行日は令和2年7月1日）。

これにより，小売業に属する事業者は，プラスチック製買い物袋（いわゆるレジ袋）の削減のため，商品の販売に際して，消費者がその商品の持ち運びに用いるためのレジ袋を有料で提供しなければならないこととなりました。薬局は，医療法の中で医療提供施設の1つとして整理されていますが，日本標準産業分類では「小売業」に分類されていることから，容器包装リサイクル法に基づく規定の対象となっています（表1）。

ただし，有料化の対象となるものは，プラスチック製の袋であり，繰り返して使用することが想定されていない一定以下の厚さであることや，持ち運ぶために用いる持ち手があることなど，いくつかの基準が設けられています（表2）。

また，このレジ袋の有料化の取り扱いは，保険調剤に関するものであるか否かにかかわらず対象とされています。保険調剤の際，調剤した薬剤を患者が持

その他

表1　容器包装リサイクル法に基づくプラスチック製買物袋の有料義務化

（目標の設定）
第1条　その事業において容器包装を用いる事業者であって，小売業（各種商品小売業，織物・衣服・身の回り品小売業，飲食料品小売業，自動車部分品・附属品小売業，家具・じゅう器・機械器具小売業，医薬品・化粧品小売業，書籍・文房具小売業，スポーツ用品・がん具・娯楽用品・楽器小売業及びたばこ・喫煙具専門小売業に限る。）に属する事業を行うもの（以下「事業者」という。）は，容器包装の使用の合理化を図るため，当該事業において用いる容器包装の使用原単位（容器包装を用いる量を，売上高，店舗面積その他の当該容器包装を用いる量と密接な関係をもつ値で除して得た値をいう。）の低減に関する目標を定め，これを達成するための取組を計画的に行うものとする。
（容器包装の使用の合理化）
第2条　事業者は，商品の販売に際して，消費者にその用いるプラスチック製の買物袋（持手が設けられていないもの及び次の各号に掲げるものを除く。以下この項の各号列記以外の部分及び次項第一号において同じ。）を有償で提供することにより，消費者によるプラスチック製の買物袋の排出の抑制を相当程度促進するものとする。
　1　繰り返し使用が可能なプラスチック製の買物袋のフィルムの厚さが50マイクロメートル以上のものであって，その旨が表示されているもの
　2　プラスチック製の買物袋のプラスチックの重量に占める海洋で微生物によって分解が促進するプラスチックの重量の割合が100パーセントであるものであって，その旨が表示されているもの
　3　プラスチック製の買物袋のプラスチックの重量に占めるバイオマス（動植物に由来する有機物である資源（原油，石油ガス，可燃性天然ガス及び石炭を除く。）をいう。）を化学的方法又は生物的作用を利用する方法等によって処理することにより製造された素材の重量の割合が25パーセント以上であるものであって，その旨が表示されているもの
　2　〈略〉

（小売業に属する事業を行う者の容器包装の使用の合理化による容器包装廃棄物の排出の抑制の促進に関する判断の基準となるべき事項を定める省令，平成18年財務省・厚生労働省・農林水産省・経済産業省令第1号）

表2　有料化の対象となる買物袋について

①省令に基づく有料化の対象となる買物袋の基本定義
　　消費者が購入した商品を持ち運ぶために用いる，持ち手のついたプラスチック製買物袋
②省令に基づく有料化の対象外となる買物袋
　　a.　プラスチックのフィルムの厚さが50マイクロメートル以上のもの
　　　　※繰り返し使用が可能であることから，プラスチック製買物袋の過剰な使用抑制に寄与するため

    b. 海洋生分解性プラスチックの配合率が100%のもの
　　　　　※微生物によって海洋で分解されるプラスチック製買物袋は，海洋プラス
　　　　　チックごみ問題対策に寄与するため
    c. バイオマス素材の配合率が25%以上のもの
　　　　　※植物由来がCO_2総量を変えない素材であり，地球温暖化対策に寄与する
　　　　　ため
③具体的判断の目安
    a. 袋であるか否か
    b. プラスチック製か否か
    c. 商品を入れる袋か否か
    d. 持ち運ぶために用いるものか（持ち手があるか否か）
    e. 事業者からやむをえず提供され，消費者が辞退することが可能か否か

（プラスチック製買物袋有料化実施ガイドライン，令和元年12月，経済産業省・環境省より抜粋。経済産業省ウェブサイト記載内容を一部追記）

表3　保険調剤におけるレジ袋の取り扱い

【療養の給付と直接関係ないサービス等】

問1　令和2年7月1日から医薬品・化粧品小売業等において，プラスチック製買物袋の有料化が必須となるが，保険薬局において，薬剤又は治療材料等の支給を行う場合に，一部負担金とは別にプラスチック製買物袋の費用を徴収することは，「保険薬局及び保険薬剤師療養担当規則」に抵触するか。

答　患者に交付するプラスチック製買物袋に係る費用は，療養の給付と直接関係ないサービス等の費用に該当するため，抵触しない。ただし，この場合，予め患者に対し，サービスの内容や料金等について明確かつ懇切に説明し，同意を確認の上徴収するなど「療養の給付と直接関係ないサービス等の取扱いについて」（平成17年9月1日保医発第0901002号）に従い運用すること。

問3　令和2年3月23日付の一部改正通知において，療養の給付と直接関係ないサービス等の具体例として「保険薬局における患家等への薬剤の持参料及び郵送代」及び「保険医療機関における患家等への処方箋及び薬剤の郵送代」が記載されているが，衛生材料又は保険医療材料の持参料及び郵送代も同様に，患者から徴収してよいのか。

答　保険医療機関又は保険薬局における患家等への衛生材料又は保険医療材料の持参料及び郵送代についても，薬剤と同様に取り扱って差し支えない。

〔疑義解釈資料の送付について（その20）（令和2年6月30日事務連絡，厚生労働省保険局医療課）〕

ち帰るために有料化対象のレジ袋を提供した場合は，一部負担金とは別に実費徴収を行うことになりますので，患者にはその内容・料金がわかるよう説明することや明細書への記載など，関係通知（①「療養の給付と直接関係ないサービス等の取扱いについて」平成17年9月1日保医発第0901002号，②「医療費の内容の分かる領収証及び個別の診療報酬の算定項目の分かる明細書の交付について」令和4年3月4日保発0304第2号）を確認のうえ，適切に対応してください（表3）。

　プラスチック製買い物袋の有料化に関する情報については，経済産業省によるウェブサイトも開設されていますので，併せて確認してください。

- プラスチック製買物袋の有料化に関するウェブサイト（経済産業省）
  （https://www.meti.go.jp/policy/recycle/plasticbag/plasticbag_top.html）

Q158 自家調剤，自己調剤とは何ですか。

≫ A

　自家調剤とは，薬局開設者の家族や従事薬剤師の家族などに交付された処方箋を，当該薬局で調剤することです。また，薬局に従事する薬剤師に交付された処方箋を，同じ薬局の別の薬剤師が調剤するケースもこれに該当します。これに対し，薬剤師に交付された処方箋を，その薬剤師自らが調剤することを自己調剤と呼んでいます。

　自家調剤や自己調剤に係る保険請求について，それを明確に禁止しているものはありません。しかし，そのようなケースの保険請求は客観性が担保されにくいため，また，残念ながら過去に不適切な請求事例が見受けられたこともあり，行政サイドからは「好ましくない」あるいは「認められない」と問題視されており，改善すべき事項として指摘を受けているようです。

　ただし，一部の薬剤師国保などにおいては，個別に算定ルールを決めている場合もあるようです。疑問が生じた場合には，1度当該保険者に確認されてみてはいかがでしょうか。

Q159 偽造処方箋を見つけました。どんな対応が必要ですか。

A

　受け付けた処方箋が偽造処方箋と判明した場合には，同様の事故を未然に防ぐため，最寄りの保健所および警察署，さらには所属する地域薬剤師会もしくは都道府県薬剤師会に情報提供してください。また，健康保険法（薬担）では，全国健康保険協会（協会けんぽ）または当該健康保険組合にも通知するよう求めています（表）。

　普段からそのようなことがあった場合に備え，情報提供の流れなどについて確認しておくことが必要でしょう。

表　処方箋偽造に関する主な規定

> 保険薬局及び保険薬剤師療養担当規則 （昭和32年4月30日，厚生省令第16号）
> （通知）
> 第7条　保険薬局は，患者が詐欺その他不正行為により療養の給付を受け，又は受けようとしたときは，遅滞なく，意見を付して，その旨を全国健康保険協会又は当該健康保険組合に通知しなければならない。
>
> 麻薬及び向精神薬取締法 （昭和28年3月17日，法律第14号）
> 第70条　次の各号の一に該当する者は，1年以下の懲役若しくは20万円以下の罰金に処し，又はこれを併科する。
> 　1～13　〈略〉
> 　14　麻薬処方せんを偽造し，又は変造した者
> 　15～21　〈略〉
> 第72条　次の各号の一に該当する者は，20万円以下の罰金に処する。
> 　1～3　〈略〉
> 　4　向精神薬処方せんを偽造し，又は変造した者
> 　5～11　〈略〉

その他

Q160
薬局で医療機器を分割販売することは可能ですか。もし可能であるとしたら，どのようなことに注意する必要があるのでしょうか。

≫ A

　医療機器販売業者が分割販売を行うことは可能ですが，「**特定の需要者の求めに応じて行う場合**」に限り認められます。

　医療機器の種類は，①一般医療機器，②管理医療機器，③高度管理医療機器の3つに分類されます。薬局がこれらを販売するためには，①は「届出が不要」ですが，②は管理医療機器販売業としての「届出が必要」，③は高度管理医療機器販売業としての「許可が必要」です。在宅医療の現場において医療機器が使用される機会が多くなるに伴い，医療機器を小包装単位で供給することが求

表　医療機器の分割販売を実施する際の留意事項

　1　医療機器販売業者において，医療機器の直接の容器又は直接の被包を開き，小包装単位で供給する行為（以下「分割販売」という。）は，特定の需要者の求めに応じて行う場合に限って認められる。

　　ただし，広く一般に対し，販売等を行うために，あらかじめ分割する行為は，医薬品，医療機器等の品質，有効性及び安全性の確保等に関する法律（昭和35年法律第145号。以下「法」という。）第13条第1項に規定する製造行為（小分け製造）に該当する。

　2　分割販売する製品は，内袋があるなど，その直接の容器又は直接の被包を開いても，品質の劣化など，保健衛生上の危害が生じる可能性が低い医療機器に限る。

　3　分割販売された医療機器も医薬品医療機器法上の医療機器であることに変わりはないので，法第63条から第64条までの規定を遵守しなければならない。具体的には，外箱の写しなど法第63条に規定する事項を記載した文書及び法第63条の2に規定する添付文書又はその写しを添付しなければならない。

　4　医療機器の分割販売に当たっては，保健衛生上の支障が生じることのないよう，分割販売の作業を行う者の指定，手順書等に基づく作業の実施等により厳正な管理下で適正に行い，法第65条に触れるものを販売してはならない。

　5　分割販売された医療機器を別の医療機器販売業者から購入する医療機器販売業者においては，分割販売の実施が困難な医療機器販売業者に対してその実施を要請したり，分割販売を行う医療機器販売業者に対して必要以上の配送を求めたりすること等により過大な負担を強いることのないよう留意されたい。

　6　医療機器製造販売業者については，医療機器販売業者における分割販売の実施状況を踏まえつつ，引き続き小包装品の円滑な供給に努めるよう留意されたい。

（医療機器の分割販売について，平成26年4月11日，薬食監麻発0411第3号）

められています。そのため厚生労働省は平成26年4月，医療機器販売業者が分割販売を行う場合の留意事項を通知しました（表）。

医療機器販売業者による分割販売（医療機器の直接の容器または直接の被包を開き，小包装単位で供給する行為）とは，「特定の需要者の求めに応じて行う場合に限って認められる」ものであって，これに対し，広く一般に対して販売を行うために分割する行為は「製造行為（小分け製造）に該当する」ことになります。

また，分割販売が可能な製品は，内袋があるなど，**直接の容器または直接の被包を開いても「品質の劣化など，保健衛生上の危害が生じる可能性が低い医療機器」に限られており，分割販売の際には，外箱の写しと添付文書（または，その写し）などを添付しなければならないなど一定のルールが設けられていますので，これらを守ったうえで実施することが必要です。**

Q161

在宅医療を担当している処方医が保険薬局に対して衛生材料の提供を依頼する場合，地域支援体制加算または在宅薬学総合体制加算の届出を行っている保険薬局でないといけないのでしょうか。

» A

地域支援体制加算または在宅薬学総合体制加算の届出を行っている保険薬局においては，処方医から衛生材料の提供の指示を受けた場合は応じなければなりませんが，**それ以外の保険薬局であっても双方の合意に基づいて実施することは何ら問題ありません。**

診療報酬では，衛生材料は保険医療機関が患者に必要量を支給することになっていますが，在宅における衛生材料のより円滑な供給体制を整備するため，平成26年度診療報酬改定において，当該患者の訪問薬剤管理指導を担当している保険薬局を活用した仕組みが導入されました。費用請求などの具体的な取り決めは保険医療機関と保険薬局の合議に基づいて行われますが，診療報酬上のルールとして，処方医から保険薬局に対して衛生材料の提供を「指示」することができるようになり（表1），そして，そのような「指示」を受けた保険薬局はそれに応じなければならないことが明文化されています（表2）。

その他

表1　衛生材料の提供の指示

第2章　特掲診療料
第2部　在宅医療
　第2節　在宅療養指導管理料
　　第1款　在宅療養指導管理料
1　在宅療養指導管理料は，当該指導管理が必要かつ適切であると医師が判断した患
　者について，患者又は患者の看護に当たる者に対して，当該医師が療養上必要な事
　項について適正な注意及び指導を行った上で，当該患者の医学管理を十分に行い，
　かつ，各在宅療養の方法，注意点，緊急時の措置に関する指導等を行い，併せて必
　要かつ十分な量の衛生材料及び保険医療材料（以下この項において「衛生材料等」
　という。）を支給した場合に算定する。
　　　ただし，当該保険医療機関に来院した患者の看護者に対してのみ当該指導を行っ
　　た場合には算定できない。
　　　なお，衛生材料等の支給に当たっては，以下の2又は3の方法によることも可能である。
2　衛生材料又は保険医療材料の支給に当たっては，当該患者へ訪問看護を実施して
　いる訪問看護事業者から，訪問看護計画書〈中略〉により必要とされる衛生材料等
　の量について報告があった場合，医師は，その報告を基に療養上必要な量について
　判断の上，患者へ衛生材料等を支給する。
　　　また，当該訪問看護事業者から，訪問看護報告書〈中略〉により衛生材料等の使
　　用実績について報告があった場合は，医師は，その内容を確認した上で，衛生材料
　　等の量の調整，種類の変更等の指導管理を行う。
3　また，医師は，2の訪問看護計画書等を基に衛生材料等を支給する際，保険薬局
　（当該患者に対して在宅患者訪問薬剤管理指導を行っており，地域支援体制加算又は
　在宅患者調剤加算の届出を行っているものに限る。）に対して，必要な衛生材料等の
　提供を指示することができる。
4〜13　〈略〉

（診療報酬の算定方法の一部改正に伴う実施上の留意事項について，令和6年3月5日，
保医発0305第4号，別添1）

　ただし，必ずしもすべての保険薬局が在宅薬剤管理指導に対応しているわけ
ではないことなどを考慮して，当該ルールの適用対象は，①当該患者の在宅患
者訪問薬剤管理指導を担当しており，かつ，②地域支援体制加算または在宅薬
学総合体制加算の届出を行っている保険薬局に限られています（表1）。

　しかし，この意味は，前述のような衛生材料の提供の取り扱いについて，①
および②に該当する保険薬局しか実施してはならないということではありませ
ん。それ以外の保険薬局であっても，処方医の「依頼」に応じられるのであれ
ば，保険医療機関および保険薬局の双方の合意に基づいて衛生材料の提供を実
施することは可能です。

表2　衛生材料の提供の指示

> 第92　地域支援体制加算
> 1　地域支援体制加算に関する施設基準
> (1)　〈略〉
> (2)　地域における医薬品等の供給拠点としての体制として以下を満たすこと。
> 　ア，イ　〈略〉
> 　ウ　医療材料及び衛生材料を供給できる体制を有していること。また，当該患者に在宅患者訪問薬剤管理指導を行っている保険薬局に対し保険医療機関から衛生材料の提供を指示された場合は，原則として衛生材料を患者に供給すること。なお，当該衛生材料の費用は，当該保険医療機関に請求することとし，その価格は保険薬局の購入価格を踏まえ，保険医療機関と保険薬局との相互の合議に委ねるものとする。
> 　エ〜カ　〈略〉
> 第95　在宅薬学総合体制加算
> 1　在宅薬学総合体制加算1に関する施設基準
> (1)〜(5)　〈略〉
> (6)　医療材料及び衛生材料を供給できる体制を有していること。
> 　　また，患者に在宅患者訪問薬剤管理指導を行っている保険薬局に対し保険医療機関から衛生材料の提供を指示された場合は，原則として衛生材料を当該患者に供給すること。なお，当該衛生材料の費用は，当該保険医療機関に請求することとし，その価格は保険薬局の購入価格を踏まえ，保険医療機関と保険薬局との相互の合議に委ねるものとする。

（特掲診療料の施設基準等及びその届出に関する手続きの取扱いについて，令和6年3月5日，保医発0305第6号）

162 処方箋により高度管理医療機器を支給する場合，高度管理医療機器等販売業の許可を取得していなくても大丈夫でしょうか。

» A

　健康保険に係る処方箋（以下，保険処方箋）に基づいて高度管理医療機器を支給する場合に限って，所定の要件をすべて満たしている薬局であれば，高度管理医療機器等販売業の許可を取得していなくても差し支えありません。

　医療機器の種類は，①一般医療機器，②管理医療機器，③高度管理医療機器の3つに分類されており，これらを販売する際には，①は「届出が不要」，②は管理医療機器等販売業の「届出が必要」（ただし薬局の場合は，みなし規定により届出は不要），③は高度管理医療機器等販売業の「許可が必要」です。

　一方，調剤報酬においては，保険処方箋により支給することができる特定保

その他

261

表1　インスリン注入用の医療機器を処方箋で支給する際の取り扱い

1．インスリン注入用の医療機器
(1)　インスリン自己注射用ディスポーザブル注射器，注射針
　　　インスリン皮下注射用注射筒は，針なし，針付きとも高度管理医療機器に分類されているところであるが，インスリンと合わせて，インスリン製剤の自己注射のために用いる注射用ディスポーザブル注射器（針を含む）を医師の処方箋に基づき，社会保険各法において支給する場合に限って，以下の要件をいずれも満たす薬局は，高度管理医療機器等販売業の許可を取得する必要はないこと。
①　インスリン自己注射用ディスポーザブル注射器，注射針を患者に支給する際，薬剤師が患者の当該医療機器の使用状況や使用履歴を確認した上で，当該医療機器の使用方法及び管理方法の指導を添付文書等に基づいて適切に行っていること。併せて，調剤録に必要事項を記載するとともに当該医療機器を支給した時点で，薬剤服用歴に患者の氏名，住所，支給日，処方内容等，使用状況，使用履歴及び指導内容等の必要事項を記載していること。
②　インスリン自己注射用ディスポーザブル注射器，注射針の保管や取扱いを添付文書等に基づき適切に行っていること
③　在宅業務従事者等の資質の向上を図るため，研修実施計画を作成し，当該計画に基づく研修を実施するとともに，定期的に在宅業務等に関する学術研修（地域薬剤師会等が行うものを含む。）を受けさせていること。なお，薬剤師に対して，医療機器に関する講習等への定期的な参加を行わせていることが望ましい。
　　　なお，医薬品・ワクチン注入用針は管理医療機器であるため，薬局がこれを取り扱う場合であっても高度管理医療機器等販売業の許可を取得する必要はない。
(2)　インスリンペン型注入器
①　一体型インスリン注入器
　　　薬液たるインスリンが注入器と一体であり，インスリンを使い切ったあと注入器を再使用できない，薬液と一体となった注入器は，全体として医薬品として取り扱われているものであり，これを医師の処方箋に基づき薬局において交付する場合，当該薬局は高度管理医療機器等販売業の許可を取得する必要はないこと。
②　分離型インスリン注入器
　　　薬液たるインスリンのカートリッジが注入器と分離でき，カートリッジ内のインスリンを使い切った後も，新しいカートリッジに交換の上，注入器を再利用できる分離型のインスリン注入器は，医師の処方箋に基づき交付することはないことから，これを取り扱う薬局は，高度管理医療機器等販売業の許可を取得する必要があること。

〔「インスリン注射器等を交付する薬局に係る取扱いについて」の一部改正について（特定保険医療材料等を交付する薬局の取扱いについて），平成29年5月10日，薬生機審発0510第1号〕

険医療材料は「特定保険医療材料及びその材料価格」（材料価格基準）により定められており，その中には高度管理医療機器に分類されている医療機器もありますが（一部，薬価基準に収載されている高度管理医療機器もあり），高度

262

表2 特定保険医療材料に該当する高度管理医療機器（インスリン自己注射用ディスポーザブル注射器，注射針を除く）の取り扱い

---

2. 特定保険医療材料に該当する高度管理医療機器等

　「特定保険医療材料に該当する高度管理医療機器（別紙1参照）」及び「薬価基準に収載された高度管理医療機器（別紙2参照）」（以下「特材高度管理医療機器等」という。）は，上記1（1）インスリン自己注射用ディスポーザブル注射器，注射針と同様，医師の処方箋に基づき，社会保険各法において支給する場合に限り，上記1（1）の①から③の要件をいずれも満たす薬局は，上記1（1）を準用し，高度管理医療機器等販売業の許可を取得する必要はないこと。

　ただし，上記1（1）の①から③の特材高度管理医療機器等への準用においては，「インスリン自己注射用ディスポーザブル注射器，注射針」は，「特材高度管理医療機器等」に読み替えるものとする。

3. その他〈略〉

（別紙1）

　「特定保険医療材料及びその材料価格（材料価格基準）」（平成20年厚生労働省告示第61号）Ⅷ　別表第3調剤報酬点数表に規定する特定保険医療材料及びその材料価格に掲げる特定保険医療材料のうち，以下に示す特定保険医療材料に該当する高度管理医療機器

　　　特定保険医療材料に該当する高度管理医療機器
　　　　腹膜透析液交換セット
　　　　在宅寝たきり患者処置用栄養用ディスポーザブルカテーテル
　　　　携帯型ディスポーザブル注入ポンプ
　　　　在宅寝たきり患者処置用膀胱留置用ディスポーザブルカテーテル
　　　　在宅血液透析用特定保険医療材料（回路を含む。）
　　　　皮膚欠損用創傷被覆材
　　　　水循環回路セット

（別紙2）
　　薬価基準に収載された高度管理医療機器
　　一般名　外科用接着剤
　　　　アロンアルフアA「三共」

〔「インスリン注射器等を交付する薬局に係る取扱いについて」の一部改正について（特定保険医療材料等を交付する薬局の取扱いについて，平成29年5月10日，薬生機審発0510第1号）〕

その他

　管理医療機器を保険処方箋に基づいて支給する場合に限り，所定の要件をすべて満たしている薬局は「高度管理医療機器等販売業の許可を取得する必要はない」とされています（表1）。

　所定要件の主な内容としては，当該医療機器の使用方法・管理方法に関する適切な指導ならびに調剤録・薬歴への必要事項の記載，注射器・注射針の適切な

表3　高度管理医療機器を販売・授与する際の取り扱い（表1・表2以外の場合）

3．その他 　　上記1又は2以外の場合で，薬局において高度管理医療機器を販売・授与しようとするときは，当該薬局は高度管理医療機器等の販売業の許可を取得する必要があること。

〔「インスリン注射器等を交付する薬局に係る取扱いについて」の一部改正について（特定保険医療材料等を交付する薬局の取扱いについて，平成29年5月10日，薬生機審発0510第1号）〕

保管・取り扱い，在宅業務従事者の資質向上のための研修，定期的な在宅業務などに関する学術研修の受講などを実施していることです（表1の1（1）①〜③）。

　現行の取り扱いとなる以前は，インスリン自己注射用ディスポーザブル注射器・注射針および万年筆型インスリン注入器を処方箋で支給する際の当該販売業の許可の取得の要否が示されていましたが（平成17年3月25日，薬食機発第0325001号，厚生労働省医薬食品局審査管理課医療機器審査管理室長通知），それ以外の医療機器である，腹膜透析液交換セットや在宅寝たきり患者処置用栄養用ディスポーザブルカテーテルなどのほか，2014年4月から特定保険医療材料に追加された皮膚欠損用創傷被覆材や水循環回路セットに関する取り扱いは明確にされていませんでした。そのため，新たに特定保険医療材料に追加された医療機器を含め，高度管理医療機器等販売業の許可の取得の要否について改めて整理されることになりました（表2）。

　これにより，それ以前は処方箋により支給するのであれば保険であるか否かは問われていませんでしたが，現在は，保険処方箋に基づき支給する場合に限られるとともに，在宅業務に関する研修などに取り組んでいる薬局でなければ，当該取り扱いを適用することはできません。すなわち，それ以外の薬局の場合は，高度管理医療機器等販売業の許可を取得しておくことが必要です（表3）。

　しかし，保険薬局では，処方箋による支給だけでなく，ほかの薬局や医療機関からの求めに応じて分割販売を行う可能性もあり得ますので，そのようなケースに対応できるようにしておくためにも，高度管理医療機器等販売業の許可を取得しておくよう努めるべきでしょう。

第 6 章

指導・監査

- 指導・監査

指導・監査

Q 163 指導と監査とは何ですか。どう違うのですか。

A

　指導，監査はともに，健康保険法，国民健康保険法，高齢者の医療の確保に関する法律に基づいて，保険医療機関・保険薬局ならびに保険医・保険薬剤師に対して，医療保険に係る給付の内容やその請求について，保険診療の質の向上と適正化を目的に行われるものです。

　指導の形態としては，地方厚生（支）局と都道府県が共同で行う「集団指導」，「集団的個別指導」，「都道府県個別指導」のほか，これに厚生労働省が加わって行う「共同指導」，「特定共同指導」があり，監査についても同様に，地方厚生（支）局と都道府県が行う場合と，これに厚生労働省が加わって行う場合があります（表）。

　指導・監査の目的は，適正な保険診療・保険調剤を確保し，加えてその質を向上させることにあるので，指導や監査の通知を受けた場合には，保険医療機関・保険薬局の開設者や保険医・保険薬剤師は，正当な理由がなく拒否することはできません。また，指導・監査に当たっては，その公平性を保つため，学識経験者という立場で，医師会や薬剤師会に立ち会いが依頼されます。

　保険薬局を対象とした指導の基本的な内容は，保険薬剤師として法に定められた範囲を守って調剤に当たり，その結果を適正に記録し，それに基づいた請

表　指導

健康保険法（大正11年4月22日，法律第70号）
　（厚生労働大臣の指導）
第73条　保険医療機関及び保険薬局は療養の給付に関し，保険医及び保険薬剤師は健康保険の診療又は調剤に関し，厚生労働大臣の指導を受けなければならない。

求を行っているかについて，調剤報酬明細書に対応する処方箋，調剤録，薬歴，医薬品の納入伝票や薬剤師の勤務状況のわかる書類，その他保険薬局の業務に関わる帳簿類を参考にして行われます。

指導と監査の大きな違いは，指導は「保険調剤と保険請求の適正化」に重点が置かれているので，誤った請求や調剤報酬の不適正な解釈等がある場合には指導を受け，その結果によっては，自主的に誤りに関する報酬を返還するよう指摘を受けることがあります。一方，監査は，基本的に保険のルールを守っていないことが明白な場合に行われるものです。原則として指摘された事案の不正または不当の程度や内容により，「取消処分」，「戒告」，「注意」のいずれかの措置が決定されます。

Q164 集団指導とは何ですか。

» A

保険薬局や保険薬剤師を対象として，講習などの方式で行われる指導です（表）。

集団指導は，地方厚生（支）局と都道府県，または厚生労働省と地方厚生（支）局と都道府県が共同で実施するもので，指導対象となる保険薬局・保険薬剤師を一定の場所に集めて，保険調剤の取り扱い，調剤報酬請求事務，調剤報酬の改定内容，過去の指導事例などについて，講習，講演などの方式で行われます。

集団指導の種類には，新規に保険指定を受けたすべての保険薬局を対象とした新規集団指導のほか，調剤報酬の改定時，保険薬局の指定更新時，保険薬剤師の新規登録時などの指導があります。選定にあたっては，指導の目的・内容を勘案することになっています。

指導対象となった保険薬局や保険薬剤師には，地方厚生（支）局から，指導の日時，場所，出席者などが文書により通知されます。

指導・監査

表　集団指導について

第3　指導形態

　　指導の形態は，次のとおりとする。

　1　集団指導

　　　集団指導は，地方厚生（支）局及び都道府県又は厚生労働省並びに地方厚生（支）局及び都道府県が共同で，指導対象となる保険薬局又は保険薬剤師を一定の場所に集めて講習等の方式により行う。

　2　集団的個別指導〈略〉

　3　個別指導〈略〉

第4　指導対象となる保険薬局および保険薬剤師の選定

　　指導は，原則としてすべての保険薬局及び保険薬剤師を対象とするが，効果的かつ効率的な指導を行う観点から，指導形態に応じて次の基準に基づいて対象となる保険薬局及び保険薬剤師の選定を行う。

　1　選定委員会の設置等〈略〉

　2　集団指導の選定基準

　　　次の選定基準に基づいて選定する。

　（1）新規指定の保険薬局については，概ね1年以内にすべてを対象として実施する。

　（2）調剤報酬の改定時における指導，保険薬局の指定更新時における指導，保険薬剤師の新規登録時における指導等については，指導の目的，内容を勘案して選定する。

　3　集団的個別指導の選定基準〈略〉

　4　個別指導の選定基準〈略〉

第6　指導方法等

　1　集団指導

　　（1）指導実施通知

　　　　指導対象となる保険薬局又は保険薬剤師を決定したときは，地方厚生（支）局はあらかじめ集団指導の日時，場所，出席者等を文書により当該保険薬局又は保険薬剤師に通知する。なお，当該通知には，当該集団指導を地方厚生（支）局及び都道府県又は厚生労働省並びに地方厚生（支）局及び都道府県が共同で行うことを明記するものとする。

　　（2）出席者

　　　　保険薬局を対象とした集団指導については，指導の内容等により決定する。

　　（3）指導の方法

　　　　集団指導は，保険調剤の取扱い，調剤報酬請求事務，調剤報酬の改定内容，過去の指導事例等について，講習，講演等の方法で行う。

　2　集団的個別指導〈略〉

　3　個別指導〈略〉

（指導大綱より抜粋。ただし，原文の一部を「保険薬局」，「保険薬剤師」，「調剤報酬」などと置き換えている。以下，本章中の表において同じ）

Q165 集団的個別指導とは何ですか。

保険薬局を対象として，簡便な面接懇談方式で行われる指導です（表）。

集団的個別指導は，地方厚生（支）局と都道府県が共同で実施するもので，指導対象となる保険薬局を一定の場所に集めて，原則として少数の調剤報酬明細書に基づき，個別に簡便な面接懇談方式で行います。

指導対象の選定基準としては，保険薬局の機能などを考慮したうえで，調剤報酬明細書の1件当たりの平均点数が高い保険薬局（ただし，取扱件数の少ない保険薬局は除く）について，その点数が高い順に選定することになっています。また，指導の際には，翌年度も調剤報酬明細書の1件当たりの平均点数が高い保険薬局に該当した場合は，翌々年度の個別指導の対象となることが伝えられます。

指導対象となった保険薬局には，地方厚生（支）局から，集団的個別指導の根拠規定および目的，指導の日時（土日を除く）と場所，出席者，準備すべき書類などが文書により通知されます。

表 集団的個別指導について

第3 指導形態
　指導の形態は，次のとおりとする。
1 集団指導〈略〉
2 集団的個別指導
　集団的個別指導は，地方厚生（支）局及び都道府県が共同で指導対象となる保険薬局を一定の場所に集めて個別に簡便な面接懇談方式により行う。
3 個別指導〈略〉
第4 指導対象となる保険薬局および保険薬剤師の選定
　〈中略〉
1 選定委員会の設置等〈略〉
2 集団指導の選定基準〈略〉
3 集団的個別指導の選定基準
　保険薬局の機能等を考慮した上で調剤報酬明細書の1件当たりの平均点数が高い保険薬局（ただし，取扱件数の少ない保険薬局は除く。以下「高点数保険薬局」

という。）について1件当たりの平均点数が高い順に選定する。
　　なお，集団的個別指導又は個別指導を受けた保険薬局については，翌年度及び翌々年度は集団的個別指導の対象から除く。
　4　個別指導の選定基準〈略〉
第6　指導方法等
　1　集団指導〈略〉
　2　集団的個別指導
　　(1)　指導実施通知
　　　　指導対象となる保険薬局を決定したときは，地方厚生（支）局はあらかじめ次に掲げる事項を文書により，当該保険薬局に通知する。なお，当該通知には，当該個別指導を地方厚生（支）局及び都道府県が共同で行うことを明記するものとする。
　　　　①　集団的個別指導の根拠規定及び目的
　　　　②　指導の日時（土曜日及び休日を除く。）及び場所
　　　　③　出席者
　　　　④　準備すべき書類等
　　(2)　出席者
　　　　指導に当たっては，原則として指導対象となる保険薬局の管理者の出席を求めるほか，必要に応じて保険薬剤師，調剤報酬請求事務担当者等の出席を求める。
　　(3)　指導の方法
　　　　指導は，原則として少数の調剤報酬明細書に基づき，個別に簡便な面接懇談方式により行う。指導の際には，翌年度においても高点数保険薬局に該当した場合は，翌々年度における個別指導の対象となることを伝える。
　　(4)　学識経験者の立ち会いの依頼など
　　　　①　健康保険法第73条第2項（同法及び船員保険法において準用する場合を含む。），国民健康保険法第41条第2項及び高齢者の医療の確保に関する法律第66条第2項（同法において準用する場合を含む。）の規定に基づく立会いの必要があると認めたときは，地方厚生（支）局長は都道府県薬剤師会に対して文書等により立会いの依頼を行う。
　　　　　　また，都道府県薬剤師会が指導に立ち会わない場合にあって，必要があると認めたときは，地方厚生（支）局長は支払基金等に対して審査委員の立ち会いの依頼を行うことができる。
　　　　②　地方厚生（支）局長及び都道府県知事は，指導時において立会者に意見を述べる機会を与えなければならない。
　3　個別指導〈略〉

（指導大綱より抜粋）

Q166 個別指導とは何ですか。

» A

　保険薬局を対象として，一定の場所または保険薬局において，個別に面接懇談方式で行われる指導です（**表**）。

　個別指導は，①地方厚生（支）局と都道府県が共同で行う「**都道府県個別指導**」，②厚生労働省と地方厚生（支）局と都道府県が共同で行う「**共同指導**」，③厚生労働省と地方厚生（支）局と都道府県が共同で行うものであって，特定の範囲の保険薬局または緊急性を要する場合など，共同で行う必要性が生じた保険薬局について行う「**特定共同指導**」という3つの形態があり，指導対象となる保険薬局を一定の場所または保険薬局において，個別に面接懇談方式で行います。

　このうち，都道府県個別指導の選定基準は，①支払基金・保険者・被保険者などから調剤報酬の請求に関する情報提供があり，都道府県個別指導が必要と認められた場合，②過去の個別指導の結果が「再指導」または「経過観察」であって，改善が認められない場合，③監査の結果，戒告または注意を受けた場合，④集団的個別指導の結果，指導対象レセプトに適正を欠くものが認められた場合，⑤集団的個別指導を受けた保険薬局のうち，翌年度の実績においても1件当たりのレセプトの平均点数が高い場合，⑥正当な理由がなく集団的個別指導を拒否した場合，⑦その他特に都道府県個別指導が必要と認められる場合——です（共同指導，特定共同指導の選定基準については後述）。

　指導対象となった保険薬局には，地方厚生（支）局から，個別指導の根拠規定および目的，指導の日時（土日を除く）と場所，出席者，準備すべき書類などについて，文書により通知されます。そして，指導については，原則として指定月以前の連続した2カ月分の調剤レセプトに基づき，関係書類などを閲覧し，面接懇談方式により行われます。

表　個別指導について

第3　指導形態

　　指導の形態は，次のとおりとする。

　1　集団指導〈略〉

　2　集団的個別指導〈略〉

　3　個別指導

　　　個別指導は，厚生労働省又は地方厚生（支）局及び都道府県が次のいずれかの形態により，指導対象となる保険薬局を一定の場所に集めて又は当該保険薬局において個別に面接懇談方式により行う。

　　　（1）地方厚生（支）局及び都道府県が共同で行うもの（以下「都道府県個別指導」という。）

　　　（2）～（3）〈略〉

第4　指導対象となる保険薬局および保険薬剤師の選定

　　〈中略〉

　1　選定委員会の設置等〈略〉

　2　集団指導の選定基準〈略〉

　3　集団的個別指導の選定基準〈略〉

　4　個別指導の選定基準

　　　（1）都道府県個別指導

　　　　次に掲げるものについて，原則として全件都道府県個別指導を実施する。

　　　　①　支払基金等，保険者，被保険者等から調剤内容または調剤報酬の請求に関する情報の提供があり，都道府県個別指導が必要と認められた保険薬局

　　　　②　個別指導の結果，指導後の措置が「再指導」であった保険薬局または「経過観察」であって，改善が認められない保険薬局

　　　　③　監査の結果，戒告又は注意を受けた保険薬局

　　　　④　集団的個別指導の結果，指導対象となった大部分の調剤報酬明細書について，適正を欠くものが認められた保険薬局

　　　　⑤　集団的個別指導を受けた保険薬局のうち，翌年度の実績においても，なお高点数保険薬局に該当するもの（ただし，集団的個別指導を受けた後，個別指導の選定基準のいずれかに該当するものとして個別指導を受けたものについては，この限りでない。）

　　　　⑥　正当な理由がなく集団的個別指導を拒否した保険薬局

　　　　⑦　その他特に都道府県個別指導が必要と認められる保険薬局

　　　（2）共同指導〈略〉

　　　（3）特定共同指導〈略〉

第6　指導方法等

　1　集団指導〈略〉

　2　集団的個別指導〈略〉

　3　個別指導

　　　（1）指導実施通知

　　　　指導対象となる保険薬局を決定したときは，地方厚生（支）局はあらかじめ次に掲げる事項を文書により，当該保険薬局に通知する。なお，当該通知

には当該個別指導を厚生労働省並びに地方厚生（支）局及び都道府県又は地方厚生（支）局及び都道府県が共同で行うことを明記するものとする。
　① 個別指導の根拠規定及び目的
　② 指導の日時（土曜日及び休日を除く。）及び場所
　③ 出席者
　④ 準備すべき書類等
（2）出席者
　　指導に当たっては，指導対象となる保険薬局の開設者（又はこれに代わる者）及び管理者の出席を求めるほか，必要に応じて保険薬剤師，調剤報酬請求事務担当者等の出席を求める。
（3）指導の方法
　　指導は，原則として指導月以前の連続した2カ月分の調剤報酬明細書に基づき，関係書類等を閲覧し，面接懇談方式により行う。
（4）学識経験者の立ち会いの依頼等
　　集団的個別指導に準じて立ち会いの依頼等を行う。ただし，共同指導又は特定共同指導の場合にあっては，厚生労働大臣から日本薬剤師会に対しても，文書等により立ち会いの依頼を行う。
（5）指導記録の作成
　　指導担当者は，指導後，指導内容を記録する。

（指導大綱より抜粋）

167 共同指導とは何ですか。

» A

　個別指導（Q166）の形態の1つであって，**厚生労働省と地方厚生（支）局と都道府県により共同で行われる指導**を「共同指導」といいます（表）。
　共同指導の選定基準は，①過去の都道府県個別指導にもかかわらず，調剤内容または調剤報酬の請求に改善が見られず，共同指導が必要と認められる場合，②支払基金などから調剤報酬の請求に関する情報提供があり，共同指導が必要と認められる場合，③集団的個別指導を受けた保険薬局のうち，翌年度の実績においても1件当たりのレセプトの平均点数が高い場合，④その他特に共同指導が必要と認められる場合 —— とされています。指導方法などについては，都道府県個別指導と同様です。

指導・監査

273

表　共同指導について

> 第3　指導形態
> 　　指導の形態は，次のとおりとする。
> 　1　集団指導　〈略〉
> 　2　集団的個別指導　〈略〉
> 　3　個別指導
> 　　〈中略〉
> 　　(1)　〈略〉
> 　　(2)　厚生労働省並びに地方厚生（支）局及び都道府県が共同で行うもの（(3)に掲げるものを除く。以下「共同指導」という。）
> 　　(3)　〈略〉
> 第4　指導対象となる保険薬局および保険薬剤師の選定
> 　　〈中略〉
> 　1　選定委員会の設置等　〈略〉
> 　2　集団指導の選定基準　〈略〉
> 　3　集団的個別指導の選定基準　〈略〉
> 　4　個別指導の選定基準
> 　　(1)　都道府県個別指導　〈略〉
> 　　(2)　共同指導
> 　　　①　過去における都道府県個別指導にもかかわらず，調剤内容または調剤報酬の請求に改善が見られず，共同指導が必要と認められる保険薬局
> 　　　②　支払基金等から調剤内容または調剤報酬の請求に関する連絡があり，共同指導が必要と認められる保険薬局
> 　　　③　集団的個別指導を受けた保険薬局のうち，翌年度の実績においても，なお高点数保険薬局に該当するもの（ただし，集団的個別指導を受けた後，個別指導の選定基準のいずれかに該当するものとして個別指導を受けたものについては，この限りでない。）
> 　　　④　その他特に共同指導が必要と認められる保険薬局
> 　　(3)　特定共同指導　〈略〉
> 第6　指導方法等　〈略〉　→　※都道府県個別指導と同様

(指導大綱より抜粋)

　なお，共同指導については，年間10カ所程度の都道府県を対象として実施されています（1都道府県につき2保険薬局）。

Q168 特定共同指導とは何ですか。

» A

　共同指導と同じく個別指導（Q166）の形態の1つで，厚生労働省と地方厚生（支）局と都道府県が共同で行うものであって，「特定の範囲の保険薬局または緊急性を要する場合」など，共同で行う必要性が生じた保険薬局について行われる指導を「特定共同指導」といいます（表）。

表　特定共同指導について

第3　指導形態
　　指導の形態は，次のとおりとする。
　1　集団指導〈略〉
　2　集団的個別指導〈略〉
　3　個別指導
　　〈中略〉
　　(1)〈略〉
　　(2)〈略〉
　　(3) 厚生労働省並びに地方厚生（支）局及び都道府県が共同で行うものであっ
　　　て，特定の範囲の保険薬局又は緊急性を要する場合等共同で行う必要が生じ
　　　た保険薬局について行うもの。（以下「特定共同指導」という。）
第4　指導対象となる保険薬局および保険薬剤師の選定
　　〈中略〉
　1　選定委員会の設置等〈略〉
　2　集団指導の選定基準〈略〉
　3　集団的個別指導の選定基準〈略〉
　4　個別指導の選定基準
　　(1) 都道府県個別指導〈略〉
　　(2) 共同指導〈略〉
　　(3) 特定共同指導
　　　①　〈略〉
　　　②　同一開設者に係る複数の都道府県に所在する保険薬局
　　　③　その他緊急性を要する場合等であって，特に特定共同指導が必要と認め
　　　　られる保険薬局
第6　指導方法等〈略〉　→　※都道府県個別指導および共同指導と同様

（指導大綱より抜粋）

特定共同指導の選定基準は，①同一薬局開設者に係る複数の都道府県に所在する保険薬局（いわゆるチェーン薬局）の場合，②その他緊急性を要する場合などであって，特に特定共同指導が必要と認められる場合 ―― とされています。指導方法などについては，都道府県個別指導，共同指導と同様です。

　なお，特定共同指導については，年間6カ所程度の都道府県を対象として実施されています（1都道府県につき1保険薬局）。

Q169 指導対象となる保険薬局は，どこで誰が決めているのですか。

》A

　集団的個別指導，個別指導（都道府県個別指導，共同指導，特定共同指導）の選定基準は前述の通りですが，これらはすべて，**地方厚生（支）局分室等に設置されている選定委員会において選定されます**（表）。

　この選定委員会は，地方厚生（支）局長が指名する技官・事務官などを構成員としますが，都道府県の職員も参画することができます。選定委員会では，集団的個別指導および都道府県個別指導の対象となる保険薬局，共同指導および特定共同指導の対象候補となる保険薬局について，**選定基準に照らして公正に選定**が行われます。

　また，選定にあたり必要と認められるときは，都道府県の社会保険診療報酬支払基金または国民健康保険団体連合会に意見を聴くことができるほか，共同指導および特定共同指導の対象となる保険薬局については，対象候補の中から厚生労働省ならびに地方厚生（支）局と都道府県が協議のうえで選定することになっています。

表　選定委員会について

> 第4　指導対象となる保険薬局及び保険薬剤師の選定
> 　　指導は，原則としてすべての保険薬局及び保険薬剤師を対象とするが，効果的か
> つ効率的な指導を行う観点から，指導形態に応じて次の基準に基づいて対象となる
> 保険薬局又は保険薬剤師の選定を行う。
> 1　選定委員会の設置等
> 　（1）地方厚生（支）局分室等（北海道厚生局にあっては当該厚生局（医療指導
> 　　　課），その他の地方厚生（支）局にあっては当該厚生（支）局（指導監査課）
> 　　　及び分室）に地方厚生（支）局長が指名する技官及び事務官等を構成員とす
> 　　　る選定委員会を設置する。
> 　　　　なお，選定委員会には都道府県の職員も参画することができる。
> 　（2）選定委員会においては，集団的個別指導及び都道府県個別指導の対象とな
> 　　　る保険薬局並びに共同指導及び特定共同指導の対象候補となる保険薬局につ
> 　　　いて，選定基準に照らして公正に選定を行う。
> 　（3）選定委員会は，選定に当たり必要と認められるときは，都道府県の社会保
> 　　　険診療報酬支払基金又は国民健康保険団体連合会（以下「支払基金等」とい
> 　　　う。）に意見を聴くことができる。
> 　（4）共同指導及び特定共同指導の対象となる保険薬局については，対象候補の
> 　　　中から厚生労働省並びに地方厚生（支）局長及び都道府県が協議のうえ選定
> 　　　を行う。
> 2〜4　〈略〉

（指導大綱より抜粋）

170　指導はどのような人がするのですか。立ち会いとは何です
か。

》 A

　指導形態により若干異なりますが，基本的には，地方厚生（支）局長が指名
する技官・事務官や非常勤の薬剤師，また，都道府県において適当と認める者
が担当します（表）。

　地方厚生（支）局と都道府県が共同で行う指導については，原則として，地
方厚生（支）局からは同（支）局長が指名する技官・事務官のほか，非常勤の
医師・歯科医師・薬剤師・看護師が，都道府県からは，都道府県において適当
と認める者が担当することになっています。さらに，厚生労働省・地方厚生
（支）局と都道府県が共同で行う指導については，前述のメンバーに加えて，厚

表　指導担当者について

第5　指導担当者
　　地方厚生（支）局及び都道府県が共同で行う指導については，原則として地方厚生（支）局にあっては，地方厚生（支）局長が指名する技官及び事務官並びに非常勤の医師，歯科医師，薬剤師及び看護師が，都道府県にあっては，都道府県において適当と認める者が担当する。
　　厚生労働省並びに地方厚生（支）局及び都道府県が共同で行う指導については，上記に加えて厚生労働省保険局医療課の医療指導監査担当官が担当する。

（指導大綱より抜粋）

生労働省保険局医療課の医療指導監査担当官が担当することになっています。

　また，集団的個別指導や個別指導（都道府県個別指導，共同指導，特定共同指導）の場合には，地方厚生（支）局長から都道府県薬剤師会に対して立ち会いの依頼が行われるほか，共同指導または特定共同指導の場合には，厚生労働大臣から日本薬剤師会に対して立ち会い依頼が行われます。

171 指導の結果，その内容によって何かしなければならないのですか。

≫ **A**

　集団的個別指導および個別指導（都道府県個別指導，共同指導，特定共同指導）については，指導後の措置がそれぞれ決められています。

1. 集団的個別指導

　指導結果については，集団的個別指導が終了した時点において，指導担当者から指導対象の保険薬局に対して口頭でその内容の説明を受けます（表1）。

　そして，翌年度も1件当たりのレセプトの平均点数が高い保険薬局に該当した場合は，翌々年度に個別指導の対象となります。また，指導対象となった大部分のレセプトについて適正を欠くものが認められた場合には，集団的個別指導から概ね1年以内に都道府県個別指導の対象となります。

表1　集団的個別指導後の措置について

第7　指導後の措置等
　1　指導後の措置
　（1）集団的個別指導
　　　　翌年度においても高点数保険薬局に該当した場合，翌々年度に個別指導を行う。
　　　　なお，指導対象となった大部分の調剤報酬明細書について，適正を欠くものが認められた保険薬局にあっては，集団的個別指導後，概ね1年以内に都道府県個別指導を行う。
　（2）個別指導〈略〉
　2　指導結果の通知等
　（1）集団的個別指導
　　　　指導担当者は，集団的個別指導が終了した時点において，当該保険薬局に対し，口頭で指導の結果を説明する。
　（2）個別指導〈略〉

（指導大綱より抜粋）

2. 個別指導（都道府県個別指導，共同指導，特定共同指導）

　指導結果については，個別指導が終了した時点において，指導担当者から指導対象の保険薬局に対して口頭でその内容の説明を受けます。また後日，地方厚生（支）局から，指導結果および指導後の措置について，文書により通知があります。これに対して保険薬局は，指導結果で指摘された事項について改善報告書を提出しなければなりません（**表2**）。

　個別指導の措置としては，調剤内容および調剤報酬の請求の妥当性などに応じて，①概ね妥当，②経過観察，③再指導，④要監査──のいずれかに判断されます。その結果によって指導後に求められる対応もそれぞれ異なりますが，例えば経過観察の結果，改善が認められないようであれば再指導が行われます。

表2　個別指導後の措置について

第7　指導後の措置等
　1　指導後の措置
　　（1）集団的個別指導〈略〉
　　（2）個別指導
　　　　　個別指導の措置は，次のとおりとし，調剤内容及び調剤報酬の請求の妥当性等により措置する。
　　　　①　概ね妥当
　　　　　　調剤内容及び調剤報酬の請求に関し，概ね妥当適切である場合
　　　　②　経過観察
　　　　　　調剤内容及び調剤報酬の請求に関し，適正を欠く部分が認められるものの，その程度が軽微で，調剤担当者等の理解も十分得られており，かつ，改善が期待できる場合
　　　　　　なお，経過観察の結果，改善が認められないときは，当該保険薬局に対して再指導を行う。
　　　　③　再指導
　　　　　　調剤内容及び調剤報酬の請求に関し，適正を欠く部分が認められ，再度指導を行わなければ改善状況が判断できない場合
　　　　　　なお，不正又は不当が疑われ，患者から受療状況等の聴取が必要と考えられる場合は，速やかに患者調査を行い，その結果を基に当該保険薬局の再指導を行う。患者調査の結果，不正又は著しい不当が明らかとなった場合は，再指導を行うことなく当該保険薬局に対して「監査要綱」に定めるところにより監査を行う。
　　　　④　要監査
　　　　　　指導の結果，「監査要綱」に定める監査要件に該当すると判断した場合
　　　　　　この場合は，後日速やかに監査を行う。
　　　　　　なお，指導中に調剤内容及び調剤報酬の請求について，明らかに不正又は著しい不当が疑われる場合にあっては，指導を中止し，直ちに監査を行うことができる。
　2　指導結果の通知等
　　（1）集団的個別指導〈略〉
　　（2）個別指導
　　　　　地方厚生（支）局は，指導の結果及び指導後の措置について文書により当該保険薬局に通知する。
　　　　　なお，指導担当者は，個別指導が終了した時点において，当該保険薬局に対し，口頭で指導の結果を説明する。
　3　改善報告書の提出
　　　　地方厚生（支）局は，当該保険薬局に対して，前記2の（2）の指導の結果で指摘した事項に係る改善報告書の提出を求める。

（指導大綱より抜粋）

280

Q172 指導対象となった場合，拒否することはできないのですか。

A

　保険薬局には法律で，厚生労働大臣による指導を受けることが義務付けられています（健康保険法第73条）。したがって，**正当な理由がなく，集団的個別指導および個別指導を拒否することはできません。**仮に正当な理由がなく集団的個別指導を拒否した場合は個別指導を，個別指導を拒否した場合は監査を実施することとなっています（表）。

表　指導拒否への対応について

第8　指導拒否への対応
1　正当な理由がなく集団的個別指導を拒否した場合は，個別指導を行う。 　2　正当な理由がなく個別指導を拒否した場合は，監査を行う。

（指導大綱より抜粋）

Q173 指導では，どのようなことが指摘されるのでしょうか。

A

　共同指導（特定共同指導）でも都道府県個別指導でも指摘される内容に違いがあるわけではありません。ただし，共同指導および特定共同指導では現地視察（当該薬局の店舗）が行われ，現地視察の内容を踏まえた指摘が行われます。

　指導にあたっては，①保険調剤が薬学的妥当適切に行われているか，②薬担規則をはじめとする保険調剤の基本的ルールに則り適切に行われているか，③調剤報酬の根拠となる事項がその都度調剤録等へ記載されているか，④調剤報酬の請求が点数表に定められている通り適正に行われているか，といった4つの視点で確認が行われます。そのうえで適正に行われていないと確認された場

合には，項目ごとに指摘を受けることになります。

　指摘事項としては概ね，①調剤全般に関する事項，②調剤技術料に関する事項，③薬学管理料に関する事項，④事務的事項，⑤その他となっています。

　過去に指摘された主な内容とその理由を考察すると，処方箋の受付に関しては，薬機法の承認内容と異なる適応症もしくは用法・用量で処方されている事例，処方内容より禁忌例への使用，倍量投与が疑われる事例などが指摘されており，処方されている医薬品が薬機法の承認事項（効能・効果，用法・用量，禁忌等）等と異なった処方内容であるにもかかわらず，疑義照会による処方医への確認が行われた記録がないということが判断できます。

　薬剤調製料の関係では，自家製剤加算などについて指摘されています。

　薬学管理料の関係では，服薬管理指導料に関わる記載事項や薬剤情報提供文書の記載内容の不足，薬剤服用歴の記録の保存状況，電子薬歴の運用面（管理規定および真正性・見読性，保存性）に関する管理の不備などが指摘されています。具体的には，薬剤服用歴の記録について，その時点での状況の変化に対応し提供した情報や必要な指導の内容が記録されていないなど，画一的な指導内容の記録に対する指摘がされています。また電子薬歴の運用に関しては，パスワードの管理状況（退職者の削除・定期的な変更等）についても指摘されています。

　また，事務的事項として，標示・掲示しなければならない事項，届出事項に変更があった場合の届出なども確認されます。

　厚生労働省はウェブサイトにおいて，保険調剤確認事項リストや特定共同指導，共同指導における指摘事項などを公表しています。これらも参考に，適正な保険調剤に取り組んでください。

- 保険診療における指導・監査（厚生労働省）
  （https://www.mhlw.go.jp/seisakunitsuite/bunya/kenkou_iryou/
  iryouhoken/shidou_kansa.html）

Q174 不正請求とはどのようなものですか。

» A

不正請求には，次のようなものがあります。

①無資格者調剤：非薬剤師による調剤

②架空請求：調剤の事実がないものを調剤したとして請求

③付増請求：実際に行った調剤内容に実際に行っていない調剤内容を付け増ししして請求

④振替請求：実際に行った調剤内容を点数の高い別の調剤内容に振り替えて請求

⑤二重請求：同一の調剤に対する請求を複数回にわたり請求

　こうした不正請求を行っていたことが明らかになれば，保険薬局の指定や保険薬剤師の登録の取り消し等の厳しい行政処分が下されることとなります。不正請求は，社会のどの分野においてもあってはならないことです。特に医療の担い手である薬剤師として，職業倫理にもとる重大な違法行為となります。

資　料

1. 保険薬局及び保険薬剤師療養担当規則

昭和32年4月30日，厚生省令第16号

最終改正：令和6年3月5日，厚生労働省令第35号

（療養の給付の担当の範囲）

第1条　保険薬局が担当する療養の給付及び被扶養者の療養（以下単に「療養の給付」という。）は，薬剤又は治療材料の支給並びに居宅における薬学的管理及び指導とする。

（療養の給付の担当方針）

第2条　保険薬局は，懇切丁寧に療養の給付を担当しなければならない。

（適正な手続の確保）

第2条の2　保険薬局は，その担当する療養の給付に関し，厚生労働大臣又は地方厚生局長若しくは地方厚生支局長に対する申請，届出等に係る手続及び療養の給付に関する費用の請求に係る手続を適正に行わなければならない。

（健康保険事業の健全な運営の確保）

第2条の3　保険薬局は，その担当する療養の給付に関し，次の各号に掲げる行為を行つてはならない。

1　保険医療機関と一体的な構造とし，又は保険医療機関と一体的な経営を行うこと。

2　保険医療機関又は保険医に対し，患者に対して特定の保険薬局において調剤を受けるべき旨の指示等を行うことの対償として，金品その他の財産上の利益を供与すること。

2　前項に規定するほか，保険薬局は，その担当する療養の給付に関し，健康保険事業の健全な運営を損なうことのないよう努めなければならない。

（経済上の利益の提供による誘引の禁止）

第2条の3の2　保険薬局は，患者に対して，第4条の規定により受領する費用の額に応じて当該保険薬局における商品の購入に係る対価の額の値引きをすることその他の健康保険事業の健全な運営を損なうおそれのある経済上の利益を提供することにより，当該患者が自己の保険薬局において調剤を受けるように誘引してはならない。

2　保険薬局は，事業者又はその従業員に対して，患者を紹介する対価として金品を提供することその他の健康保険事業の健全な運営を損なうおそれのある経済上の利益を提供することにより，患者が自己の保険薬局において調剤を受けるように誘引してはならない。

（掲示）

第2条の4　保険薬局は，その薬局内の見やすい場所に，第4条の3第2項に規定する事項のほか，別に厚生労働大臣が定める事項を掲示しなければならない。

2　保険薬局は，原則として，前項の厚生労働大臣が定める事項をウェブサイトに掲載しなければならない。

（処方箋の確認等）

第3条　保険薬局は，被保険者及び被保険者であつた者並びにこれらの者の被扶養者である患者（以下単に「患者」という。）から療養の給付を受けることを求められた場合には，その者の提出する処方箋が健康保険法（大正11年法律第70号。以下「法」という。）第63条第3項各号に掲げる病院又は診療所において健康保険の診療に従事している医師又は歯科医師（以下「保険医等」という。）が交付した処方箋であること及び次に掲げるいずれかの方法によつて療養の給付を受ける資格があることを確認しなければならない。ただし，緊急やむを得ない事由によつて療養の給付を受ける資格があることの確認を行うことができない患者であつて，療養の給付を受ける資格が明らかなものについては，この限りでない。

1　保険医等が交付した処方箋

2　法第3条第13項に規定する電子資格確認（以下「電子資格確認」という。）

3　患者の提出する被保険者証

4　当該保険薬局が，過去に取得した当該患者の被保険者又は被扶養者の資格に係る情報（保険給付に係る費用の請求に必要な情報を含む。）を用いて，保険者に対し，電子情報処理組織を使用する方法その他の情報通信の技術を利用する方法により，あらかじめ照会を行い，保険者から回答を受けて取得した直近の当該情報を確認する方法（当該患者が当該保険薬局から療養の給付（居宅における薬学的管理及び指導に限る。）を受けようとする場合であつて，当該保険薬局から電子資格確認による確認を受けてから継続的な療養の給付を受けている場合に限る。）

2　患者が電子資格確認により療養の給付を受ける資格があることの確認を受けることを求めた場合における前項の規定の適用については，同項中「次に掲げるいずれかの」とあるのは「第2号又は第4号に掲げる」と，「事由によつて」とあるのは「事由によつて第2号又は第4号に掲げる方法により」とする。

3　療養の給付及び公費負担医療に関する費用の請求に関する命令（昭和51年厚生省令第36号）附則第3条の4第1項の規定により同項に規定する書面による請求を行つている保険薬局及び同令附則第3条の5第1項の規定により届出を行つた保険薬局については，前項の規定は，適用しない。

4　保険薬局（前項の規定の適用を受けるものを除く。）は，第2項に規定する場合において，患者が電子資格確認によつて療養の給付を受ける資格があることの確認を受ける

ことができるよう，あらかじめ必要な体制を整備しなければならない。

（要介護被保険者等の確認）

第3条の2　保険医療機関等は，患者に対し，居宅療養管理指導その他の介護保険法（平
　　成9年法律第123号）第8条第1項に規定する居宅サービス又は同法第8条の2第1項に
　　規定する介護予防サービスに相当する療養の給付を行うに当たっては，同法第12条第3
　　項に規定する被保険者証の提示を求めるなどにより，当該患者が同法第62条に規定す
　　る要介護被保険者等であるか否かの確認を行うものとする。

（患者負担金の受領）

第4条　保険薬局は，被保険者又は被保険者であつた者については法第74条の規定による
　　一部負担金並びに法第86条の規定による療養についての費用の額に法第74条第1項各
　　号に掲げる場合の区分に応じ，同項各号に定める割合を乗じて得た額の支払を，被扶養
　　者については法第76条第2項又は第86条第2項第1号の費用の額の算定の例により算定
　　された費用の額から法第110条の規定による家族療養費として支給される額（同条第2
　　項第1号に規定する額に限る。）に相当する額を控除した額の支払を受けるものとする。
2　保険薬局は，法第63条第2項第3号に規定する評価療養（以下「評価療養」という。），
　　同項第4号に規定する患者申出療養（以下「患者申出療養」という。）又は同項第5号に
　　規定する選定療養（以下「選定療養」という。）に関し，当該療養に要する費用の範囲
　　内において，法第86条第2項又は第110条第3項の規定により算定した費用の額を超え
　　る金額の支払を受けることができる。

（領収証等の交付）

第4条の2　保険薬局は，前条の規定により患者から費用の支払を受けるときは，正当な理由
　　がない限り，個別の費用ごとに区分して記載した領収証を無償で交付しなければならない。
2　厚生労働大臣の定める保険薬局は，前項に規定する領収証を交付するときは，正当な
　　理由がない限り，当該費用の計算の基礎となつた項目ごとに記載した明細書を交付しな
　　ければならない。
3　前項に規定する明細書の交付は，無償で行わなければならない。
第4条の2の2　前条第2項の厚生労働大臣の定める保険薬局は，公費負担医療（厚生労働
　　大臣の定めるものに限る。）を担当した場合（第4条第1項の規定により患者から費用の
　　支払を受ける場合を除く。）において，正当な理由がない限り，当該公費負担医療に関
　　する費用の請求に係る計算の基礎となつた項目ごとに記載した明細書を交付しなければ
　　ならない。
2　前項に規定する明細書の交付は，無償で行わなければならない。

（保険外併用療養費に係る療養の基準等）

第4条の3　保険薬局は，評価療養，患者申出療養又は選定療養に関して第4条第2項の規定による支払を受けようとする場合において，当該療養を行うに当たり，その種類及び内容に応じて厚生労働大臣の定める基準に従わなければならないほか，あらかじめ，患者に対しその内容及び費用に関して説明を行い，その同意を得なければならない。

2　保険薬局は，その薬局内の見やすい場所に，前項の療養の内容及び費用に関する事項を掲示しなければならない。

3　保険薬局は，原則として，前項の療養の内容及び費用に関する事項をウェブサイトに掲載しなければならない。

（調剤録の記載及び整備）

第5条　保険薬局は，第10条の規定による調剤録に，療養の給付の担当に関し必要な事項を記載し，これを他の調剤録と区別して整備しなければならない。

（処方箋等の保存）

第6条　保険薬局は，患者に対する療養の給付に関する処方箋及び調剤録をその完結の日から3年間保存しなければならない。

（通知）

第7条　保険薬局は，患者が次の各号の一に該当する場合には，遅滞なく，意見を付して，その旨を全国健康保険協会又は当該健康保険組合に通知しなければならない。

1　正当な理由がなくて，療養に関する指揮に従わないとき。

2　詐欺その他不正な行為により，療養の給付を受け，又は受けようとしたとき。

（後発医薬品の調剤）

第7条の2　保険薬局は，医薬品，医療機器等の品質，有効性及び安全性の確保等に関する法律第14条の4第1項各号に掲げる医薬品（以下「新医薬品等」という。）とその有効成分，分量，用法，用量，効能及び効果が同一性を有する医薬品として，同法第14条又は第19条の2の規定による製造販売の承認（以下「承認」という。）がなされたもの（ただし，同法第14条の4第1項第2号に掲げる医薬品並びに新医薬品等に係る承認を受けている者が，当該承認に係る医薬品と有効成分，分量，用法，用量，効能及び効果が同一であつてその形状，有効成分の含量又は有効成分以外の成分若しくはその含量が異なる医薬品に係る承認を受けている場合における当該医薬品を除く。）（以下「後発医薬品」という。）の備蓄に関する体制その他の後発医薬品の調剤に必要な体制の確保に努めなければならない。

（調剤の一般的方針）

第8条　保険薬局において健康保険の調剤に従事する保険薬剤師（以下「保険薬剤師」という。）は，保険医等の交付した処方箋に基いて，患者の療養上妥当適切に調剤並びに薬学的管理及び指導を行わなければならない。

2　保険薬剤師は，調剤を行う場合は，患者の服薬状況及び薬剤服用歴を確認しなければならない。

3　保険薬剤師は，処方箋に記載された医薬品に係る後発医薬品が次条に規定する厚生労働大臣の定める医薬品である場合であつて，当該処方箋を発行した保険医等が後発医薬品への変更を認めているときは，患者に対して，後発医薬品に関する説明を適切に行わなければならない。この場合において，保険薬剤師は，後発医薬品を調剤するよう努めなければならない。

（使用医薬品）

第9条　保険薬剤師は，厚生労働大臣の定める医薬品以外の医薬品を使用して調剤してはならない。ただし，厚生労働大臣が定める場合においては，この限りでない。

（健康保険事業の健全な運営の確保）

第9条の2　保険薬剤師は，調剤に当たつては，健康保険事業の健全な運営を損なう行為を行うことのないよう努めなければならない。

（調剤録の記載）

第10条　保険薬剤師は，患者の調剤を行つた場合には，遅滞なく，調剤録に当該調剤に関する必要な事項を記載しなければならない。

（適正な費用の請求の確保）

第10条の2　保険薬剤師は，その行つた調剤に関する情報の提供等について，保険薬局が行う療養の給付に関する費用の請求が適正なものとなるよう努めなければならない。

（読替規定）

第11条　日雇特例被保険者の保険及び船員保険に関してこの省令を適用するについては，次の表の第1欄に掲げるこの省令の規定中の字句で，同表の第2欄に掲げるものは，日雇特例被保険者の保険にあつては同表の第3欄に掲げる字句と，船員保険にあつては同表の第4欄に掲げる字句とそれぞれ読み替えるものとする。

第1欄	第2欄	第3欄	第4欄
第2条の3（見出しを含む。）	健康保険事業	健康保険事業	船員保険事業
第3条第1項	健康保険法（大正11年法律第70号。以下「法」という。）第63条第3項各号	健康保険法（大正11年法律第70号。以下「法」という。）第63条第3項第1号又は第2号	船員保険法（昭和14年法律第73号。以下「法」という。）第53条第3項各号
	法第3条第13項に規定する電子資格確認	法第3条第13項に規定する電子資格確認	法第2条第12項に規定する電子資格確認
第4条第1項	第74条	第149条において準用する法第74条	第55条
	法第86条	法第149条において準用する法第86条	法第63条
	第74条第1項各号に掲げる場合の区分に応じ，同項各号に定める割合を乗じて得た額	第149条において準用する法第74条第1項各号に掲げる場合の区分に応じ，同項各号に定める割合を乗じて得た額	第55条第1項各号に掲げる場合の区分に応じ，同項各号に定める割合を乗じて得た額又は法第63条第3項の規定に基づき算定費用額から控除される金額
	第76条第2項又は第86条第2項第1号	第76条第2項又は第86条第2項第1号	第58条第2項又は第63条第2項第1号
	第110条	第140条	第76条
	同条第2項第1号に規定する額	法第149条において準用する法第110条第2項第1号に規定する額	同条第2項第1号に規定する額
	支払を受ける	支払を，特別療養費に係る療養を受けた者については法第76条第2項の費用の額の算定の例により算定された費用の額から法第145条の規定による特別療養費（同条第2項第1号に掲げる費用に限る。）として支給される額に相当する額を控除した額の支払を受ける	支払を受ける
第4条第2項	法第63条第2項第3号	法第149条において準用する法第63条第2項第3号	健康保険法（大正11年法律第70号）第63条第2項第3号
	同項第4号	法第149条において準用する法第63条第2項第4号	健康保険法第63条第2項第4号
	同項第5号	法第149条において準用する法第63条第2項第5号	健康保険法第63条第2項第5号
	第86条第2項又は第110条第3項	第149条において準用する法第86条第2項又は第110条第3項	第63条第2項又は第76条第3項
第7条	全国健康保険協会又は当該健康保険組合	全国健康保険協会	全国健康保険協会
第9条の2（見出しを含む。）	健康保険事業	健康保険事業	船員保険事業

保険薬局及び保険薬剤師療養担当規則

2. 保険医療機関及び保険医療養担当規則　抜粋

昭和32年4月30日，厚生省令第15号

最終改正：令和6年3月5日，厚生労働省令第35号

第1章　保険医療機関の療養担当

（経済上の利益の提供による誘引の禁止）

第2条の4の2　保険医療機関は，患者に対して，第5条の規定により受領する費用の額に応じて当該保険医療機関が行う収益業務に係る物品の対価の額の値引きをすることその他の健康保険事業の健全な運営を損なうおそれのある経済上の利益の提供により，当該患者が自己の保険医療機関において診療を受けるように誘引してはならない。

2　保険医療機関は，事業者又はその従業員に対して，患者を紹介する対価として金品を提供することその他の健康保険事業の健全な運営を損なうおそれのある経済上の利益を提供することにより，患者が自己の保険医療機関において診療を受けるように誘引してはならない。

（特定の保険薬局への誘導の禁止）

第2条の5　保険医療機関は，当該保険医療機関において健康保険の診療に従事している保険医（以下「保険医」という。）の行う処方箋の交付に関し，患者に対して特定の保険薬局において調剤を受けるべき旨の指示等を行つてはならない。

2　保険医療機関は，保険医の行う処方箋の交付に関し，患者に対して特定の保険薬局において調剤を受けるべき旨の指示等を行うことの対償として，保険薬局から金品その他の財産上の利益を収受してはならない。

第2章　保険医の診療方針等

（特定の保険薬局への誘導の禁止）

第19条の3　保険医は，処方箋の交付に関し，患者に対して特定の保険薬局において調剤を受けるべき旨の指示等を行つてはならない。

2　保険医は，処方箋の交付に関し，患者に対して特定の保険薬局において調剤を受けるべき旨の指示等を行うことの対償として，保険薬局から金品その他の財産上の利益を収受してはならない。

（診療の具体的方針）

第20条　医師である保険医の診療の具体的方針は，前12条の規定によるほか，次に掲げるところによるものとする。

1　診察

イ　診察は，特に患者の職業上及び環境上の特性等を顧慮して行う。

ロ　診察を行う場合は，患者の服薬状況及び薬剤服用歴を確認しなければならない。ただし，緊急やむを得ない場合については，この限りではない。

ハ　健康診断は，療養の給付の対象として行つてはならない。

ニ　往診は，診療上必要があると認められる場合に行う。

ホ　各種の検査は，診療上必要があると認められる場合に行う。

ヘ　ホによるほか，各種の検査は，研究の目的をもつて行つてはならない。ただし，治験に係る検査については，この限りでない。

2　投薬

イ　投薬は，必要があると認められる場合に行う。

ロ　治療上1剤で足りる場合には1剤を投与し，必要があると認められる場合に2剤以上を投与する。

ハ　同一の投薬は，みだりに反覆せず，症状の経過に応じて投薬の内容を変更する等の考慮をしなければならない。

ニ　投薬を行うに当たつては，医薬品，医療機器等の品質，有効性及び安全性の確保等に関する法律第14条の4第1項各号に掲げる医薬品（以下「新医薬品等」という。）とその有効成分，分量，用法，用量，効能及び効果が同一性を有する医薬品として，同法第14条又は第19条の2の規定による製造販売の承認（以下「承認」という。）がなされたもの（ただし，同法第14条の4第1項第2号に掲げる医薬品並びに新医薬品等に係る承認を受けている者が，当該承認に係る医薬品と有効成分，分量，用法，用量，効能及び効果が同一であつてその形状，有効成分の含量又は有効成分以外の成分若しくはその含量が異なる医薬品に係る承認を受けている場合における当該医薬品を除く。）（以下「後発医薬品」という。）の使用を考慮するとともに，患者に後発医薬品を選択する機会を提供すること等患者が後発医薬品を選択しやすくするための対応に努めなければならない。

ホ　栄養，安静，運動，職場転換その他療養上の注意を行うことにより，治療の効果を挙げることができると認められる場合は，これらに関し指導を行い，みだりに投薬をしてはならない。

ヘ　投薬量は，予見することができる必要期間に従つたものでなければならない。この場合において，厚生労働大臣が定める内服薬及び外用薬については当該厚生労働大臣が定める内服薬及び外用薬ごとに1回14日分，30日分又は90日分を限度とする。

ト　注射薬は，患者に療養上必要な事項について適切な注意及び指導を行い，厚生労働大臣の定める注射薬に限り投与することができることとし，その投与量は，症状の経過に応じたものでなければならず，厚生労働大臣が定めるものについては当該厚生労働大臣が定めるものごとに1回14日分，30日分又は90日分を限度とする。

保険医療機関及び保険医療養担当規則　抜粋

3　処方箋の交付

　イ　処方箋の使用期間は，交付の日を含めて4日以内とする。ただし，長期の旅行等特殊の事情があると認められる場合は，この限りでない。

　ロ　イの規定にかかわらず，リフィル処方箋（保険医が診療に基づき，別に厚生労働大臣が定める医薬品以外の医薬品を処方する場合に限り，複数回（3回までに限る。）の使用を認めた処方箋をいう。以下同じ。）の2回目以降の使用期間は，直近の当該リフィル処方箋の使用による前号への必要期間が終了する日の前後7日以内とする。

　ハ　イ及びロによるほか，処方箋の交付に関しては，前号に定める投薬の例による。ただし，当該処方箋がリフィル処方箋である場合における同号の規定の適用については，同号へ中「投薬量」とあるのは，「リフィル処方箋の1回の使用による投薬量及び当該リフィル処方箋の複数回の使用による合計の投薬量」とし，同号へ後段の規定は，適用しない。

4　注射

　イ　注射は，次に掲げる場合に行う。

　（1）　経口投与によつて胃腸障害を起すおそれがあるとき，経口投与をすることができないとき，又は経口投与によつては治療の効果を期待することができないとき。

　（2）　特に迅速な治療の効果を期待する必要があるとき。

　（3）　その他注射によらなければ治療の効果を期待することが困難であるとき。

　ロ　注射を行うに当たつては，後発医薬品の使用を考慮するよう努めなければならない。

　ハ　内服薬との併用は，これによつて著しく治療の効果を挙げることが明らかな場合又は内服薬の投与だけでは治療の効果を期待することが困難である場合に限つて行う。

　ニ　混合注射は，合理的であると認められる場合に行う。

　ホ　輸血又は電解質若しくは血液代用剤の補液は，必要があると認められる場合に行う。

5～7　（略）

（処方箋の交付）

第23条　保険医は，処方箋を交付する場合には，様式第2号若しくは第2号の2又はこれらに準ずる様式の処方箋に必要な事項を記載しなければならない。

2　保険医は，リフィル処方箋を交付する場合には，様式第2号又はこれに準ずる様式の処方箋にその旨及び当該リフィル処方箋の使用回数の上限を記載しなければならない。

3　保険医は，その交付した処方箋に関し，保険薬剤師から疑義の照会があつた場合には，これに適切に対応しなければならない。

処　方　箋

（この処方箋は、どの保険薬局でも有効です。）

様式第二号（第二十三条関係）

| 公費負担者番号 | | | | | | | 保険者番号 | | | | | | |

| 公費負担医療
の受給者番号 | | | | | | | 被保険者証・被保険
者手帳の記号・番号 | ・ | （枝番） |

患者	氏　名		保険医療機関の 所在地及び名称	
	生年月日	明 大 昭 平 令　　年　月　日　男・女	電話番号	
			保険医氏名　　　　　　㊞	
	区　分	被保険者　　被扶養者	都道府県番号　点数表番号　医療機関コード	

| 交付年月日 | 令和　年　月　日 | 処方箋の
使用期間 | 令和　年　月　日 | 特に記載のある場合を除き、交付の日を含めて4日以内に保険薬局に提出すること。 |

処 方	変更不可 （医療上必要）	患者希望	個々の処方薬について、医療上の必要性があるため、後発医薬品（ジェネリック医薬品）への変更に差し支えがあると判断した場合には、「変更不可」欄に「レ」又は「×」を記載し、「保険医署名」欄に署名又は記名・押印すること。また、患者の希望を踏まえ、先発医薬品を処方した場合には、「患者希望」欄に「レ」又は「×」を記載すること。
			リフィル可　□　（　　　回）
	保険医署名		「変更不可」欄に「レ」又は「×」を記載した場合は、署名又は記名・押印すること。

備 考	保険薬局が調剤時に残薬を確認した場合の対応（特に指示がある場合は「レ」又は「×」を記載すること。） □保険医療機関へ疑義照会した上で調剤　　　　　□保険医療機関へ情報提供
	調剤実施回数（調剤回数に応じて、□に「レ」又は「×」を記載するとともに、調剤日及び次回調剤予定日を記載すること。） □1回目調剤日（　年　月　日）　□2回目調剤日（　年　月　日）　□3回目調剤日（　年　月　日） 次回調剤予定日（　年　月　日）　　　次回調剤予定日（　年　月　日）

| 調剤済年月日 | 令和　年　月　日 | 公費負担者番号 | | | | | | |

| 保険薬局の所在地
及　び　名　称
保険薬剤師氏名 | 　　　　　　㊞ | 公費負担医療の
受給者番号 | | | | | | |

備考　1.　「処方」欄には、薬名、分量、用法及び用量を記載すること。
　　　2.　この用紙は、A列5番を標準とすること。
　　　3.　療養の給付及び公費負担医療に関する費用の請求に関する命令（昭和51年厚生省令第36号）第1条の公費負担医療については、「保険医療機関」とあるのは「公費負担医療の担当医療機関」と、「保険医氏名」とあるのは「公費負担医療の担当医氏名」と読み替えるものとすること。

処 方 箋

（この処方箋は、どの保険薬局でも有効です。）

分割指示に係る処方箋　　＿分割の＿回目

公費負担者番号							保険者番号						

公費負担医療 の受給者番号							被保険者証・被保険 者手帳の記号・番号	・	（枝番）

患者	氏 名		保険医療機関の 所在地及び名称	
	生年月日	明 大 昭 平 令　年　月　日　男・女	電話番号 保険医氏名	㊞
	区 分	被保険者　　　　被扶養者	都道府県番号　　点数表 番号　　医療機関コード	

交付年月日	令和　年　月　日	処方箋の 使用期間	令和　年　月　日	特に記載のある場合 を除き、交付の日を含 めて4日以内に保険薬 局に提出すること。

処 方	変更不可 （医療上必要）	患者希望	個々の処方箋について、医療上の必要性があるため、後発医薬品（ジェネリック医薬品） への変更に差し支えがあると判断した場合には、「変更不可」欄に「レ」又は「×」を記 載し、「保険医署名」欄に署名又は記名・押印すること。また、患者の希望を踏まえ、先 発医薬品を処方した場合には、「患者希望」欄に「レ」又は「×」を記載すること。

備 考	保険医署名	「変更不可」欄に「レ」又は「×」を記載 した場合は、署名又は記名・押印すること。	

保険薬局が調剤時に残薬を確認した場合の対応（特に指示がある場合は「レ」又は「×」を記載すること。）
□保険医療機関へ疑義照会した上で調剤　　　　　□保険医療機関へ情報提供

調剤済年月日	令和　年　月　日	公費負担者番号	
保険薬局の所在 地及び名称 保険薬剤師氏名	㊞	公費負担医療の 受給者番号	

備考 1. 「処方」欄には、薬名、分量、用法及び用量を記載すること。

　　 2. この用紙は、A列5番を標準とすること。

　　 3. 療養の給付及び公費負担医療に関する費用の請求に関する命令（昭和51年厚生省令第36号）第1条の公費負担医療については、「保険医療機関」とあるのは「公費負担医療の担当医療機関」と、「保険医氏名」とあるのは「公費負担医療の担当医氏名」と読み替えるものとすること。

分 割 指 示 に 係 る 処 方 箋 （ 別 紙 ）

（発行保険医療機関情報）
処方箋発行医療機関の保険薬局からの連絡先

電話番号＿＿＿＿＿＿＿＿＿＿　　　ＦＡＸ番号＿＿＿＿＿＿＿＿＿＿＿
その他の連絡先＿＿＿＿＿＿＿＿＿＿

（受付保険薬局情報）

　　　　１回目を受け付けた保険薬局
　　　名称　　＿＿＿＿＿＿＿＿＿＿＿＿＿＿＿＿＿＿＿
　　　所在地　＿＿＿＿＿＿＿＿＿＿＿＿＿＿＿＿＿＿＿
　　　保険薬剤師氏名　　　　　　　　　㊞
　　　　　　　　　　　＿＿＿＿＿＿＿＿＿＿＿＿＿＿
　　　調剤年月日　＿＿＿＿＿＿＿＿＿＿＿＿

　　　　２回目を受け付けた保険薬局
　　　名称　　＿＿＿＿＿＿＿＿＿＿＿＿＿＿＿＿＿＿＿
　　　所在地　＿＿＿＿＿＿＿＿＿＿＿＿＿＿＿＿＿＿＿
　　　保険薬剤師氏名　　　　　　　　　㊞
　　　　　　　　　　　＿＿＿＿＿＿＿＿＿＿＿＿＿＿
　　　調剤年月日　＿＿＿＿＿＿＿＿＿＿＿＿

　　　　３回目を受け付けた保険薬局
　　　名称　　＿＿＿＿＿＿＿＿＿＿＿＿＿＿＿＿＿＿＿
　　　所在地　＿＿＿＿＿＿＿＿＿＿＿＿＿＿＿＿＿＿＿
　　　保険薬剤師氏名　　　　　　　　　㊞
　　　　　　　　　　　＿＿＿＿＿＿＿＿＿＿＿＿＿＿
　　　調剤年月日　＿＿＿＿＿＿＿＿＿＿＿＿

3. 薬局の求められる機能とあるべき姿

平成25年度厚生労働科学研究費補助金（医薬品・医療機器等レギュラトリーサイエンス総合研究事業）薬剤師が担うチーム医療と地域医療の調査とアウトカムの評価研究

平成26年1月

近年の社会情勢を踏まえた薬局の機能について

○ 医療の高度化・複雑化，少子高齢社会の進展に加え，院外処方率が65%を超えるなど薬剤師を取り巻く環境が大きく変化している中，医療の質の向上及び医療安全の確保の観点から，薬局・薬剤師には，最適な薬物療法を提供する医療の担い手としての役割が期待されている。

○ 平成22年3月に出された厚生労働省のチーム医療の推進に関する検討会報告書においては，チーム医療において，薬剤の専門家である薬剤師が主体的に薬物療法に参加することが，医療安全の確保の観点から非常に有益であるとしている。その一方で，薬剤師が十分に活用されていないことを指摘し，高度な知識・技能を有する薬剤師が増加している状況も踏まえ，薬剤師の活用を促すべきであるとしている。また，薬局と医療機関が連携してチーム医療を推進するためには，患者の状況に関する正確な情報が必要であり，相互の情報共有が重要である。

○ 平成20年6月に厚生労働省が出した「安心と希望の医療確保ビジョン」においても，在宅医療における薬局の取組みについて，地域における医薬品等の供給体制や，医薬品の安全かつ確実な使用を確保するための適切な服薬支援を行う体制の確保・充実に取り組むべきとされている。

○ また，薬局については，医療法に基づく医療提供施設として，調剤を中心とした医薬品や医療・衛生材料等の提供の拠点（在宅医療の提供を含む）としての役割にとどまらず，薬物療法に併せて，後発医薬品の使用促進や残薬の解消といった社会保障費の適正化にかかる観点での積極的な関与も求められている。

○ さらに，平成25年6月に閣議決定された日本再興戦略では，「薬局を地域に密着した健康情報の拠点として，一般用医薬品等の適正な使用に関する助言や健康に関する相談，情報提供を行う等，セルフメディケーションの推進のために薬局・薬剤師の活用を促進する。」とされており，薬局は地域に密着した健康情報の拠点として，セルフメディケーションの推進のために，一般用医薬品等の適正な使用に関する助言や健康情報に関する相談，情報提供等を実施することが求められている。

○ 薬局は，当該薬局で購入される一般用医薬品や調剤した医療用医薬品について，個別に相談・助言を行うのみではなく，当該患者の治療歴に加えて患者の健康食品等の摂取歴やその背景事情等を把握した上で，薬物療法を主としたトータルな薬学的管理に基づいた助言等を行うなど，患者の薬物療法全般の責任者としての役割を持つことが望ましい。

○ その一方で，調剤を中心とした医療用医薬品の供給のみを行い，一般用医薬品や衛生材料等の供給を担っていない薬局も増加し，また，医療機関の近隣に薬局を設置し，特定の医療機関から発行される処方箋を応需することがほとんどであるいわゆる門前薬局も散見され，求められる薬局の姿と大きく異なってきている。

○ 以上のような近年の社会情勢の変化を踏まえて，改めて，薬局として求められる機能とその姿について，以下のとおりまとめる。

薬局の求められる機能とあるべき姿

1. 薬局が備えるべき基本的体制について

薬局は調剤や医薬品等の供給を通じて国民に対し良質かつ適切な医療を行うよう努めなければならず，高齢化の進展等の社会情勢を踏まえると，次の事項を満たすべきである。

(1) 薬局が受けるべき許可等

・保険薬局の指定のみならず，各種公費医療制度（自立支援，生活保護等）による指定等を受けていること。

・麻薬小売業者の免許，高度管理医療機器販売業の許可及び管理医療機器の販売業・貸与業の許可を受けていること。また，毒物劇物一般販売業の登録を受けていることが望ましい。

(2) 薬局の開局時間

・近隣の医療機関にあわせた開局時間では，地域における薬局としての必要な機能を果たすことが困難であるため，患家（居宅）において薬剤管理指導業務（以下「在宅薬剤管理指導」という。）を行う小規模薬局を除いて，原則として，薬局は，午前8時から午後7時までの時間帯に8時間以上連続して開局していること。

・開局時間以外であっても，緊急時等に対応できる体制として，休日・夜間等における緊急時等の連絡先を患者に情報提供するとともに，自薬局で対応できない場合には，他の薬局と連携し，休日・夜間等の対応が可能である体制を整備していること。

特に，在宅薬剤管理指導の充実を図る観点等から，個々の薬局における休日・夜間等の緊急時等への対応の即応性を考慮すると，24時間対応可能な体制を整えることはより望ましいものと考えられる。

(3) 医薬品等の備蓄

・地域のニーズに対応し，処方箋を円滑に受け入れることができるとともに，後発医薬品の積極的な使用の妨げとならないよう，必要な医薬品を備蓄・供給できる体制を構築していること。

・在宅医療で用いられる医療・衛生材料等の販売を行っていること。

・介護用品の販売又はその購入希望者に対して販売先を紹介できる体制が整備されていること。

・当該薬局に備蓄がなく，また，医薬品の卸売販売業者にも在庫がないため即時納品が

できない場合でも，近隣の薬局から調達できる体制を整備していること。

- 第1類医薬品を含む一般用医薬品（強心薬，解熱鎮痛消炎薬，総合感冒薬，鎮咳去痰剤，鼻炎用内服薬，胃腸薬，整腸剤・止瀉薬，便秘薬，アレルギー用薬，ビタミン薬，点鼻薬，点眼薬，うがい薬，シップ薬，殺菌消毒薬等）を販売していること。（今後新設される要指導医薬品も同様の取扱いとする。）

(4) 薬局が備えるべき構造・設備

- 十分な広さの調剤室を確保していること。
- 十分な広さの待合室を確保していること。
- 高齢者，障害者等の移動等の円滑化の促進に関する法律（バリアフリー法）に基づく建築物移動等円滑化基準に準じた構造であること。
- 服薬指導等における患者の症状や体調の確認等に伴い，それらの情報が他の患者に漏れ聞こえる場合があることを踏まえ，同時刻に複数の患者が来局することが想定される薬局においては，服薬指導等における患者とのやりとりが他の患者に聞こえないようパーテーション等で区切られ，独立したカウンターにおいて服薬指導等を行っていること。
- 薬局敷地内を全面禁煙とする措置又は受動喫煙の害を排除・減少させるための環境づくり（分煙）がとられていること。
- クリーンベンチ等，無菌調剤を実施できる設備を有していること（他の薬局との共同利用も含む）。
- 業務に必要な最新の書籍やインターネット環境の整備，独立行政法人医薬品医療機器総合機構による医薬品医療機器情報配信サービス（PMDAメディナビ）への登録等，医薬品等の情報の収集・管理体制を整備していること。

(5) 地域医療における役割

- 地域の医師会，歯科医師会，薬剤師会等と連携をとり，普及啓発活動や研修事業など，地域保健医療に貢献していること。また，医療機関との間での更なる情報共有に努めるとともに，薬局で得られた患者の服薬状況や副作用の発現状況等の情報を医師等へフィードバックするよう努めること。
- 災害時への対応として，事前に地域の拠点薬局等と連携し，災害時の医薬品等の供給拠点機能を果たせること。
- 地域の薬事衛生，環境衛生の維持向上のために実施されている各種事業に参加していること。
- 不要な医薬品や使用済みの注射針の所有に伴う健康被害の未然防止及び廃棄物の適切な処理の観点から，地方自治体と連携し，患者から，使用期限が過ぎた医薬品や使用済みの注射針等の受入れ，回収等を行い，それらを適切に廃棄していること。

(6) 薬局の人的機能

- 勤務薬剤師が，調剤に伴う手技（無菌調剤に係る手技等）や技能の向上，薬物療法の

個別最適化，効果や副作用の確認等に必要な薬理学，製剤学，薬物動態学，フィジカルアセスメント等についての最新情報の収集，医療を中心とした社会保障制度等（医療，保健，介護，福祉等）に関する理解の向上，又は来局者の臨床症状や相談内容から適切な一般用医薬品の選択や生活上の指導を行うのに必要な能力の向上等，薬剤師としての業務内容の向上に資する生涯学習に積極的に取り組んでいること。また，各種認定薬剤師・専門薬剤師の取得をすることが望ましい。

・薬局開設者は月1回以上の頻度で，勤務薬剤師に業務内容の向上に資する研修等を受講させる機会を設けること。

・薬局の管理者（管理薬剤師）はその薬局に勤務する薬剤師等を監督し，その薬局の構造設備及び医薬品等の管理等を行う立場であることから，薬局業務において5年以上の経験を有するとともに，薬剤師認定制度認証機構により認証された研修認定制度による認定薬剤師又はそれと同程度の認定を持っている者であること。

2. 薬局における薬物療法（薬学的管理）の実施について

薬局は国民が自由に選択するものであるが，患者の薬物療法（薬学的管理）については，患者との信頼関係を構築し継続的に実施するとともに，次の事項に取り組んでいるべきである。

(1) 薬学的管理

・副作用の発現状況や期待される効能の発現状況の確認を行い，薬学的見地から処方せんを確認し，医師に対し疑義照会を行うとともに，薬剤の変更や減量等の提案を行っていること。

・特に，緩和ケアにおける医薬品の適正使用の確保も念頭に，麻薬・向精神薬が処方されている患者に対しては，薬学的管理とともに，残薬の適切な取扱方法も含めた保管取扱い上の注意等に関し必要な指導もあわせて行っていること。

・飲み忘れ，飲み残し等による残薬を確認していること。

・飲み残し等が生じていることが確認された場合には，当該残薬の使用期限等を確認した上で，新たに調剤する当該医薬品の量を減量する等，残薬を解消するよう取り組んでいること。なお，その際には，残薬が生じる原因を考察し，患者への服薬指導や疑義照会の上，薬剤の変更を行う等の対処を併せて行い，その過程の記録を残していること。

・一定期間を超える長期処方について，薬学的管理を充実させる観点から，処方内容を分割し調剤するなどにより，定期的に，服薬状況，薬物療法の効果，患者の副作用の発現状況の確認等を行っていること。

・お薬手帳の積極的な活用等，患者のアドヒアランス向上への取組みを行っていること。

・一般用医薬品の販売の際には，購入される一般用医薬品のみに着目するのではなく，購入者の薬物療法の治療歴や医療用医薬品の使用状況，その背景事情等を把握した上で情報提供を行い，必要に応じて医療機関へのアクセスの確保を行っていること。な

お，医療用医薬品を調剤する際には，一般用医薬品の使用状況等を把握した上で行うべきであることは，いうまでもない。（今後新設される要指導医薬品も同様の取扱いとする。）

(2) 在宅医療への取組み

・在宅薬剤管理指導を実施していること。

・在宅薬剤管理指導の実施が可能である旨掲示するとともに，患者や地域住民に対して広報を行い，また，近隣の医療機関，介護事業者，自治体に周知を行っていること。

・在宅薬剤管理指導に当たっては，他職種との情報共有を行うなど，連携して在宅医療の実施に取り組んでいること。

・在宅薬剤管理指導の実施に当たっては，その業務量に鑑み，薬剤師1人につき，1日当たりの患者数が過剰な人数にならないよう，適切な人数までとするべきである。

・退院し，居宅における医療を受ける患者で，在宅薬剤管理指導を受ける必要がある場合には，退院時に医療機関の薬剤師から，患者の薬剤使用歴，処方設計の背景事情，服薬状況等，退院後に在宅薬剤管理指導を実施するために必要な情報提供を受けるよう努めること。

(3) 後発医薬品の使用促進

・薬学的管理に併せて，社会保障費（医療費）の適正化の観点から，患者に対し，後発医薬品の理解普及を図り，使用を積極的に促進していること。

・「後発医薬品のさらなる使用促進のためのロードマップ」（厚生労働省）を踏まえて，調剤される医薬品に占める後発医薬品の数量シェア（※）が60%を超えていること。

※後発医薬品の数量シェア＝［後発医薬品の数量］／（［後発医薬品のある先発医薬品の数量］＋［後発医薬品の数量］）

(4) 健康情報拠点としての役割

・地域住民が日常的に気軽に立ち寄ることができるという薬局の特性を活かし，薬局利用者本人又はその家族等からの健康や介護等に関する相談を受け，解決策の提案や適当な行政・関係機関（当該地域の市役所等の相談窓口，医療機関，保健所，福祉事務所，地域包括支援センター等）への連絡・紹介を行っていること。

・栄養・食生活，身体活動・運動，休養，こころの健康づくり，飲酒，喫煙など生活習慣全般に係る相談についても応需・対応し，地域住民の生活習慣の改善，疾病の予防に資する取組みを行っていること。

・薬剤師が医療・保健・福祉・介護等に関する知識を十分に有するよう，介護支援専門員など，各種資格を取得することが望ましい。

(5) その他の備えるべき機能

・薬事法第77条の4の2第2項に基づき，医薬品等に係る副作用等の報告を行っていること。

4. 患者のための薬局ビジョン
～「門前」から「かかりつけ」，そして「地域」へ～

平成27年10月23日，厚生労働省

第1　はじめに

1　医薬分業のこれまでの経緯

- ○　医薬分業とは，医師と薬剤師がそれぞれの専門分野で業務を分担し国民医療の質的向上を図るものであり，医師が患者に処方箋を交付し，薬局の薬剤師がその処方箋に基づき調剤を行うことで有効かつ安全な薬物療法の提供に資するものである[1]。

- ○　我が国では，医薬分業の推進により，処方箋受取率[2]（外来患者に係る院外処方の割合を示すいわゆる医薬分業率）が昭和50年頃から徐々に上昇し，平成26年度には68.7％に至っている。

- ○　医薬分業の意義としては，薬局の薬剤師が患者の状態や服用薬を一元的・継続的に把握し，処方内容をチェックすることにより，複数診療科受診による重複投薬，相互作用の有無の確認や，副作用・期待される効果の継続的な確認ができ，薬物療法の安全性・有効性が向上することがまず挙げられる。

  例えば，処方内容のチェックに関しては，薬局が受け付ける年間7.9億枚の処方箋のうち約4,300万枚相当の処方箋について薬剤師から医師への疑義照会が実施されている（平成25年度）[3]。

  また，院内処方に比べ，患者が薬をもらうための待ち時間の短縮が図られるとともに，薬の効果，副作用等について丁寧な服薬指導が可能となっている。

  さらに，約9割の薬局は交付する医薬品の減量を行っており，そのきっかけは薬剤師から患者への提案が約4割であるなど，残薬の解消にも貢献している[4]。

- ○　また，後発医薬品の使用促進や，薬剤師の在宅医療への積極的な取組，専ら医学的観点からの処方の推進が図られることにより，医療保険財政の効率化等にも貢献している。

  例えば，薬局における後発医薬品の使用割合が上昇しているが（平成25年4月：

1　平成26年版厚生労働白書など

2　社会保険診療報酬支払基金統計月報及び国保連合会審査支払業務統計を基に日本薬剤師会が集計したものであり，薬局で受け付けた処方箋枚数÷（医科診療（入院外）日数×医科投薬率＋歯科診療日数×歯科投薬率）により算出される。

3　平成25年度厚生労働省保険局医療課委託調査「薬局の機能に係る実態調査」

4　残薬を放置しておくことは，患者が服用すべき薬と混同する等安全性上の懸念がある。平成25年度厚生労働省保険局医療課委託調査「薬局の機能に係る実態調査」

46.5％→平成27年3月：58.4％），患者が後発医薬品に変更したきっかけは，約7割が薬剤師からの説明となっている[5]（後発医薬品の置換えによる適正化額の推計は約4,000億円（平成23年度）[6]）。また，在宅医療での残薬管理により，薬剤費の削減効果が見込めるとの報告（後期高齢者で推計約400億円）がある[7]。

2 医薬分業に対する指摘及び規制改革会議等の動き

○ 上記のように，薬物療法の安全性・有効性の向上やそれに伴う医療保険財政の効率化といった医薬分業の意義は大きく，処方箋受取率は一貫して上昇してきた。

しかしながら，その一方で，患者が受診した医療機関ごとに近くの薬局で調剤を受ける機会も多い中，医薬分業における薬局の役割が十分に発揮されていないとする指摘も見られた。

○ 平成27年3月の公開ディスカッションを契機に，規制改革会議の第三期の検討において，「医薬分業推進の下での規制の見直し」が取り上げられたが，その議論においても，以下のような問題が指摘された。

・ 医療機関の周りにいわゆる門前薬局が乱立し，患者の服薬情報の一元的な把握などの機能が必ずしも発揮できていないなど，患者本位の医薬分業になっていない。

・ 医薬分業を推進するため，患者の負担が大きくなっている一方で，負担の増加に見合うサービスの向上や分業の効果などを実感できていない。

○ こうした問題に対応するため，「規制改革に関する第3次答申」（平成27年6月16日規制改革会議）や「規制改革実施計画」（平成27年6月30日閣議決定）では，以下のような内容が盛り込まれた。

・ 地域包括ケアの推進において，薬局及び薬剤師が薬学的管理・指導を適切に実施する環境を整える観点から，かかりつけ薬局の要件を具体的に明確化するなど，薬局全体の改革の方向性について検討すること。

・ 薬局の機能やサービスに応じた診療報酬となるように，調剤報酬の在り方について抜本的な見直しを行い，サービスの質の向上と保険財政の健全化に資する仕組みに改めること。門前薬局の評価を見直すとともに，患者にとってメリットが実感できる薬局の機能は評価し，実際に提供したサービスの内容に応じて報酬を支払う仕組みに改めるなど，努力した薬局・薬剤師が評価されるようにすること。

・ 薬局においてサービス内容とその価格を利用者に分かりやすく表示し，利用者が薬局を選択できるようにすること。

---

5 「平成26年度診療報酬改定の結果検証に係る特別調査「後発医薬品の使用促進策の影響及び実施状況調査」」

6 平成25年11月20日中央社会保険医療協議会薬価専門部会資料

7 平成19年度老人保健事業推進費等補助金「後期高齢者の服薬における問題と薬剤師の在宅患者訪問薬剤管理指導ならびに居宅療養管理指導の効果に関する調査研究」

- ・ 今後の医薬分業推進における政策目標や評価指標を明確化し，PDCAサイクルでの政策評価を実施し，制度の見直しに反映させること。
- ○ また，以下のような問題など，国民からの薬剤師・薬局への信頼を揺るがしかねない事案も発生しており，薬剤師・薬局のあり方自体が大きく問われる状況となっている。
  - ・ 薬局において，薬剤服用歴を記録することなく診療報酬上の薬剤服用歴管理指導料を算定していたとされる薬剤服用歴（薬歴）の未記載問題。関係団体における自主点検の結果，平成26年に算定された処方箋について，1,220の薬局で81万件超の薬剤服用歴の未記載が確認された。
  - ・ 薬局において，薬剤師以外の者が軟膏剤の混合を行っていたとされる無資格調剤問題[8]

3 薬局ビジョン作成の趣旨

- ○ こうした状況を踏まえ，平成27年5月26日の経済財政諮問会議において，厚生労働大臣から，医薬分業の原点に立ち返り，57,000の薬局を患者本位のかかりつけ薬局に再編するため，年内に「患者のための薬局ビジョン」を策定する旨が表明された。
  また，「経済財政運営と改革の基本方針2015」（平成27年6月30日閣議決定）においても，かかりつけ薬局の推進のため，薬局全体の改革について検討することが明記された。
- ○ 本ビジョンは，上記の経緯を踏まえ，患者本位の医薬分業の実現に向けて，かかりつけ薬剤師・薬局の今後の姿を明らかにするとともに，団塊の世代が後期高齢者（75歳以上）になる2025年，更に10年後の2035年に向けて，中長期的視野に立って，現在の薬局をかかりつけ薬局に再編する道筋を提示するものである。
- ○ ここで，「患者のための」としているのは，本ビジョンが「患者・住民にとって真に必要な薬局の機能を明らかにする」ものであるとともに，医薬分業が本来目指す，患者・住民が医薬品，薬物療法等に関して安心して相談でき，患者ごとに最適な薬物療法を受けられるような薬局のあり方を目指すことを指している。
- ○ 患者本位の医薬分業を実現するという本ビジョンの趣旨・目的に即し，ビジョン全体を貫く基本的な考え方は，以下の通りである。
  - ① ～立地から機能へ～
    - ・ いわゆる門前薬局など立地に依存し，便利さだけで患者に選択される存在から脱却し，薬剤師としての専門性や，24時間対応・在宅対応等の様々な患者・住民のニーズに対応できる機能を発揮することを通じて患者に選択してもらえるよ

---

8 薬局における調剤業務については，薬剤師法（昭和35年法律第146号）第19条により，薬剤師でない者が，販売又は授与の目的で調剤してはならないとされている。

うにする。

② ～対物業務から対人業務へ～

・　患者に選択してもらえる薬剤師・薬局となるため，専門性やコミュニケーション能力の向上を通じ，薬剤の調製などの対物中心の業務から，患者・住民との関わりの度合いの高い対人業務へとシフトを図る。

③ ～バラバラから1つへ～

・　患者・住民がかかりつけ薬剤師・薬局を選択することにより，服薬情報が1つにまとまり，飲み合わせの確認や残薬管理など安心できる薬物療法を受けることができる。

・　薬剤師・薬局が調剤業務のみを行い，地域で孤立する存在ではなく，かかりつけ医を始めとした多職種・他機関と連携して地域包括ケアの一翼を担う存在となる。

第2　かかりつけ薬剤師・薬局の今後の姿

1　かかりつけ薬剤師・薬局が持つべき機能

（1）かかりつけ薬剤師・薬局の意義

○　医薬分業の本旨は，薬剤師による処方内容のチェックを通じた医薬品の適正使用である。薬物療法の有効性・安全性を確保するためには，服薬情報の一元的・継続的な把握等が必要であることからすると，かかりつけ薬剤師・薬局は医薬分業の原点そのものであると言える。

○　複数の医療機関・診療科を受診した場合でも，患者が日頃からかかりつけとなる薬剤師・薬局を選び，調剤を受けることで，服薬情報の一元的・継続的な把握とそれに基づく薬学的管理・指導が行われ，医薬分業が目指す安全・安心な薬物療法を受けることが可能になる。

○　こうした医薬分業の本旨を踏まえると，かかりつけ薬剤師・薬局は，地域における必要な医薬品（要指導医薬品等[9]を含む。）の供給拠点であると同時に，医薬品，薬物治療等に関して，安心して相談できる身近な存在であることが求められ，また，患者からの選択に応えられるよう，かかりつけ医との連携の上で，在宅医療も含め，患者に安全で安心な薬物療法を提供するとともに，地域における総合的な医療・介護サービス（地域包括ケア）を提供する一員として，患者ごとに最適な薬学的管理・指導を行うことが必要である。

○　薬剤師・薬局は，本来，高い倫理性と使命感を持ち，公共性を発揮することが求められている存在であることを忘れてはならない。薬剤師は，調剤，医薬品の供給その他薬事衛生をつかさどることによって，公衆衛生の向上及び増進に寄与し，もって国

9　医薬品医療機器法上の要指導医薬品及び一般用医薬品を指す。

民の健康な生活を確保することが求められているが（薬剤師法（昭和35年法律第146号）第1条），医療法（昭和23年法律第205号）において，薬剤師は医師や歯科医師，看護師とともに「医療の担い手」として明記され，医療の基本理念に基づき，患者に対して良質かつ適切な医療を行うよう努めなければならないこととされた。さらに，平成25年の薬剤師法の改正により，薬剤師に対する調剤時の患者等への服薬指導義務が導入されたことは，「医療の担い手」としての位置づけが一層明確にされたものである。

○　同じく医療法において，薬局は病院や診療所と同様「医療提供施設」とされ，地域医療における法律上の責務が課されている。その具体的な形の1つとして，地域包括ケアシステムの一員として，患者の状態の継続的な把握，服薬情報等に関する処方医へのフィードバック，残薬管理や処方変更の提案等を通じて，地域の医療提供体制に更に貢献することが期待されていることを，薬局開設者や薬局の管理者である管理薬剤師は肝に銘ずるべきである。薬局開設者と管理薬剤師は，医薬品，医療機器等の品質，有効性及び安全性の確保等に関する法律（昭和35年法律第145号。以下「医薬品医療機器法」という。）に定められた責務を改めて自覚し，個々の薬剤師がこうした活動が容易にできる環境整備に努めなくてはならない。

○　保険薬局及び保険薬剤師については，保険薬局及び保険薬剤師療養担当規則（昭和32年厚生省令第16号）上，療養の給付あるいは調剤に当たり，健康保険事業の健全な運営を損なうことのないよう努めなければならないとされている。国民医療費において，調剤技術料が1.8兆円，薬剤料が5.4兆円に達し[10]，公的保険制度の運営に対する責務も増しており，流通改善を始めとする保険事業の適正な運営に資する取組を率先して行うことが求められる[11]。

○　薬剤師が，「かかりつけ」としての役割・機能を発揮するためには，調剤業務など薬局内業務だけではなく，在宅医療やアウトリーチ型健康サポートなど薬局以外の場所での業務を行う必要があるが，こうした業務を成功させる基盤として，かかりつけ医を始めとした多職種・他機関と連携することはもとより，積極的に地域活動に関わり，地域に溶け込み，信頼を得る必要がある。

(2) かかりつけ薬剤師とかかりつけ薬局の関係

○　医薬分業のメリットを改めて患者の立場から説明すると，以下のように示すことができる。

　ア　服用歴や現在服用中の全ての薬剤に関する情報等を一元的・継続的に把握し，次

10　「調剤医療費（電算処理分）の動向〜平成26年度版〜」（厚生労働省）
11　「医療用医薬品の流通改善の促進について（提言）」（平成27年9月，医療用医薬品の流通改善に関する懇談会）参照。

のような処方内容のチェックを受けられる

・複数診療科を受診した場合でも，多剤・重複投薬等や相互作用が防止される。

・薬の副作用や期待される効果の継続的な確認を受けられる。

イ　在宅で療養する場合も，行き届いた薬学的管理が受けられる。

ウ　過去の服薬情報等が分かる薬剤師が相談に乗ってくれる。また，薬について不安なことが出てきた場合には，いつでも電話等で相談できる。

エ　かかりつけ薬剤師からの丁寧な説明により，薬への理解が深まり，飲み忘れ，飲み残しが防止される。これにより，残薬が解消される。

○　患者がこうした医薬分業のメリットを享受できるようにするためには，薬局において，単に服薬情報を管理しているだけではなく，患者の過去の副作用情報の把握や在宅での服薬指導等，日頃から患者と継続的に関わることで信頼関係を構築し，薬に関していつでも気軽に相談できる，かかりつけ薬剤師がいることが重要である[12]。

　また，薬剤師としても，かかりつけとしての役割の下で，患者の生活を支える専門職としての覚悟を持ち，24時間対応や在宅対応を含めた臨床の担い手となることが強く求められる。

○　一方で，多くの薬局では，複数の薬剤師が勤務し，組織として業務が行われている[13]。

　また，医薬品医療機器法においても，薬局については，管理薬剤師が，保健衛生上支障を生ずるおそれがないように，薬局開設者に必要な意見を述べながら，勤務薬剤師等の監督や薬局の構造設備及び医薬品等の管理を行うなど薬局の業務について必要な注意を行うこととされ，また，薬局開設者は管理薬剤師の意見を尊重することとされている。

　さらに，薬局開設者は，医薬品の管理の実施方法に関する事項や医薬品の販売・授与の実施方法について定められた遵守事項に沿って薬局の運営を行う必要があり，このほか保健衛生上の危害防止の観点から，薬局の構造設備や業務体制に関する基準も定められているなど，薬剤師が調剤や服薬指導等を行う場所としての薬局自体の適切性が求められている。

○　このような薬局の業務実態等を踏まえると，かかりつけ薬剤師がその役割を発揮し，患者が医薬分業のメリットを十分に感じられるようにするためには，組織体としての薬局が以下のような業務管理を行うことが求められる。

ア　服薬指導等を行う薬剤師の担当制などの適切な勤務体制の確保

イ　薬剤師の育成・資質確保（患者とのコミュニケーション能力や在宅対応に関する

12　かかりつけ薬剤師については，「地域の住民・患者から信頼される『かかりつけ薬剤師』『かかりつけ薬局』の役割について」（平成27年9月日本薬剤師会）においても同様の定義づけが行われている。

13　平成24年度診療報酬改定結果検証に係る特別調査（平成25年度調査）によると，常勤換算した場合の1店舗あたり薬剤師数が2人以上の薬局は65.6％。

　　研修等）

　ウ　医療機関を始めとした，関係機関との連携体制の構築

　エ　調剤事故やインシデント事例の発生を防ぐための安全管理体制の確保

○　また，その構造設備等に関しても，来局者がかかりつけ薬剤師に気軽に相談できるスペースの確保や，患者の医薬品ニーズに適時適切に対応できるようにするための必要な医薬品の備蓄・保管，品質管理等を行うことが求められる。

○　かかりつけ薬剤師を配置し，その機能を発揮させるためには，薬局が組織体として上記のような業務管理体制や構造設備等を有していることが不可欠であり，こうした機能を持つ薬局がかかりつけ薬局と位置づけられる。

(3) かかりつけ薬剤師・薬局が必要となる患者像

○　かかりつけ薬剤師・薬局の意義を踏まえれば，高齢者をはじめ，生活習慣病などの慢性疾患を有する患者，重篤あるいは希少な疾患等で高度な薬学的管理が必要な患者，妊婦や乳幼児など，服薬情報の一元的・継続的な把握の必要性が高い患者については，特に，かかりつけ薬剤師・薬局を自ら選択してもらうことが重要である。

○　また，生活習慣病の予備群を始め日常の健康管理が求められる層にとっても，要指導医薬品等や健康食品の安全かつ適正な使用に関する助言や，日頃からの健康管理に関する支援を受けるため，かかりつけ薬剤師・薬局を選ぶことが望ましい。

○　住民自らがかかりつけ薬剤師・薬局を選択することを当たり前なものとして普及・定着させていくためには，医薬関係団体や保険者等とも連携・協力し，医薬分業の意義や，そのメリットを享受するためにかかりつけ薬剤師・薬局を選ぶことの必要性を積極的に周知することが求められる。

　　また，患者がかかりつけ薬剤師を選択するに当たっては，当該薬剤師の勤務状況等を適切に情報提供すること等により，患者が自らの希望に応じて適切にかかりつけ薬剤師を選択できるよう配慮することが必要である。

○　このように，かかりつけ薬剤師・薬局は，個々人のニーズやライフスタイル，治療中の主な疾病等に応じて患者自らが選択するものであり，身近な地域のみならず職場の近くや医療機関の近隣であっても，下記 (4) で示すような機能を有する場合は，かかりつけ薬剤師・薬局となり得る。

　　ただし，今後高齢化が更に進展する過程で，高齢者を始めとする住民の多くが，地域で在宅医療を含めた必要な医療や在宅介護サービスを受けるようになることを考慮すると，地域包括ケアが推進される中で，やがては多くの住民が地域の身近な薬剤師・薬局をかかりつけ薬剤師・薬局として選択していくことになると考えられる。

(4) かかりつけ薬剤師・薬局が持つべき3つの機能

○　薬剤師・薬局においては，上記 (3) で示したような様々な患者像からのかかりつ

けのニーズに応えられるよう，今後の地域包括ケアシステムの構築に合わせて，かかりつけ薬剤師・薬局として以下の機能を備えていくことが必要である。

① 服薬情報の一元的・継続的な把握とそれに基づく薬学的管理・指導

○　患者が副作用等の継続的な確認を受けられたり，多剤・重複投薬や相互作用が防止されるようにするためには，かかりつけ薬剤師・薬局に，服薬情報を一元的・継続的に把握してもらい，それに基づき適切な薬学的管理や指導を受けることが非常に重要である。

○　このため，かかりつけ薬剤師・薬局は，主治医[14]との連携，患者に対する丁寧なインタビュー，患者に発行されたお薬手帳の内容の把握等を通じて，当該患者がかかっている全ての医療機関を把握し，要指導医薬品等を含めた服薬情報を一元的・継続的に把握するとともに，それに基づき適切に薬学的管理・指導が行われるよう，薬歴への記録を含めて取り組むことが不可欠である。

　　その際，患者に対しては，お薬手帳の意義・役割を説明し，その活用を促すとともに，1人の患者が複数のお薬手帳を所持している場合には，お薬手帳の1冊化・集約化に努めることが必要である[15]。

○　また，かかりつけ薬剤師・薬局を選んでいない患者に対し，その意義・役割や適切な選び方を説明したり，かかりつけ薬剤師を適切に選択できるような業務運営体制を整備することにより，かかりつけ薬剤師・薬局を選ぶよう促す取組が重要であるとともに，かかりつけ薬剤師・薬局以外で薬剤が交付される場合には，かかりつけ薬剤師・薬局における服薬情報の一元的・継続的把握等が可能となるよう，適切に協力することが望まれる。

② 24時間対応・在宅対応

○　地域包括ケアシステムの中で，かかりつけ薬剤師は，薬局の開局時間内に限らず薬物療法に関する相談を患者から受けたり，場合によっては調剤や在宅対応を求められることが想定される[16]。薬局としても，かかりつけ薬剤師がこうした対応を行えるよう，地域包括ケアの一環として，夜間・休日を含め，電話相談や調剤等の必要な対応

14　診療報酬の地域包括診療料・地域包括診療加算においては，医療機関は，①他の医療機関と連携の上，患者がかかっている医療機関を全て把握するとともに処方されている医薬品をすべて管理し，カルテに記載すること，②院外処方を行う場合には，当該患者が受診している医療機関のリストを処方せんに添付して患者に渡すことにより，当該薬局に対して情報提供を行うこと等が算定要件とされている。

15　調剤報酬の薬剤服用歴管理指導料の算定要件においては，「保険医療機関や他の保険薬局から交付されたものも含め，複数の手帳を所有していないか確認するとともに，所有している場合は患者の意向を確認した上で，できるだけ同一の手帳で管理できるよう，保険薬局は1冊にまとめるなどに努める。」とされている。

（24時間対応）を行う体制を確保することが求められる。

○ 24時間対応については，およそ20年前から，保険診療における貢献の評価の一指標として，薬局における「開局時間外の対応」が位置づけられており，これまでの取組を通じ，既に半数以上の薬局において夜間・休日の時間帯に患者の様々な相談等に応えることが可能となっている[17]。

○ 具体的には，まず，開局時間については，医療機関を受診した患者が薬をスムーズに受け取れるよう，少なくとも，特定の医療機関のみに合わせるのではなく，地域に所在する医療機関全体の診療時間に合わせて薬局が開局していることが必要となる。

このため，薬局は，原則として平日の開局日には連続して開局（午前8時から午後7時までの時間帯に8時間以上）するほか[18]，地域の医療機関全体の診療時間やその薬局の機能[19]に応じて開局時間を設定することが望ましいものと考えられる。

○ また，夜間・休日であっても，子どもを持つ親や，妊娠中・授乳中の女性などを中心に，薬の副作用や飲み間違い，服用のタイミング等に関する電話相談のニーズは高い。

このため，開局時間外にも随時電話相談を行えるよう，当該患者の状態を把握しているかかりつけ薬剤師（かかりつけ薬剤師が対応できない時間帯がある場合にはかかりつけ薬剤師と適切に情報共有している薬剤師を含む。）が相談等に対応できるようにすることが必要である。

○ さらに，夜間においても，例えば在宅患者の症状が悪化した場合など，緊急に調剤を行うことが必要な場合に必要となる対応を行う機能が求められる。

○ 一方，在宅患者への対応としては，入院から外来，施設から在宅への流れの中，認知症患者や医療密度の高い患者にとっては，在宅での薬学的管理が受けられることが今後ますます必要となることから，かかりつけ薬剤師・薬局においては，服薬アドヒアランス[20]の向上や残薬管理等の業務を始めとして，在宅対応に積極的に関与してい

---

16 薬局が備えるべき機能として，休日・夜間でも開局又は対応するなど地域のニーズに応じた体制がとられていることが「とても重要」又は「重要」と考える患者は61.5％にのぼる（平成26年度厚生労働省保険局医療課委託調査「薬局の機能に係る実態調査」）。また，75.5％の薬局が時間外／深夜／休日の調剤依頼に対応しており，このうち1ヶ月間で実際に対応した薬局は62.8％にのぼる（件数ベースでは時間外50.0％，深夜5.0％，休日30.5％であり，深夜に調剤を行うケースは少ない）（平成23年度厚生労働省保険局医療課委託調査「薬局のかかりつけ機能に係る実態調査報告書」）。

17 薬局の調剤基本料の加算である基準調剤加算について，現状で基準調剤加算1又は2を取得する薬局数は約3万施設と，全薬局数の半数以上を占めるに至っている。

18 「薬局の求められる機能とあるべき姿」（平成26年1月日本医療薬学会公表）においては，「近隣の医療機関にあわせた開局時間では，地域における薬局としての必要な機能を果たすことが困難であるため，（中略）原則として，薬局は，午前8時から午後7時までの時間帯に8時間以上連続して開局していること。」とされている。

19 例えば，下記（5）①の健康サポート機能を有する薬局であれば，地域住民の健康相談等に対応するため，土日にも一定時間開局していることが望ましい。

くことが必要となる。

○ その際，24時間調剤や在宅対応について，かかりつけ薬局単独での実施が困難な場合には，地区の薬剤師会が主導的な役割を発揮するなどして，近隣の薬局との連携体制の構築や，地区又は広域の薬剤師会のバックアップにより輪番で対応することが考えられる。ただし，この場合でも，単に対応可能な旨を標榜するのみならず，定期的に自局で24時間調剤・在宅対応を行うことが求められる。

○ さらに，へき地等の薬局で，近隣に他の薬局がなく，薬局間の連携を図ることが極めて困難な場合には，患者の在宅における状況の確認や当該薬局が対応困難な時間帯における患者からの相談の受付等に当たって，地域包括支援センターや訪問看護ステーション等とも連携するといったように，地域包括ケアシステムの中で柔軟な対応を図ることが必要となる。

○ 薬局の中には，開局時間外の対応や在宅業務の体制の整備を行っているものの，実際には在宅対応を行っていないところも存在している。

しかしながら，薬局における医療機関や訪問看護ステーションとの連携体制の整備状況や，介護支援専門員，訪問看護師との連携の状況などを見ても，薬局が地域包括ケアシステムにおいて役割を果たすためには，在宅対応を実際に行っていることが重要であることは明らかであり，単に体制が整備されているだけでは不十分であることに留意する必要がある[21]。

③ かかりつけ医を始めとした医療機関等との連携強化

○ かかりつけ薬剤師は，医師の処方内容をチェックし，適切に調剤を行うが，処方箋に疑義がある場合は，処方医に対して疑義照会を行うことをはじめとして，患者とのやりとりを通じて入手した情報をもとに，必要に応じ，処方医に対して処方提案を実施することが必要である。他方，かかりつけ薬局には，かかりつけ薬剤師がこうした活動を円滑に行えるよう，医療機関等との連携体制を備えておくことが求められる。

○ また，かかりつけ薬剤師は，調剤後も患者の状態を継続的に把握し，薬学的専門性の観点から気がついたことを含め服薬情報や副作用等の情報について，処方医への

---

20 「服薬アドヒアランス」とは，患者自身が服薬治療への積極的な参加を行い，理解して薬を服用すること。

21 例えば，「地域包括ケアシステムにおける薬局・薬剤師による薬学的管理及び在宅服薬支援の向上及び効率化のための調査研究事業報告書」（平成27年3月）によると以下のとおり。
・基準調剤加算の届出状況について，在宅対応を実施している薬局では「基準調剤加算2」（在宅を行っている医療機関と訪問看護ステーションとの連携等が要件となっている）を取得している割合が31.9%（非実施薬局は1.6%）。
・介護支援専門員との在宅患者に係る日常的な情報交換の状況について，「頻繁にしている」，「必要に応じてしている」が，在宅対応を実施している薬局では58.3%（全体では18.7%）。
・訪問看護師との在宅患者に係る日常的な情報交換の状況について，「頻繁にしている」，「必要に応じてしている」が，在宅対応を実施している薬局では47.2%（全体では15.6%）。

フィードバックを行うとともに，飲み残しがある場合には残薬管理を行ったり，処方の変更等を提案することが必要である。

○ この他，要指導医薬品等や健康食品の購入目的で来局した利用者からの相談はもとより，地域住民からの健康に関する相談に適切に対応し，そのやり取りを通じて，必要に応じ医療機関への受診や健診の受診勧奨を行うことや，地域の社会資源等に関する情報を十分把握し，地域包括支援センターや居宅介護支援事業所，訪問看護ステーションなどの地域包括ケアの一翼を担う多職種と連携体制を構築していることが重要である。

(5) 患者等のニーズに応じて強化・充実すべき2つの機能
① 健康サポート機能

○ 「日本再興戦略」（平成25年6月14日閣議決定）において，予防・健康管理の推進に関する新たな仕組みづくりとして，「薬局を地域に密着した健康情報の拠点として，一般用医薬品等の適正な使用に関する助言や健康に関する相談，情報提供を行う等，セルフメディケーションの推進のために薬局・薬剤師の活用を促進する。」と示された。

○ 「日本再興戦略 改訂2014—未来への挑戦—」（平成26年6月24日閣議決定）の中短期工程表においても，2015年度における「薬局・薬剤師を活用したセルフメディケーションの推進」と「充実した相談体制や設備などを有する薬局を住民に公表する仕組みの検討」が明記されている。

○ 昨今では，医療機関の周りのいわゆる門前薬局を中心に，調剤に偏重し，要指導医薬品等や衛生材料等を取り扱わない薬局が多いとの指摘もあるが，上記の趣旨を踏まえ，一定の薬局においては，かかりつけ薬剤師・薬局としての基本的な機能に加え，地域住民による主体的な健康の維持・増進を支援する機能（健康サポート機能）の発揮が期待される。

○ 今後，かかりつけ薬剤師・薬局としての機能に加えて積極的な健康サポート機能を有する薬局について，「健康サポート薬局」として住民に公表する仕組みを設けることで，薬局の積極的な取組を後押ししていく[22]。

○ 健康サポート薬局では，具体的には，以下のような取組を積極的に実施することになる。

　・ 地域住民による主体的な健康の維持・増進を積極的に支援するため，医薬品等の安全かつ適正な使用に関する助言を行う。

　・ 健康の維持・増進に関する相談を幅広く受け付け，必要に応じ，かかりつけ医を始め適切な専門職種や関係機関に紹介する。

22　健康サポート薬局の具体的な基準や，公表の仕組みについては，「健康サポート薬局のあり方について」（平成27年9月健康情報拠点薬局（仮称）のあり方に関する検討会報告書）を参照のこと。

- ・　地域の薬局の中で率先して地域住民の健康サポートを積極的かつ具体的に実施し，地域の薬局への情報発信，取組支援等を実施する。
- ○　また，健康サポート薬局には，以下のようなソフト面・ハード面を含めた要件を満たすことが求められる。
  - ア　関係機関[23]との連携体制
    - ・　要指導医薬品等に関する相談を含め，健康の維持・増進に関する相談を受けた場合に，利用者の了解を得た上で，かかりつけ医と連携し，受診勧奨に取り組むこと
    - ・　上記のほか，健康の維持・増進に関する相談に対し，あらかじめ連携体制を構築した関係機関への紹介に取り組むこと
  - イ　人員配置・運営
    - ・　相談対応や関係機関への紹介等に関する研修を修了し，一定の実務経験を有する薬剤師が常駐していること
    - ・　平日の開局日に連続して開局していることに加え，土日どちらかにも一定時間開局していること
    - ・　地域住民の健康サポートに関して具体的な取組[24]を行っていること
  - ウ　医薬品等の取扱い・設備
    - ・　要指導医薬品等，衛生材料，介護用品等について，利用者自らが適切に選択できるよう供給機能や助言の体制を有していること。その際，かかりつけ医との適切な連携や受診の妨げとならないよう，適正な運営を行っていること
    - ・　薬局内にプライバシーに配慮した相談窓口を設置していること
    - ・　健康サポート機能を有する薬局である旨や健康サポートの具体的な内容を薬局内外に表示していること

② 高度薬学管理機能

- ○　上記（3）で示したとおり，かかりつけ薬剤師・薬局は，個々人のニーズ等に応じて患者が選択するものであり，がんやHIV，難病のように，治療薬について，致死的な副作用のコントロールや服薬アドヒアランス，併用薬との相互作用を含む副作用や効果の発現状況に特段の注意を払う必要がある疾患を有する患者においては，専門的な薬物療法を提供可能な体制を構築している薬局を，かかりつけ薬局として選択する場合もあると考えられる。

23　医療機関，地域包括支援センター，訪問看護ステーションのほか，健診や保健指導の実施機関，市町村保健センターその他の行政機関，介護保険法における介護予防・日常生活支援総合事業の実施者等が想定される。
24　薬剤師のお薬相談会，健診の受診勧奨，認知症の早期発見，管理栄養士の栄養相談会等が想定される。

○　こうした薬局においては，かかりつけ薬剤師・薬局の機能に加え，上記の「専門的な薬物療法を提供可能な体制」，すなわち，学会等が提供する専門薬剤師のような，高度な知識・技術と臨床経験を有する薬剤師による高度な薬学的管理ニーズへの対応を図る機能（高度薬学管理機能）を発揮することが必要となる。

○　具体的には，がんやHIV，難病のような疾患を有する患者に対して，あらかじめ医療機関との間で対応要領を定め，次のような高度な薬学的管理ニーズへの対応を行うこと等が想定される。

・　抗がん剤服用時などに，発熱等の副作用が生じた際に，担当医への受診などの対応について助言する。

・　抗HIV薬服用患者の場合に，他の併用薬等の情報をもとに，適切な抗HIV療法を選択できるよう支援する。

○　高度薬学管理機能を有する薬局においては，専門医療機関とも連携を保ちながら，医師の処方意図を正確に理解した上で，患者に対する適切な薬学的管理を行うとともに，医療機関へ情報をフィードバックできる体制を構築するべきであり，そのためには，医療機関と共同で新たな治療薬や個別症例等に関する勉強会を定期的に開催するといった取組が望まれる。

○　また，かかりつけ薬剤師には，薬物療法に係る最新の知識を得るため，研修等を通じた生涯学習に取り組むことが求められるが，高度薬学管理機能を発揮するためには，学会等が提供する専門薬剤師の認定の仕組みなども活用し，より高度な知識や技能の修得を目指すことが望まれる。

(6)　かかりつけ薬剤師としての役割の発揮に向けて

○　上記 (4) (5) で示したかかりつけ薬剤師の役割を踏まえれば，薬剤師は，従来の対物業務から対人業務へとシフトを図ることが必要である。これまでは，調剤室での調製等，患者とは直接接しない業務が中心であった。

しかしこれからは，患者が医薬分業のメリットを実感できるよう，処方内容のチェック，多剤・重複投薬や飲み合わせの確認，医師への疑義照会，丁寧な服薬指導，在宅対応も通じた継続的な服薬状況・副作用等のモニタリング，それを踏まえた医師へのフィードバックや処方提案，残薬解消などの対人業務を増やしていく必要がある。

また，在宅医療の現場など薬局外での活動や，地域包括ケアにおける取組も求められる。このため，薬剤師が対人業務においてより専門性を発揮できるよう，業務の効率化を図るなど薬剤師・薬局業務の見直しを併せて行う必要がある。

○　また，患者・住民が，安心して薬や健康に関する相談に行けるようにするには，患者の心理等にも適切に配慮して相談に傾聴し，平易でわかりやすい情報提供・説明[25]を心がける薬剤師の存在が不可欠であり，かかりつけ薬剤師には，こうしたコミュニ

ケーション能力を高める取組が求められる。

○ 薬剤師が，こうした対人業務に関する専門性やコミュニケーション能力を向上さ
せ，かかりつけ薬剤師としての役割を果たせるよう，医薬関係団体や学会等が連携を
しながら，必要な研修の機会を積極的に提供することが求められる。また，医療機関
において，薬局薬剤師が研修を受ける機会が提供されることも重要である。

　他方，薬剤師自身も，高い職業意識と倫理観を持ち，こうした研修の機会や（公社）
薬剤師認定制度認証機構が認証する団体や大学などが提供する種々の薬剤師研修認定
制度等を活用して，常に自己研鑽に励み，最新の医療及び医薬品等の情報に精通する
など専門性を高めていく必要がある。

○ また，薬局の薬剤師が，処方内容の的確なチェックや医師への疑義照会，服薬指
導，副作用等のモニタリング，それを踏まえた医師へのフィードバックや処方提案等
をより効果的に行うためには，患者の同意の下，医療機関と薬局の間で，情報提供文
書の使用，処方箋・お薬手帳への記載等を通じ，臨床検査値や疾患名等の患者情報の
共有を図る取組を更に進めることが必要である[26]。

○ この他，薬剤師が適切に業務を行うためには，薬局の管理薬剤師が，保健衛生上支
障を生ずる恐れがないように，勤務薬剤師の監督や医薬品の管理などの薬局業務の適
正な運営に努めることや，薬局開設者が管理薬剤師の意見を尊重し，医薬品等の品
質，有効性及び安全性の確保並びにこれらの使用による保健衛生上の危害の発生及び
拡大の防止に努めることが求められる。

　また，薬局の薬剤師は，医薬品に関する安全性情報等を含め医薬品の最新情報[27]に
ついて迅速な情報収集に努めることも必要である。

2　薬局再編の全体像

（1）現在の薬局の概況

○ 医薬分業の進展を背景に，全国の薬局数はほぼ一貫して増加しており，平成25年
末時点では約57,000施設となっている。

　人口10万人あたりの薬局数は44.8で，都道府県別にみると，佐賀県が62.9と最も
多く，次いで山口県が58.2，広島県が57.3となっている。一方，福井県が34.5と最も

25　平成25年の薬剤師法改正により，薬剤師に対する調剤時の患者等への情報提供義務に加え，薬学
　的知見に基づく服薬指導義務が導入された（薬剤師法第25条の2）。
26　「平成26年度医療機関における医薬品安全性情報の入手・伝達・活用状況等に関する調査」（PMDA）
　によると，51.2％の病院において，院外薬局に対して臨床検査値等の検査結果や疾患名等の患者情報
　の提供が行われている。
27　「医薬品医療機器情報配信サービス（PMDAメディナビ）」を利用することにより，新たに発出さ
　れた医薬品・医療機器等の重要な安全性情報を迅速に入手することができる。
　https://www.pmda.go.jp/safety/info-services/medi-navi/0007.html

少なく，次いで京都府，奈良県が36.7であり，人口あたりの薬局数の都道府県格差は最大1.8倍となっている[28]。

○　薬剤師については，薬学部の定員増等を背景に増加しており，平成24年時点で28.0万人となっているが，その勤務先については，薬局の従事者が15.3万人，病院・診療所の従事者が5.3万人，その他が7.4万人となっており，中でも薬局の従事者の占める割合が年々高くなっている[29]。

　　また，医療技術の高度化，医薬分業の進展等に伴い，平成18年度より，薬剤師養成のための薬学教育は学部の修業年限が4年から6年に延長されている。この中で，実務実習の拡充（6か月程度）や医療薬学教育の充実が図られ，患者やかかりつけ医を始めとした多職種との積極的なやりとりを通じて地域で活躍する薬剤師が輩出されている。

○　薬局を立地上の特性から見ると，住宅街や商店街など街中に所在し，様々な医療機関からの処方箋を応需する薬局がある一方で，病院や診療所の近隣に立地し，これらの特定の医療機関からの処方箋を応需するいわゆる門前薬局が存在する。

○　門前薬局にも，診療所に対して1つ存在するマンツーマン薬局や，大病院の前で複数の店舗が林立しているものなど，色々なパターンがある。がんやHIVなどの専門医療機関に対応し，高度な薬学管理機能を果たしている薬局も存在するが，その一方で，服薬情報の一元的・継続的な把握とそれに基づく薬学的管理・指導という医薬分業のメリットが十分に感じられない薬局も多いという国民からの指摘もある。

○　また，患者・住民からの相談を受けて，役所等の相談窓口，保健所，福祉事務所，地域包括支援センター等への連絡・紹介を行っている薬局も少ない現状にある[30]。

(2) 2025年までに目指す姿

○　急速な高齢化が進む中で，団塊の世代が後期高齢者（75歳以上）になる2025年には，75歳以上人口の占める割合は18.1％に上昇し，認知症高齢者の数も700万人に達する[31]と見込まれている。

28　「平成25年度衛生行政報告例」（厚生労働省）

29　「平成24年医師，歯科医師，薬剤師調査」（厚生労働省）

30　「薬局における健康情報提供状況等に関する実態調査」（平成26年度厚生労働科学研究）によれば，過去半年間に，利用者本人又は家族等からの健康や介護等に関する相談を受け，適当な行政・関係機関（役所等の相談窓口，保健所，福祉事務所，地域包括支援センター等）への連絡・紹介を行った実績がある薬局が38.6％に対し，実績がない薬局が60.8％であった。また，「地域包括ケアシステムにおける薬局・薬剤師による薬学的管理及び在宅服薬支援の向上及び効率化のための調査研究事業」（平成26年度老人保健健康増進等事業）によれば，実績がある薬局が23.5％に対し，実績がない薬局が67.3％であった。

31　「認知症施策推進総合戦略～認知症高齢者等にやさしい地域づくりに向けて～（新オレンジプラン）」（平成27年厚生労働省）

○ こうした中，2025年を目途に，可能な限り住み慣れた地域で，自分らしい暮らしを人生の最期まで続けることができることを目的として，住まい・医療・介護・予防・生活支援が一体的に提供される地域包括ケアシステムの構築が推進されている。

○ 薬局においても，地域における既存の役割等も生かし，薬物療法に関して，こうした地域包括ケアシステムの一翼を担うことが重要であり，2025年までに，すべての薬局がかかりつけ薬局としての機能を持つことを目指す。

○ また，薬剤師についても，第1の1（6）で示したとおり，2025年までのなるべく早い時期に，従来の対物業務から，処方内容のチェック，多剤・重複投薬や飲み合わせの確認，医師への疑義照会，丁寧な服薬指導，在宅対応も通じた継続的な服薬状況・副作用等のモニタリング，それを踏まえた医師へのフィードバックや処方提案，残薬解消など，患者が医薬分業のメリットを実感できる対人業務へとシフトが進むことが期待される。

（3）2035年までに目指す姿

○ さらに，今から20年後である2035年に向けては，「保健医療2035提言書」（平成27年6月）にも示されているとおり，更に少子高齢化や人口減少が加速し，地方によっては，生活インフラが維持できなくなったり，財政困難に直面することが予測される。同時に，都市部においても急速な高齢化が進み，それを支える人材の確保が重要な課題となると見込まれる。

○ この時期には団塊の世代が85歳以上を迎えることになるが，加齢に伴うリスクが大きい認知症高齢者の数は800〜900万人に達すると見込まれ[32]，また，現状で85歳以上の高齢者の半数以上が要介護状態にあること[33]を踏まえると，高齢者の多くが地域の身近な医療機関を受診したり，在宅医療を受けることが想定される。

○ 「地域における医療及び介護の総合的な確保を推進するための関係法律の整備等に関する法律（平成26年法第83号）」（医療介護総合確保推進法）に基づき，都道府県においては，高度急性期，急性期，回復期，慢性期といった医療機能ごとに2025年の

---

[32] 「日本における認知症の高齢者人口の将来推計に関する研究」（平成26年度厚生労働科学研究）。また，上記資料によると，平成24年における年齢階級別の認知症有病率は次のとおり。

年齢 階級	65歳以上 70歳未満	70歳以上 75歳未満	75歳以上 80歳未満	80歳以上 85歳未満	85歳以上
男性／女性	1.9/2.4%	4.3/5.4%	9.6/12.0%	21.2/26.5%	47.1/58.9%

[33] 平成27年3月末における高齢者の要介護の割合（要介護（要支援）認定者数（厚生労働省「介護保険事業状況報告」）／年齢階層別の人口（総務省「人口推計」概算値））は次のとおり。

65歳以上 70歳未満	70歳以上 75歳未満	75歳以上 80歳未満	80歳以上 85歳未満	85歳以上
2.8%	6.2%	13.7%	29.0%	58.1%

医療需要と病床の必要量を定める「地域医療構想」を策定することとされている[34]。加えて，外来機能についても，医療機関間の適切な役割分担を図るため，大病院の外来は紹介患者を中心とし，一般的な外来受診はかかりつけ医に相談することを基本とするシステムの普及，定着を図ることとされており[35]，2035年には，こうした医療提供体制の構築に合わせて，患者が地域において医療を受けることが多くなると想定される。

○　こうした中で，薬局についても，中長期的な対応として，大病院に隣接した薬局を中心に，建替え時期等を契機に立地も地域へ移行し，少なくとも患者に身近な日常生活圏域単位[36]で地域包括ケアの一翼を担える体制が構築されることが期待される。

(4) 薬局間の連携・再編

○　上記の目指す姿を踏まえると，今後，各薬局には，2025年までに1(4)の「かかりつけ薬剤師・薬局としての機能」を果たすことが求められるが，薬局の置かれた現状に照らすと，その実現は決して容易ではない。

○　古くから地域で住民と顔の見える関係を構築している薬局であっても，複数の薬剤師が確保できないようなところでは，例えば24時間対応・在宅対応等について単独で対応することは困難であり，自局だけでは，かかりつけ薬局としての全ての機能を発揮することが困難である場合も想定される。

　　他方で，薬剤師が相当数配置されている大規模な薬局であっても，目の前の大病院からの処方箋を受け付けるだけであったり，薬剤師が頻繁に異動したりするなど，地域住民や地域の関係機関との関係が希薄な場合もある。

○　このように，規模・来歴・立地も多様な薬局が，かかりつけ薬局の機能を発揮し，地域包括ケアの一翼を担えるようにしていくためには，自局単独で機能の充実・強化を図ることだけでなく，地域の複数の薬局が連携して24時間対応における輪番体制を構築するなど，その地域の特性に応じた適切な連携体制を構築していくことも有効である。その際には，地区の薬剤師会等が主導的な役割を発揮することが期待される。

○　また，いわゆる門前薬局であっても，規模の大小にかかわらず，1(4)の「かかりつけ薬剤師・薬局としての機能」を備えた上で，医療機関との連携強化や薬剤師への

34　地域医療構想は，法律上は2018年3月までに策定することとされているが，平成28年半ば頃までの策定が望ましいとされている。

35　例えば，「社会保障制度改革国民会議報告書〜確かな社会保障を将来世代に伝えるための道筋〜」（平成25年8月）P.35を参照のこと。また，平成26年度の診療報酬改定では，紹介率・逆紹介率の低い大病院における処方料等の適正化を図るため，大病院の紹介率・逆紹介率の基準の引上げが行われている。

36　地域包括ケアシステムでは，おおむね30分以内に必要なサービスが提供される日常生活圏域（具体的には中学校区（約1万か所））を単位として想定している。

専門的な研修機会の提供等を行い，1（5）②の高度薬学管理機能を強化すること等により，患者のニーズに真に応えられる薬局として活躍することも考えられる。

　他方，地域にある薬局でも，近年の医療ニーズの高度化を踏まえれば，無菌調剤室の共同利用[37]等の連携も図りつつ，上記のような高度薬学管理機能の発揮が求められる機会も想定される。

○　各薬局が本ビジョンで示したかかりつけ機能を発揮するためには，薬剤師の配置や管理体制の充実，地域との連携体制の強化が求められる。このため，今後の薬局再編の過程において，地域において患者ニーズに真に応えられる薬局として存続するためには，各薬局は，自局でその機能を充実させること，又は，自局のみでかかりつけ機能を果たせない場合には地域で連携して対応していくことにより，かかりつけ薬局の機能を果たしていかなければならない。

第3　かかりつけ薬剤師・薬局の実現に向けた主な対応

1　KPIを活用したPDCAサイクルの実施

○　「規制改革に関する第3次答申」等においては，PDCAサイクルの推進について，以下のような内容が盛り込まれた。

・　医薬分業の政策効果について，医薬品による治療の安全性向上と保険財政の効率化の観点から，定性・定量両面で検証を行い，検証結果等を踏まえて，今後の医薬分業推進における政策目標や評価指標を明確化する

・　政策目標の達成状況を適切に管理し，政策の継続的な改善を図るため，PDCAサイクルでの政策評価を実施し，診療報酬改定等の際に政策評価結果を活用し，制度の見直しに反映させる

○　医薬分業の進展の評価については，これまでは専ら処方箋受取率という単一の指標によって評価を行ってきたが，今後は，医薬分業の量から質への転換を見据え，かかりつけ薬剤師・薬局の普及を目指した新たな指標（KPI：Key Performance Indicator）を設定して政策評価を実施していくことが必要である。

○　このため，かかりつけ薬剤師・薬局が果たすべき役割に沿って，測定しやすい指標の選定という観点から，例えば，次のような医薬分業の質を評価できる指標について今後，具体的に検討し，毎年行われる厚生労働省による業績評価においてモニタリングを実施することとする。

①　かかりつけ薬剤師・薬局の数

②　疑義照会の実施率，件数（処方変更にまで結びつけたか等，疑義照会の内容につ

37　平成24年8月の医薬品，医療機器等の品質，有効性及び安全性の確保等に関する法律施行規則（昭和36年厚生省令第1号）の改正により，無菌調剤室を有しない処方箋受付薬局で調剤に従事する薬剤師が，無菌調剤室提供薬局の無菌調剤室を利用して製剤処理を行うことが可能となった。

③　24時間対応，在宅対応（医療保険・介護保険）の実施率，件数

④　残薬解消の実施率，件数

⑤　後発医薬品の使用割合への影響

○　また，診療報酬については，改定の都度，中央社会保険医療協議会（中医協）診療報酬改定結果検証部会でその効果の検証を行っており，この仕組みを引き続き有効に活用する。

2　ICTを活用した服薬情報の一元的・継続的把握の推進

(1)　服薬情報の管理におけるお薬手帳の意義・役割

○　第2の1（3）や（4）①で示したとおり，服薬情報の一元的・継続的把握には，患者が自らかかりつけ薬剤師・薬局を選択し，そのかかりつけ薬剤師・薬局が，主治医との連携や患者に対する丁寧なインタビュー等を通じて，要指導医薬品等を含めた服薬情報を把握することが基本となる。

○　一方で，患者によっては，かかりつけ薬局以外の薬局で調剤を受ける場合もあり得ることから，かかりつけ薬局における情報管理を補完するものとしてお薬手帳の活用を進めることにより，患者と薬剤師が顔の見える関係で，服薬情報に基づく効果的な情報提供や服薬指導が行われることが期待される。

○　お薬手帳は，PHR（Personal Health Record）の一種として，患者の薬剤服用歴を手帳に記載し，経時的に管理することで，患者が自らの薬に関する記録を一元管理し，自らの健康管理に役立てることができる患者自身のための個人情報を記録するツールである。また，医師や薬剤師が患者の服用歴を確認し，医薬品を処方又は調剤することにより，相互作用の防止や副作用の回避等に役立てることができる。

平成23年の東日本大震災の際に，カルテや薬歴等の医療インフラが大きな被害を受ける中，患者がお薬手帳を携行することで，日頃服用している薬の情報を医療関係者が確認でき，薬の継続投与につながったなどの事例も報告されている。

○　さらに，お薬手帳は，患者，医療機関，薬局が，服薬の状況や相互のやりとりを共有する手段としての意義も大きいことから，その意味でも積極的な活用が期待される。

○　こうした経緯から，お薬手帳については，調剤報酬上でも薬学管理料の評価の対象に加えられている[38]。

○　他方，お薬手帳については，必ずしも服薬指導の際に十分利用されていなかったり[39]，複数冊のお薬手帳に分けて服薬情報が管理され，服薬指導に活用されていない実態が

38　平成26年診療報酬改定後の制度では，薬剤服用歴管理指導料において，お薬手帳に基づく薬剤情報提供が行われた場合には1処方箋当たり41点（410円）が算定されるのに対し，行われなかった場合には34点（340円）が算定される仕組みとなっている。

あるとの指摘も強い。このため，お薬手帳の一冊化・集約化などの取組を行うことが必要であることは，先に指摘したとおりである。

(2) 電子版お薬手帳の活用推進

○　近年，PCやスマートフォンの普及等ICT化の進展に伴い，医薬関係団体，調剤チェーン，民間のICT企業等で様々な仕様の電子版お薬手帳システムが開発され，普及が進められており，「日本再興戦略 改訂2015」（平成27年6月30日閣議決定）においても，医療・介護等分野におけるICT化の一環として，以下の内容が盛り込まれている。

・　患者自身が服薬情報をいつでも，どこでも入手し，薬局薬剤師等から適切な服薬指導等を受けられるよう，本年度中に電子版お薬手帳の更なる機能性の向上について検討を行い，2018年度までを目標とする地域医療情報連携ネットワークの全国各地への普及と併せて国民への普及を進める。

○　電子版お薬手帳については，紙のお薬手帳に比べ，

① 携帯電話やスマートフォンを活用するため，携帯性が高く，受診時にも忘れにくい

② データの保存容量が大きいため，長期にわたる服用歴の管理が可能

③ 服用歴以外にも，システム独自に，運動の記録や健診履歴等の健康に関する情報も管理可能

といったメリットがあり，患者の属性や希望に応じて，紙のお薬手帳とともに，その普及を進める必要がある。

○　また，平成24年には，保健医療福祉情報システム工業会（JAHIS）が，電子版お薬手帳の標準データフォーマット仕様書を策定し，以後多くのお薬手帳がこのフォーマットに準拠している。

○　他方で，一人の患者が紙のお薬手帳を複数冊持っていることがあるのと同様，電子版お薬手帳についても，異なる開発主体のシステムでバラバラに服薬情報が管理されるといった状況が懸念される。

今後は，紙のお薬手帳を一冊化・集約化する取組に合わせて，1つの電子版お薬手帳で過去の服用歴を一覧できる仕組みを構築するとともに，異なる開発主体のシステムが利用される環境下でも医薬関係者に対して服薬情報の共有化が図られるような取組を進めることが必要である。また，電子版お薬手帳の普及に当たっては，個人情報の保護にも十分に留意する必要がある。

○　さらに，2018年を目途とする地域医療情報連携ネットワークの普及により，診断情

39　例えば，「薬局のかかりつけ機能に係る実態調査報告書」（平成23年度保険局医療課委託調査）によれば，調剤目的で薬局を訪れる患者のうち，お薬手帳を「来局時には必ず持参」する人の構成比の平均は32.0％，「来局時には大体持参」する人は18.1％にとどまった。

報・検査情報も含めた患者情報について，医療関係者間での共有が進むことが期待される[40]。

　地域医療情報連携ネットワークで共有される患者情報には，服薬情報等お薬手帳に掲載される情報も含むことが想定されることから，将来的には，情報ネットワーク上の一部の情報を患者がお薬手帳として携行するといった利用方法も考えられる。電子版お薬手帳の普及を進める際には，今後の情報ネットワークの普及も見据え，患者が全国どこへ移動しても医薬関係者が必要な情報を共有できるよう，データフォーマットの統一化などのインフラ整備について，医薬関係団体を始めとするステークホルダーが引き続き緊密に連携する必要がある[41]。

第4　ビジョン実現のための主な政策

1　制度

○　医薬分業の意義や，かかりつけ薬剤師・薬局を選ぶ必要性等について，「薬と健康の週間」（毎年10月17日～23日）等の機会を活用し，医薬関係者の連携の下，国民にわかりやすく周知する。

○　健康サポート薬局の公表制度の創設や，薬局における積極的な掲示の推進などを通じ，各薬局が提供できる機能・サービスをわかりやすく情報発信する。

○　薬局におけるタイムスタディ調査を実施し，調剤技術の進展，機械化の状況など，最新の状況に応じた薬剤師業務の実態を把握する。また，薬局の再編の状況や薬剤師業務の対人業務へのシフトの状況を踏まえつつ，薬剤師の将来需給見通しを適時作成する。

○　かかりつけ薬剤師・薬局の普及定着状況も見据えつつ，医薬品医療機器法に定める遵守事項その他の基準の見直しや，これからの患者本位の医薬分業を見据えた「かかりつけ薬剤師・薬局の運営ガイドライン（仮称）」の策定について検討する。

○　紙のお薬手帳の一冊化・集約化を進めるとともに，電子版お薬手帳についても過去の服用歴を一覧できるようにするなど，服薬情報の一元的把握という本来の目的が果たされるよう機能の向上を図り，地域医療情報連携ネットワークの整備に併せて，その普及を進める。

40　「日本再興戦略 改訂2015」においては，「医療等分野でのデータ電子化・標準を通じて，検査・治療・投薬等診療情報の収集・利活用を促進する。また，患者利便性向上などの観点から，医療等分野の番号を活用した医療介護現場での情報連携促進を図る。」，「このため，2018年度までを目標に地域医療情報連携ネットワーク（病院と診療所間の双方向連携を含む。）の全国各地への普及を実現する」旨盛り込まれている。

41　厚生労働省では，電子版お薬手帳の現状等を把握し，電子版お薬手帳のあり方等を検討するため，今年度，「電子版お薬手帳の適切な推進に向けた調査検討事業」を実施している。

2 予算・税制

○ かかりつけ薬局の機能強化に向け,

 ・ 24時間対応や在宅対応等における地域の薬局間での連携体制構築のための取組

 ・ 健康サポート機能の更なる強化に向けた先進的な取組

など, 地域におけるモデル的な取組を支援するほか, 本ビジョン実現のためのロードマップや具体的な施策を講じる上での留意点等を検討する。

○ 健康サポート薬局に対する税制措置を検討する。

3 診療報酬

○ 調剤報酬については,「経済財政運営と改革の基本方針2015」において患者本位の医薬分業の実現に向けた見直しを行うこととされ, また,「規制改革実施計画」においてその在り方について抜本的な見直しを行うなどとされていることに基づき, 患者が真の医薬分業のメリットを感じられるよう, 本ビジョンで示した方向性も踏まえ, 今後, 中医協で具体的に議論する。

第5 おわりに

○ 薬剤師・薬局の基本理念や今後のあり方を示した文書としては, これまで「薬局グランドデザイン」(平成9年日本薬剤師会) や「薬剤師の将来ビジョン」(平成25年日本薬剤師会),「薬局・薬剤師の求められる機能とあるべき姿」(平成26年日本医療薬学会),「薬剤師の職能将来像と社会貢献」(平成26年日本学術会議 薬学委員会 チーム医療における薬剤師の職能とキャリアパス分科会) などが挙げられるが, 今回, 厚生労働省として初めて, かかりつけ薬剤師・薬局の機能や, 2035年までの長期の姿を見据えた薬局の再編の姿について, 本ビジョンを取りまとめた。

○ 今後本ビジョンに基づき, 患者本位の医薬分業がかかりつけ薬剤師・薬局によって実施されるよう, すべての薬局関係者が, 医薬分業の原点に立ち返り, 患者本位の分業を実現するべく, まずは各地域の地域包括ケアシステムの一員となって, かかりつけ医を始めとした多職種・関係機関との信頼関係を培いながら, 真摯な取組を行うことが求められており, この点について, 薬局関係者において十分認識する必要がある。

 特に, 第2の1(3) でも示したとおり, 今後, 医薬関係団体や保険者, 行政が連携しつつ, 患者・住民に対し, 医薬分業の意義やそのメリットを享受するためにかかりつけ薬剤師・薬局が必要である旨を積極的に周知するとともに, 患者・住民が納得の上でサービスを受けられるような取組を進めることが期待される。

○ 厚生労働省としても, かかりつけ薬剤師・薬局の機能強化や薬局再編のための支援を進めるとともに, PDCAサイクルの下でその進捗を適切に評価すること等を通じ, 患者・住民から真に評価される医薬分業の速やかな実現を目指していく。

調剤報酬 （令和6年6月1日施行）

第1節　調剤技術料

項目	届出	主な要件，算定上限	点数
●調剤基本料		処方箋受付1回につき	注1）妥結率50％以下などは▲50％で算定 注2）異なる保険医療機関の複数処方箋の同時受付，1枚目以外は▲20％で算定
①調剤基本料1	○	②〜⑤以外，または 医療資源の少ない地域に所在する保険薬局	45点
②調剤基本料2	○	処方箋受付回数および集中率が，次のいずれかに該当する保険薬局 　イ）月4,000回超&上位3医療機関に係る合計受付回数の集中率70％超 　ロ）月2,000回超&集中率85％超 　ハ）月1,800回超&集中率95％超 　ニ）特定の保険医療機関に係る処方箋が月4,000回超 　※1. 保険薬局と同一建物内の複数保険医療機関の受付回数は合算 　※2. 同一グループの他の保険薬局で集中率が最も高い保険医療機関が同一の場合は，当該処方箋受付回数を含む	29点
③調剤基本料3	○	同一グループの保険薬局の処方箋受付回数（または店舗数）の合計および当該薬局の集中率が，次のいずれかに該当する保険薬局 　イ）・月3.5万回超〜4万回以下&集中率95％超 　　　・月4万回超〜40万回以下&集中率85％超 　　　・月3.5万回超&特定の保険医療機関と不動産の賃貸借取引 　ロ）・月40万回超（または300店舗以上）&集中率85％超 　　　・月40万回超（または300店舗以上）&特定の保険医療機関と不動産の賃貸借取引 　ハ）・月40万回超（または300店舗以上）&集中率85％以下	イ）24点 ロ）19点 ハ）35点

（次頁へ続く）

項目	届出	主な要件，算定上限	点数
④特別調剤基本料A	○	保険医療機関と特別な関係（同一敷地内）＆集中率50％超の保険薬局 ※1. 地域支援体制加算・後発医薬品調剤体制加算等は▲90％で算定 ※2. 薬学管理料に属する項目（一部を除く）は算定不可 ※3. 1処方につき7種類以上の内服薬の薬剤料は▲10％で算定	5点
⑤特別調剤基本料B	—	調剤基本料に係る届出を行っていない保険薬局 ※1. 調剤基本料の各種加算および薬学管理料に属する項目は算定不可 ※2. 1処方につき7種類以上の内服薬の薬剤料は▲10％で算定	3点
分割調剤（長期保存の困難性等）		1分割調剤につき（1処方箋の2回目以降）	5点
〃 （後発医薬品の試用）		1分割調剤につき（1処方箋の2回目のみ）	5点
地域支援体制加算1		調剤基本料1の保険薬局，基本体制＋必須1＋選択2以上	32点
地域支援体制加算2		調剤基本料1の保険薬局，基本体制＋選択8以上	40点
地域支援体制加算3	○	調剤基本料1以外の保険薬局，基本体制＋必須2＋選択1以上	10点
地域支援体制加算4		調剤基本料1以外の保険薬局，基本体制＋選択8以上	32点
連携強化加算	○	災害・新興感染症発生時等の対応体制	5点
後発医薬品調剤体制加算1		後発医薬品の調剤数量が80％以上	21点
後発医薬品調剤体制加算2	○	後発医薬品の調剤数量が85％以上	28点
後発医薬品調剤体制加算3		後発医薬品の調剤数量が90％以上	30点
後発医薬品減算	—	後発医薬品の調剤数量が50％以下，月600回以下の保険薬局を除く	▲5点
在宅薬学総合体制加算1		在宅患者訪問薬剤管理指導料等24回以上，緊急時等対応，医療・衛生材料等	15点
在宅薬学総合体制加算2	○	同加算1の算定要件，①医療用麻薬（注射薬含）の備蓄＆無菌製剤処理体制 または②乳幼児・小児特定加算6回，かかりつけ薬剤師24回，高度管理医療機器ほか	50点
医療DX推進体制整備加算	○	電子処方箋の応需体制，電子薬歴，マイナ保険証の利用実績ほか，月1回まで	4点

項目	届出	主な要件，算定上限	点数
●薬剤調製料			
内服薬		1剤につき，3剤分まで	24点
屯服薬			21点
浸煎薬		1調剤につき，3調剤分まで	190点
湯薬		1調剤につき，3調剤分まで	7日分以下　190点 8〜27日分　120点 ＋10点／1日分 28日分以上　400点
注射薬			26点
外用薬		1調剤につき，3調剤分まで	10点
内服用滴剤		1調剤につき	10点
無菌製剤処理加算 　中心静脈栄養法用輸液 　抗悪性腫瘍剤 　麻薬	○	1日につき　※注射薬のみ 2以上の注射薬を混合 2以上の注射薬を混合（生理食塩水等で希釈する場合を含む） 麻薬を含む2以上の注射薬を混合（〃）または 原液を無菌的に充填	69点（6歳未満137点） 79点（6歳未満147点） 69点（6歳未満137点）
麻薬等加算（麻薬，向精神薬，覚醒剤原料，毒薬）		1調剤につき	麻薬70点， 麻薬以外8点
自家製剤加算（内服薬） 　錠剤，丸剤，カプセル剤，散剤，顆粒剤，エキス剤 　液剤		1調剤につき 錠剤を分割した場合は20/100に相当する点数を算定	7日分につき 20点 45点
自家製剤加算（屯服薬） 　錠剤，丸剤，カプセル剤，散剤，顆粒剤，エキス剤 　液剤		1調剤につき	90点 45点
自家製剤加算（外用薬） 　錠剤，トローチ剤，軟・硬膏剤，パップ剤，リニメント剤，坐剤 　点眼剤，点鼻・点耳剤，浣腸剤 　液剤		1調剤につき	90点 75点 45点
計量混合調剤加算 　液剤 　散剤，顆粒剤 　軟・硬膏剤		1調剤につき ※内服薬・屯服薬・外用薬	35点 45点 80点
時間外等加算（時間外，休日，深夜）		基礎額＝調剤基本料（加算含）＋薬剤調製料＋無菌製剤処理加算＋調剤管理料	基礎額の100％（時間外），140％（休日），200％（深夜）

（次頁へ続く）

項目	届出	主な要件，算定上限	点数
夜間・休日等加算		処方箋受付1回につき	40点

第2節　薬学管理料

項目	届出	主な要件，算定上限	点数
●調剤管理料		処方箋受付1回につき，薬剤服用歴の記録・管理	
①内服薬あり		内服薬1剤につき，3剤分まで	7日分以下 4点， 8〜14日分28点， 15〜28日分 50点， 29日分以上 60点
②①以外			4点
重複投薬・相互作用等防止加算		処方変更あり	残薬調整以外 40点， 残薬調整 20点
調剤管理加算	―	複数医療機関から合計6種類以上の内服薬が処方されている患者	初来局時　3点 2回目以降（処方変更・追加）3点
医療情報取得加算1	―	オンライン資格確認体制，6月に1回まで	3点
医療情報取得加算2		オンライン資格確認体制，電子資格確認による薬剤情報等取得，6月に1回まで	1点
●服薬管理指導料		処方箋受付1回につき，薬剤情報提供・服薬指導	
①通常（②・③以外）		3カ月以内の再調剤（手帳による情報提供あり）または それ以外	再調剤 45点， それ以外 59点
②介護老人福祉施設等入所者		ショートステイ等の利用者も対象，オンラインによる場合含む。月4回まで	45点
③情報通信機器を使用（オンライン）		3カ月以内の再調剤（手帳による情報提供あり）または それ以外	再調剤 45点， それ以外 59点
麻薬管理指導加算			22点
特定薬剤管理指導加算1		厚生労働大臣が定める特に安全管理が必要な医薬品	新たに処方 10点， 指導の必要 5点
特定薬剤管理指導加算2	○	抗悪性腫瘍剤の注射＆悪性腫瘍の治療に係る調剤，月1回まで	100点
特定薬剤管理指導加算3		イ）医薬品リスク管理計画に基づく指導，対象医薬品の最初の処方時1回まで ロ）選定療養（長期収載品の選択）等の説明，対象薬の最初の処方時1回まで	5点
乳幼児服薬指導加算		6歳未満の乳幼児	12点

項目	届出	主な要件，算定上限	点数
小児特定加算		医療的ケア児（18歳未満）	350点
吸入薬指導加算		喘息または慢性閉塞性肺疾患の患者，3月に1回まで	30点
服薬管理指導料（特例）	—	3カ月以内の再調剤のうち手帳の活用実績が50%以下，加算は算定不可	13点
	—	処方箋受付1回につき，かかりつけ薬剤師との連携対応，かかりつけ薬剤師指導料等の算定患者	59点
●かかりつけ薬剤師指導料	○	処方箋受付1回につき，服薬情報等提供料の併算定不可	76点
麻薬管理指導加算			22点
特定薬剤管理指導加算1		厚生労働大臣が定める特に安全管理が必要な医薬品	新たに処方10点，指導の必要5点
特定薬剤管理指導加算2	○	抗悪性腫瘍剤の注射&悪性腫瘍の治療に係る調剤，月1回まで	100点
特定薬剤管理指導加算3		イ）医薬品リスク管理計画に基づく指導，対象医薬品の最初の処方時1回まで ロ）選定療養（長期収載品の選択）等の説明，対象薬の最初の処方時1回まで	5点
乳幼児服薬指導加算		6歳未満の乳幼児	12点
小児特定加算		医療的ケア児（18歳未満）	350点
吸入薬指導加算		喘息または慢性閉塞性肺疾患の患者，3月に1回まで	30点
●かかりつけ薬剤師包括管理料	○	処方箋受付1回につき	291点
●外来服薬支援料1		月1回まで	185点
●外来服薬支援料2		一包化支援，内服薬のみ	34点／7日分，43日分以上240点
施設連携加算		入所中の患者を訪問，施設職員と協働した服薬管理・支援，月1回まで	50点
●服用薬剤調整支援料1		内服薬6種類以上→2種類以上減少，月1回まで	125点
●服用薬剤調整支援料2	—	内服薬6種類以上→処方医への重複投薬等の解消提案，3月に1回まで　重複投薬等の解消の実績あり　またはそれ以外	実績あり110点，それ以外90点

（次頁へ続く）

項目	届出	主な要件，算定上限	点数
●調剤後薬剤管理指導料		地域支援体制加算の届出を行っている保険薬局，月1回まで 1）糖尿病患者，糖尿病用剤の新たな処方または投薬内容の変更 2）慢性心不全患者，心疾患による入院経験あり	60点 60点
●服薬情報等提供料1		保険医療機関からの求め，文書による情報提供，月1回まで	30点
●服薬情報等提供料2		薬剤師が必要性ありと判断，文書による情報提供，月1回まで イ）保険医療機関 ロ）リフィル処方箋の調剤後 ハ）介護支援専門員	20点
●服薬情報等提供料3		保険医療機関からの求め，入院予定患者，3月に1回まで	50点
●在宅患者訪問薬剤管理指導料	○	在宅療養患者，医師の指示，薬学的管理指導計画	
①単一建物患者　1人		合わせて月4回まで（末期の悪性腫瘍の患者，注射による麻薬投与が必要な患者，中心静脈栄養法の患者は週2回＆月8回まで）保険薬剤師1人につき週40回まで（①〜④合わせて）	650点
②単一建物患者　2〜9人			320点
③単一建物患者　10人以上			290点
④在宅患者オンライン薬剤管理指導料			59点
麻薬管理指導加算		オンラインの場合は処方箋受付1回につき	100点 （オンライン22点）
在宅患者医療用麻薬持続注射療法加算	○	医療用麻薬持続注射療法を行っている在宅患者，オンライン不可	250点
乳幼児加算		6歳未満の乳幼児，オンラインの場合は処方箋受付1回につき	100点 （オンライン12点）
小児特定加算		医療的ケア児（18歳未満），オンラインの場合は処方箋受付1回につき	450点 （オンライン350点）
在宅中心静脈栄養法加算	○	在宅中心静脈栄養法を行っている患者，オンライン不可	150点
●在宅患者緊急訪問薬剤管理指導料		在宅療養患者，医師の指示，状態の急変等に伴う対応　※新興感染症対応含む	
①計画的な訪問薬剤指導に係る疾患の急変		合わせて月4回まで（末期の悪性腫瘍の患者・注射による麻薬投与が必要な患者は，①②を合わせ原則として月8回まで）主治医と連携する他の保険医の指示でも可	500点
②①・③以外			200点
③在宅患者緊急オンライン薬剤管理指導料			59点

項目	届出	主な要件，算定上限	点数
麻薬管理指導加算		オンラインの場合は処方箋受付1回につき	100点 （オンライン22点）
在宅患者医療用麻薬持続注射療法加算	○	医療用麻薬持続注射療法を行っている患者，オンライン不可	250点
乳幼児加算		6歳未満の乳幼児，オンラインの場合は処方箋受付1回につき	100点 （オンライン12点）
小児特定加算		医療的ケア児（18歳未満），オンラインの場合は処方箋受付1回につき	450点 （オンライン350点）
在宅中心静脈栄養法加算	○	在宅中心静脈栄養法を行っている患者，オンライン不可	150点
夜間・休日・深夜訪問加算		末期の悪性腫瘍の患者，注射による麻薬投与が必要な患者	夜間400点，休日600点，深夜1,000点
●在宅患者緊急時等共同指導料		在宅療養患者，主治医と連携する他の保険医の指示でも可，月2回まで	700点
麻薬管理指導加算			100点
在宅患者医療用麻薬持続注射療法加算	○	医療用麻薬持続注射療法を行っている患者	250点
乳幼児加算		6歳未満の乳幼児	100点
小児特定加算		医療的ケア児（18歳未満）	450点
在宅中心静脈栄養法加算	○	在宅中心静脈栄養法を行っている患者	150点
●在宅患者重複投薬・相互作用等防止管理料		在宅患者訪問薬剤管理指導料または居宅療養管理指導費の算定患者 1）疑義照会に伴う処方変更 2）処方箋交付前の処方提案に伴う処方箋	残薬調整以外40点，残薬調整20点
●経管投薬支援料		初回のみ	100点
●在宅移行初期管理料		在宅療養開始前の管理・指導，在宅患者訪問薬剤管理指導料等の初回に算定	230点
●退院時共同指導料		入院中1回（末期の悪性腫瘍の患者等は入院中2回）まで，ビデオ通話可	600点

第3節　薬剤料

項目	主な要件	単位数
●使用薬剤料 　（所定単位につき15円以下の場合） 　（所定単位につき15円を超える場合）	薬剤調製料の所定単位につき 〃	1点 10円またはその端数を増すごとに1点
多剤投与時の逓減措置	1処方につき7種類以上の内服薬，特別調剤基本料A・Bの保険薬局の場合	所定点数の90/100に相当する点数

（次頁へ続く）

第4節 特定保険医療材料料

項目	主な要件	単位数
●特定保険医療材料	厚生労働大臣が定めるものを除く	材料価格を10円で除して得た点数

介護報酬 （令和6年6月1日施行）

項目	主な要件，算定上限	単位数
●居宅療養管理指導費，介護予防居宅療養管理指導費	《薬局の薬剤師の場合》	
①単一建物居住者 1人	合わせて月4回まで（末期の悪性腫瘍の患者，注射による麻薬投与が必要な患者，中心静脈栄養法の患者は週2回＆月8回まで）	518単位
②単一建物居住者 2〜9人		379単位
③単一建物居住者 10人以上		342単位
④情報通信機器を用いた服薬指導		46単位
麻薬管理指導加算		100単位
医療用麻薬持続注射療法加算	医療用麻薬持続注射療法を行っている患者，オンライン不可	250単位
在宅中心静脈栄養法加算	在宅中心静脈栄養法を行っている患者，オンライン不可	150単位
特別地域加算		所定単位数の15%
中山間地域等小規模事業所加算		所定単位数の10%
中山間地域等居住者サービス提供加算		所定単位数の5%

保険薬局Q&A　令和6年版

薬局・薬剤師業務のポイント

定価　本体2,400円（税別）

2008年 9 月 9 日	平成20年版	発行
2010年 7 月17日	平成22年版	発行
2012年 7 月24日	平成24年版	発行
2014年 7 月23日	平成26年版	発行
2016年 7 月30日	平成28年版	発行
2018年 7 月27日	平成30年版	発行
2020年 8 月11日	令和 2 年版	発行
2022年 7 月27日	令和 4 年版	発行
2024年 7 月25日	令和 6 年版	発行

監　修　　公益社団法人　日本薬剤師会

編　集　　株式会社 じ ほ う

発行人　　武田 信

発行所　　株式会社 じ ほ う

　　　　　101-8421　東京都千代田区神田猿楽町1-5-15（猿楽町SSビル）
　　　　　振替　00190-0-900481
　　　　　＜大阪支局＞
　　　　　541-0044　大阪市中央区伏見町2-1-1（三井住友銀行高麗橋ビル）
　　　　　お問い合わせ　https://www.jiho.co.jp/contact/

©2024　装丁　竹田壮一朗　組版　クニメディア(株)　印刷　シナノ印刷(株)
Printed in Japan

ISBN 978-4-8407-5596-2